認知症の併存疾患 管理ガイドブック

厚生労働科学研究費補助金（認知症政策研究事業）
「併存疾患に注目した認知症重症化予防のための研究」研究班

南 山 堂

〈作成組織〉

厚生労働科学研究費補助金（認知症政策研究事業）
「併存疾患に注目した認知症重症化予防のための研究」研究班

▶ **作成メンバー**

■ **研究代表者**

秋下　雅弘　　東京大学医学部附属病院　老年病科

■ **分担研究者** (五十音順)

石川　譲治　　東京都健康長寿医療センター　循環器内科

海老原孝枝　　杏林大学医学部　高齢医学

亀山　祐美　　東京大学医学部附属病院　認知症センター

小島　太郎　　東京大学医学部附属病院　老年病科

鈴木　裕介　　名古屋大学医学部附属病院　地域連携・患者相談センター

田村　嘉章　　東京都健康長寿医療センター　糖尿病・代謝・内分泌内科

仲上豪二朗　　東京大学大学院医学系研究科　老年看護学

堀江　重郎　　順天堂大学大学院医学研究科　泌尿器科学

松原　全宏　　東京大学医学部附属病院　救急・集中治療科

溝神　文博　　国立長寿医療研究センター　薬剤部

八木　浩一　　東京大学医学部附属病院　胃・食道外科

山口　泰弘　　自治医科大学附属さいたま医療センター　呼吸器内科

山本　浩一　　大阪大学大学院医学系研究科　老年・総合内科学

■ **研究協力者** (五十音順)

東　浩太郎　　東京大学医学部附属病院　老年病科

大浦　美弥　　東京大学医学部附属病院　国際検診センター

大河内二郎　　介護老人保健施設竜間之郷

髙澤　直子　　順天堂東京江東高齢者医療センター　泌尿器科

原田　和昌　　東京都健康長寿医療センター　循環器内科

二見崇太郎　　東京都健康長寿医療センター　循環器内科

松本　昇也　　東京大学医学部附属病院　老年病科

水上　勝義　　筑波大学人間総合科学学術院

矢可部満隆　　東京大学医学部附属病院　老年病科

山中　崇　　　東京大学大学院医学系研究科　在宅医療学講座

序

　社会の高齢化に伴い認知症者の増加が著しい．わが国では2025年に65歳以上の約1/5が認知症となり，2040年には約1/4にまで増加すると推計されている．世界的にも認知症の増加は大きな課題となっている．そのような状況を受けて，認知症の人を含めた国民一人ひとりがその個性と能力を十分に発揮し，相互に人格と個性を尊重しつつ支え合いながら共生する活力ある社会（共生社会）の実現を推進することを目的として『共生社会の実現を推進するための認知症基本法』が成立した．共生社会の実現のためには，認知症を可能な限り予防し，あるいは重症化を抑えていくことも必要であり，そのためには認知症の発症や経過に影響する併存疾患の管理を適切に行うことが鍵になる．

　認知症者の併存疾患管理は非常に難しい．コミュニケーション不良などにより病状の理解が困難な上に，認知症者の併存疾患治療に関する有効性・安全性のエビデンスが極めて乏しい．現実には，認知症を考慮せず併存疾患の治療ガイドラインに盲目的に従うか，認知症を理由に治療しないかのどちらかとなるケースが多くみられるが，前者は過剰，後者は過少な医療になりがちで適切な医療提供とは言えない．認知症者のほとんどは高齢者であり，生活習慣病などの慢性疾患を複数保有する．高齢者糖尿病の血糖管理目標のような認知症ゆえの管理方法が本来は必要であるが，エビデンスが乏しいためにその手法はガイドライン化されていない．また，『認知症疾患診療ガイドライン』の併存疾患のパートや疾患別診療ガイドラインの高齢者など認知症関連パートをみても総論的な記述にとどまるケースが多く，診療現場で実践できる内容の指針化は不十分と言わざるを得ない．がんや骨折に対する手術，肺炎など急性疾患の治療についても同様である．

　それらの併存疾患の対処に幅広い医療現場が困っており，具体的な対処法が求められてきた．そのようなアンメットニーズに応えるべく，厚生労働科学研究費補助金（認知症政策研究事業）「併存疾患に注目した認知症重症化予防のための研究」研究班が組織され，令和3年度から臨床研究と本書作成を行ってきた．本書では，研究班とその協力者を執筆メンバーとして，関連ガイドラインと文献検索に基づいて領域毎にQ&Aをコンパクトに記載するとともに，診療上の留意点やモデル事例をまとめて，エビデンスに準拠しつつ現場で役立つガイドブックの作成を目指した．

　認知症専門医療，各疾患の専門医療，外来・在宅医療，介護施設など認知症に関わるすべての医療現場の医師のみならず，看護師や薬剤師など多くの職種の方にも目を通していただきたい．従来の書籍には書かれていない有用な情報が得られると信じている．

2024年2月

秋下　雅弘

目 次

本ガイドブック作成にあたって

▶ 目的と経緯

　本ガイドブックは，管理に難渋することの多い認知症の併存疾患の現場向け手引きとして作成された．そのために，本ガイドブック作成をゴールとして，関連する臨床研究も行うべく，厚生労働科学研究費補助金（認知症政策研究事業）により「併存疾患に注目した認知症重症化予防のための研究」研究班が令和3年度に結成され，約3年間の作成作業を経て完成した．作成の背景は序文を参照いただきたい．

　本ガイドブックはガイドラインではなく，Minds方式に則った作業は行っていない．その大きな理由は，認知症の併存疾患管理に関するエビデンスが極めて乏しいからである．実際に，『認知症疾患診療ガイドライン2017』（日本神経学会 監修）でもさまざまな併存疾患を取り上げてはいるが，いずれもエビデンスレベルは「弱い〜とても弱い」である．そのため，医療現場で求められる疑問に可能な限り答えられるよう，システマティックレビューとナラティブレビューの中間的なスコーピングレビュー方式で文献レビューを行い，管理上の注意点を中心にQ&Aと解説を作成した．

▶ 領域の設定，文献レビューから

　初年度はまず，領域別に関連ガイドラインを精査して，何がどこまで指針化されているのかを確認し，臨床課題を明確にした．翌年度から文献レビュー作業を行った．

　領域としては，認知症の管理で遭遇する頻度が高く，臨床的にも重要な疾患・病態および関連する職種，現場を選び，①認知症，②精神症状（睡眠障害・うつ・せん妄）・てんかん，③Multi-morbidity，④高血圧，⑤糖尿病，⑥呼吸器疾患，⑦誤嚥性肺炎・摂食嚥下障害，⑧心不全，⑨透析，⑩胃・食道癌手術，⑪大腿骨近位部骨折，⑫骨粗鬆症，⑬転倒，⑭便秘，⑮下部尿路症状（LUTS），⑯褥瘡，⑰感覚器障害（聴覚・視覚・嗅覚），⑱薬剤師，⑲介護施設，⑳在宅医療の20領域を設定した．

　領域毎にスコープを立て，関連するキーワードの選定と検索式の設定により文献検索を行った．文献データベースは，基本的にMEDLINEと医中誌を使用し，必要に応じてCochrane Libraryを加えた．2021年までの文献を対象とし，適宜その後の文献検索も追加した．なお，ハンドサーチによる追加も必要と認めた文献については可とした．領域によりエビデンスに偏りがあり，そのため検索方式も統一できなかったため，各領域の検索式や抽出論文数については記載しなかった．

　文献サーチ後の選択から採択論文の精読は担当者に一任し，Q&Aと解説，モデル事例を執筆した．その後，研究班でメール審議を含む会議を重ねて，コンセンサスを得つつQ&Aと解説を修正し，査読前原案とした．

▶ 査読から完成まで

　以上の過程により作成された原案は，作成グループ内の相互査読と修正を経て外部査読用原稿とした．その後，日本老年医学会に査読を依頼し，領域毎に査読者を選定してもらい，査読意見を反

映した修正と確認を経て，完成とした．

▶ 利益相反（COI）の確認と公開

　本ガイドブックの策定にかかるすべての経費は，厚生労働科学研究費補助金（認知症政策研究事業）「併存疾患に注目した認知症重症化予防のための研究」から支出され，その他の資金提供は一切受けていない．

　作成メンバーの COI に関しては，日本内科学会および関連学会の「医学系研究の利益相反（COI）に関する共通指針」(2020 年 4 月更新版) に沿って，各メンバーから関与する企業との間の経済的関係につき以下の項目について申告を得た．内容については研究代表者が管理し，すべてのメンバーについて本ガイドブックの策定に影響を及ぼすような COI はないことを確認した．

---

1) メンバーならびにその配偶者，一親等の親族が個人として定められた基準の報酬を得た企業・営利を目的とした団体

　役員報酬など（年間 100 万円以上），株式（年間 100 万円以上または当該株式の 5% 以上保有），特許使用料（年間 100 万円以上），講演料（年間 50 万円以上），原稿料（年間 50 万円以上），研究費（治験，共同研究，受託研究など，年間 100 万円以上），奨学寄附金（年間 100 万円以上），企業などが提供する寄附講座（年間 100 万円以上），その他（旅費・贈答品など）(5 万円以上)

2) メンバーの所属部門の長にかかる COI 開示

　研究費（年間 1,000 万円以上），寄附金（年間 200 万円以上），その他（株式保有，特許使用料など）

　本ガイドブックにおける上記基準に該当する COI を下記の通り作成グループとして公開する．対象期間は，発行の前年から過去 3 年間（2021 年 1 月 1 日から 2023 年 12 月 31 日）とした．なお，中立の立場にある出版社等の企業・団体は含まない．

1) メンバーならびにその配偶者，一親等の親族が個人として定められた基準の報酬を得た企業・団体

　㈱アインファーマシーズ，アストラゼネカ㈱，㈱イエローエイト，エーザイ㈱，大塚薬品工業㈱，グラクソ・スミスクライン㈱，クラシエ㈱，コニカミノルタ㈱，沢井製薬㈱，㈱JSH，スギホールディングス㈱，第一三共㈱，武田薬品工業㈱，田辺三菱製薬㈱，㈱ツムラ，トーアエイヨー㈱，東和薬品㈱，㈱日本生物製剤，ノバルティスファーマ㈱，バイエル薬品㈱，㈱白惠テクノロジー，ファイザー㈱，フクダライフテック東京㈱，㈱PROUMED，ベーリンガーインゲルハイム，㈱レゾナ

2) メンバーの所属部門の長にかかる COI 開示

　該当なし

1 認知症

Q1 認知症が入院管理に与える影響は何か？

A
- 認知症者は非認知症者よりもせん妄，転倒，誤嚥を起こしやすい．
- 認知症者は非認知症者よりも入院期間が長くなり，ADL も低下しやすい．

Q2 認知症が悪化しないための入院管理はどのように行うか？

A
- 認知症者の立場からアプローチする介入が有効である．
- せん妄の予防には，脱水，薬物，麻酔の深さ，睡眠に留意する．

Q3 認知症の病型によって併存疾患治療で注意すべき点は何か？

A
- 認知症では治療アドヒアランスが不良になりやすいため注意が必要である．
- レビー小体型認知症では抗精神病薬に対する薬物過敏性に注意が必要である．
- レビー小体型認知症では自律神経機能障害を有することが多く，降圧薬を投与する際，起立性低血圧に注意が必要である．
- レビー小体型認知症の方がアルツハイマー型認知症に比べ併存疾患の予後が不良であり，病状説明の際に注意が必要である．

解説

▶ 認知症者の入院による影響

　本項では，認知症者の急性期病院入院管理について解説する．認知症は，入院生活，治療に大きく影響する要因である．年齢・性別や併存症をコントロールしても，認知機能正常者よりも認知症者の方が 1.4 倍入院しやすく，心身の負担，認知機能低下，経済的負担がかかる[1-4]．米国の行政請求データベースを用いたコホート研究（平均年齢 80 歳）によると，アルツハイマー型認知症者の医療費は $13,936/年，人口動態学的にマッチさせたメディケア受給者（対照群）は $10,369/年であり，特に救急外来受診と入院の回数およびコスト，薬局でのコスト，訪問診療の利用が有意に多かった[3]．

▶ 入院による機能低下と合併症

　高齢者が急性期病院に入院した場合，入院が長期化し，在宅への退院が困難となることが少なく

ない．その原因の一つに Hospitalization-Associated Disability（HAD：入院関連機能障害）がある．HAD は入院により日常生活活動度（ADL）が低下した状態などで退院することで，70 歳以上の 1/3 に起きる[5]．一般内科に入院し HAD が生じた場合，退院後 1 年以内に 41.3％が死亡，28.6％は入院前の ADL まで回復せず，30.1％が入院前の ADL まで回復した．HAD が生じなかった患者では，1 年後に 17.8％が死亡，15.2％が ADL 低下，67.0％は ADL が維持されており，HAD 患者では機能回復の予後が不良であった（$p < 0.001$）[6]．年齢，心血管疾患，認知症，がん，低アルブミン血症，および手段的 ADL が大きく障害されていることが HAD からの回復を阻害する因子であった[6]．また，シンガポールからの報告では，入院後 40.4％の患者に ADL の低下がみられた．入院のきっかけとなった疾患，低アルブミン血症，転倒しやすさ，病前の ADL，入院期間が関連していた[7]．入院による認知症の悪化については，以前から報告があり，急性期治療や重篤な疾患で救急外来を受診した 2,929 人を対象とした前向きコホート研究では，入院しなかった患者と比較して，退院後の Cognitive Abilities Screening Instrument（CASI）スコアが非重症疾患入院では 1.01 ポイント，重症入院では 2.14 ポイント低下していた．このことから，入院は認知症の発症・悪化と関連し，特に重篤な疾患による入院では認知機能低下が大きいことが示された（非重症疾患入院 HR：1.4 [95％CI：1.1 to 1.7]，重症疾患入院 HR：2.3 [95％CI：0.9 to 5.7]）[8]．

　救急科と外科における Hospital-Associated Complications（HAC）としてよく経験するせん妄，ADL 低下，失禁，転倒，褥瘡といった症候と危険因子（75 歳以上，機能障害，認知障害，転倒歴）との関連を調査した豪州からの報告では，192 人（44％）の参加者が入院中に 1 つ以上の HAC がみられ，75 歳以上，機能障害，認知障害，転倒歴と入院期間との間に強い関連がみられた．HAC の有無で比較すると，入院期間は 9.1±7.4 日 vs 6.8±4.1 日（$p < 0.001$），施設退院は 59/192（31％）vs 27/242（11％）（$p < 0.001$），6 ヵ月以内の死亡率は 26/192（14％）vs 17/242（7％）（$p = 0.02$）と HAC が発生することで予後が悪い結果であった[9]．

　このように高齢者の入院管理は，認知症だけでなく複数の要因が入院期間や入院中の有害事象，予後に関係していると考えられる．

　80 歳以上の認知症者では，年齢が上がるほどせん妄の発症は増え，認知症者と非認知症者との比較で 15 倍せん妄を起こしやすくなると報告されている[10]．入院中の認知症者のせん妄のリスクとしては，感覚障害，痛み，ポリファーマシー，脱水，尿路感染症，便秘，環境の変化がある[11]．認知症者が身体疾患の治療で入院した場合，原疾患から回復しても合併症を起こしやすい[4]．肺炎で入院した 60 歳以上の患者において，自宅への退院は認知症なし 71.3％に対し，認知症ありは 52.9％であった（HR：0.68 [95％CI：0.67 to 0.69]）[12]．

▶ 認知症者の入院管理

◼1 認知症ケア加算と身体拘束

　2016 年度診療報酬改定で「認知症ケア加算」が新設され，2020 年に見直しが行われた．認知症ケアに係る専門知識を有した多職種からなるチーム（認知症ケアチーム）が入院した認知症者の状況を把握・評価し，介入することで得られる加算である．身体拘束すると加算が 6 割になる．身体拘束の実施は患者の精神機能や身体機能を低下させ死亡リスクを上昇させる[13]一方で，転倒・転落の予防効果はないとされているものの，2018 年の調査では認知症ケア加算を算定している病棟で

あっても，42％が身体拘束をされていたことが報告されており[14]，急性期病院において身体拘束をなくすことが困難であることがうかがえる．「末梢静脈カテーテルの患者に自己抜去予防の抑制帯をしないためにアームカバーをする」「ベッドからの転落を避けるために畳にマットを敷いて寝る」などわが国ならではの報告はあるが，ランダム化比較試験（RCT）は行われていない．

2 認知症者の視点からアプローチするケア

入院中の認知症に伴う行動・心理症状（BPSD）は，慣れない病院に入院し環境の変化や身体疾患の苦痛により出現しやすい．入院中のBPSDの介入・治療には，認知症者の視点からアプローチする手法が好まれる．その1つにパーソン・センタード・ケアを用いた介入が有効であると報告されている[15]．パーソン・センタード・ケアによる研修や認知症に対する意識の改変でケア実践の質が向上することが報告されている[16-18]．日本においても取り組みが進んでいる[19]．

パーソン・センタード・ケアとは，認知症をもつ人を一人の「人」として尊重し，その人の立場に立って考え，ケアを行おうとする認知症ケアの一つの考え方である．この考え方は，自然科学や神学を修めた後に老年心理学教授となったトム・キットウッドが，1980年代末の英国で提唱したものである．

脳の障害（アルツハイマー病，脳血管障害など）だけでなく，性格傾向（性格傾向・対処スタイルなど），生活歴（成育歴，職歴，趣味など），健康状態，感覚機能（既往歴，現在の体調，視力・聴力など），その人を取り囲む社会心理（周囲の人の認識，環境など）といった背景が行動に影響しており，それを考えてケアし，認知症者のBPSDがなぜ起きているのかを考える本人の価値や人間性を重視した質の高いケアが望まれる．

米国のソーシャルワーカー Naomi Feil により提唱されたバリデーション（認知症者の世界に寄り添う）やフランスの Yves Gineste と Rosette Marescotti により開発された包括的コミュニケーション技法のユマニチュード[20]によるエビデンスの構築はこれからの課題である．

3 入院中のせん妄に対する非薬物療法・薬物療法

入院中の管理として，カテーテルやドレーンの挿入，身体拘束は最小限とすること，十分な疼痛管理をすることが大事である．

せん妄の予防には，脱水の補正，せん妄をきたしやすい薬物の中止，麻酔の深さのモニタリング，睡眠をきちんととることに効果があると報告されているが，コリンエステラーゼ阻害薬，向精神薬，メラトニンによる予防のエビデンスはない[21-23]．Hospital Elder Life Program[24]には日々の訪問，オリエンテーション，治療，睡眠の確保，早期離床，視覚・聴覚を補正，水分補給，感染予防，便通管理，痛みの管理，低酸素，食事の介助がせん妄発生率を低下させる介入としている．

入院中のせん妄に対するエビデンスの高いRCTは少なく，認知刺激療法のRCTでせん妄は改善しなかった[25]．抗精神病薬とベンゾジアゼピン系薬物は死亡率を上げると報告されている[26,27]．抗精神病薬を使用する場合であっても，『高齢者の安全な薬物療法ガイドライン2015』[28]の通り必要最小限の量と期間にとどめる（エビデンスの質：中，推奨度：強）．また定型抗精神病薬は，非定型抗精神病薬と比べて錐体外路症状，傾眠などの薬物有害事象が多くみられるため使用はできるだけ控える（エビデンスの質：中，推奨度：強）．BPSDの薬物療法については，『かかりつけ医の

ための BPSD に対する向精神薬使用ガイドライン（第 2 版）』[29] を参考にされたい．抗精神病薬については「BPSD に対する抗精神病薬の使用は適応外使用であり，患者のリスク・ベネフィットを考慮し，十分なインフォームドコンセントを行って使用する．有効性の評価を行い，常に減薬，中止が可能か検討する．ただし，器質的疾患に伴うせん妄・精神運動興奮状態・易怒性に対する処方は認めるとの通達がある（2011 年 9 月 28 日，厚生労働省保険局医療課長，保医発 0928 第 1 号．社会保険診療報酬支払基金，第 9 次審査情報提供）．」と記載されている．

米国精神医学会『BPSD に対する抗精神病薬治療ガイドライン』[30] には，「抗精神病薬の使用は焦燥もしくは精神病症状が重度，危険，かつ強い苦痛となっている場合に低用量から始める」「忍容性がある限り，最小有効量まで増量する」「適量を 4 週間使用しても効果がみられない場合は，減量中止する」「長時間作用型注射性抗精神病薬は使用しない」とある．あくまでも「看護・介護を楽にする」という考え方での使用ではなく，患者に「ストレス，つらい気持ちが楽になるかもしれないので，服用してみませんか」と説明し「本来のご本人」に近づけることを目的として使用する．

▶ 認知症者における併存疾患治療の注意点

■1 インフォームドコンセント

認知症者の治療においては，注意すべきものの一つにインフォームドコンセントがある．説明や治療が十分理解できないこともあるため，治療意思決定能力が不十分な患者では，「手術のリスクを理解せずに手術を希望する」「逆に手術を拒否する」「インフォームドコンセントはその場では理解しサインするも数時間後にはまったく記憶していない」ということはある．家族がいる場合は，代諾者にインフォームドコンセントを行って承諾を得る．厚生労働省『人生の最終段階における医療・ケアの決定プロセスに関するガイドライン』[31] において示されているように，「家族等が本人の意思を推定できる場合には，その推定意思を尊重し，本人にとっての最善の方針をとる」「家族等が本人の意思を推定できない場合には，本人にとって何が最善であるかについて，本人に代わる者として家族等と十分に話し合い，本人にとっての最善の治療方針をとる」「家族がいない場合及び家族が判断を医療・ケアチームに委ねる場合には，患者にとっての最善の治療方針をとる」ことが基本である．

■2 服薬管理

認知症者の併存疾患の治療で注意する点として服薬管理がある．服薬管理者がいない場合「薬の飲み忘れ」「指示通り内服できていない」「服薬を拒否する」「過量内服」「市販薬を購入して内服したことを忘れている」などの可能性もある．新しい症状が出現し，原因が明らかにならない場合，介護者にごみ箱や薬箱をみてもらい，処方薬の残薬，空のシート，市販薬の空き箱などがないか確認をされたい．

■3 薬物有害事象

レビー小体型認知症者の場合，BPSD の精神症状に対して抗精神病薬を使用する際，薬物過敏性に注意が必要である．これは 2017 年度版レビー小体型認知症の診断基準の指示的特徴に含まれている[32]．抗精神病薬によりレビー小体型認知症者の 54 ％が，認知機能低下，パーキンソニズム，

眠気, 悪性症候群を含む重度の感受性反応性を経験し, 死亡率が2.7倍に上昇する[33]. ほかの認知症よりも転倒リスクが高いため, 転倒リスクの高い薬の処方は最も避けるべきである.

レビー小体型認知症は, 自律神経機能障害が出ることがあり, 高血圧治療の降圧薬を投与の際, 起立性低血圧に注意する. 項「高血圧」(p.28) に詳細を記載している.

▣ 入院受け入れの問題

認知症者が併存疾患のために急性期病院で治療を受ける必要があっても, 認知症で入院を断られるケースも少なくない. 看護・介護が大変なBPSDがある場合は, 精神科と一般診療科の連携の取れている認知症疾患医療センター (基幹型・地域型) や大学病院で引き受けることが不可欠であるが, その病院数から一般病院でも受けざるを得ない. 医師, 看護師, 薬剤師, 退院先調整のソーシャルワーカー, リハビリテーション, 介護士など多職種チームで対応することでスムーズな入院生活と退院後の生活に結びつく.

▣ 経過の注意点

前頭側頭葉変性症の中の行動異常型前頭側頭型認知症は脱抑制や常同行動, 強迫行動で入院生活が困難なことが多く, マンツーマン対応が必要であると強調されている[34-36]. 前頭側頭葉変性症は多彩な行動症状, 精神症状がある. 食事も口の中に食べ物を詰め込み窒息などのリスクもある.

アルツハイマー型認知症・レビー小体型認知症合併症例では, アルツハイマー型認知症と比べ, 運動症状・昼間の過眠症の発症と施設入所が早いが, 認知機能・日常機能の低下・生存期間は変わらないとという報告[37]もあれば, 死亡リスクはレビー小体型認知症の方がアルツハイマー型認知症よりも高いとの報告[38,39]もある. いずれにしても肺炎などの認知機能障害以外の合併症が予後を悪化させることに留意する.

モデル事例

> 84歳, 女性. アルツハイマー型認知症の診断を受け8年目に初めて腎盂腎炎で入院. 抗菌薬で炎症は軽快し, 解熱するとともに活動的になった. 午前中はテレビ観賞やリハビリテーションに励むも, 夕方から落ち着かなくなった. 点滴自己抜針もあり, ナースステーションに来るようになった. 夜間もナースコールが頻回となった. 医師, 看護師とカンファレンスを行い, 点滴は抗菌薬のみにし, 持続点滴は水分摂取可能であり終了した. 入院前まで夕方に夕飯の買い物に出かける習慣があったことから, 夕方に病棟を歩き回る理由は「買い物に行かないといけない」と思っているのではないかと考えた. 夕方に病棟内歩行のリハビリテーションを行い, 料理番組の動画を観てから夕食を食べ, 入眠障害に対してラメルテオンを開始し, 落ち着いて入院生活を送ることができ自宅退院できた.

認知症者が入院した場合, その認知症者の日常生活の様子を同居者から聞き, BPSDが起きた場合には, なぜ, そのような行動を起こしたのか, 患者目線で考え, その人らしい入院生活が送れるようにケアすることで入院中に認知症を悪化させない管理ができる可能性がある.

アルツハイマー型認知症のある80歳，独居女性．高血圧，糖尿病で通院中．服薬管理は，何とか自分で行えていると本人は話すが，残薬はあった．尿路感染症で入院．入院時処方：バルサルタン80 mg朝，シタグリプチン50 mg朝，グリメピリド1 mg朝．入院中の薬は看護師管理となった．翌日夕方，血圧95/40 mmHg，空腹時血糖46 mg/dLでドクターコールとなった．

認知症者は，外来で服薬管理ができておらず，入院後に看護師管理になった途端に，また適切な食事のカロリーコントロール下で，入院数日内に低血糖や過降圧になることがある．入院前の服薬状況を確認し，内服ができていない可能性がある場合は，外来処方をそのまま内服させず，半量か投薬なしで様子をみながら，投薬量を決めていくことが安全である．

85歳，男性．白内障手術目的で入院したが，入院によるせん妄のためリスペリドン0.5 mgを開始したところ，日中も傾眠となり昼食中にむせた．翌日，発熱をきたし，胸部X線写真で左下肺野に肺炎像を認め，誤嚥性肺炎の診断となり抗菌薬を開始した．かかりつけ医に問い合わせたところ，レビー小体型認知症の診断で加療中とのことだった．

本症例は，レビー小体型認知症であったが入院中にせん妄対策で抗精神病薬が処方され，薬物過敏性により傾眠となった結果，誤嚥性肺炎を発症し退院が延期になった事例である．レビー小体型認知症を疑うような幻視，視空間認知障害，パーキンソニズム，症状の変動がある場合は，抗精神病薬は少量から開始するべきである．

文献

1) Shepherd H, et al：Hospitalization rates and predictors in people with dementia：a systematic review and meta-analysis. BMC Med, 17：130, 2019.
2) Phelan EA, et al：Association of incident dementia with hospitalizations. JAMA, 307：165-172, 2012.
3) Zhao Y, et al：Healthcare costs and utilization for Medicare beneficiaries with Alzheimer's. BMC Health Serv Res, 8：108, 2008.
4) Livingston G, et al：Dementia prevention, intervention, and care：2020 report of the Lancet Commission. Lancet, 396：413-446, 2020.
5) Covinsky KE, et al：Hospitalization-associated disability "She was probably able to ambulate, but I'm not sure". JAMA, 306：1782-1793, 2011.
6) Boyd CM, et al：Recovery of activities of daily living in older adults after hospitalization for acute medical illness. J Am Geriatr Soc, 56：2171-2179, 2008.
7) Wu HY, et al：Factors associated with functional decline of hospitalized older patients following discharge from an acute geriatric unit. Ann Acad Med Singapore, 35：17-23, 2006.
8) Ehlenbach WJ, et al：Association between acute care and critical illness hospitalization and cognitive function in older adults. JAMA, 303：763-770, 2010.
9) Mudge AM, et al：Hospital-associated complications of older people：a proposed multicomponent outcome for acute care. J Am Geriatr Soc, 67：352-356, 2019.
10) Ryan DJ, et al：Delirium in an adult acute hospital population：predictors, prevalence and detection. BMJ Open, 3：e001772, 2013.
11) Fong TG, et al：The interface between delirium and dementia in elderly adults. Lancet Neurol, 14：823-832, 2015.
12) Jo T, et al：Association between dementia and discharge status in patients hospitalized with pneumonia. BMC Pulmonary Medicine, 17：128, 2017.
13) Barnett R, et al：A review of the scientific literature related to the adverse impact of physical restraint：

gaining a clearer understanding of the physiological factors involved in cases of restraint-related death. Med Sci Law, 52：137-142, 2012.

14) Nakanishi M, et al：Physical restraint to patients with dementia in acute physical care settings：effect of the financial incentive to acute care hospitals. Int Psychogeriatr, 30：991-1000, 2018.

15) Livingston G, et al：Dementia prevention, intervention, and care. Lancet, 390：2673-2734, 2017.

16) Goldberg SE, et al：Care in specialist medical and mental health unit compared with standard care for older people with cognitive impairment admitted to general hospital：randomised controlled trial (NIHR TEAM trial). BMJ, 347：f4132, 2013.

17) Surr CA, et al：Impact of a person-centred dementia care training programme on hospital staff attitudes, role efficacy and perceptions of caring for people with dementia：a repeated measures study. Int J Nurs Stud, 53：144-151, 2016.

18) Ballard C, et al：Impact of person-centred care training and person-centred activities on quality of life, agitation, and antipsychotic use in people with dementia living in nursing homes：a cluster-randomised controlled trial. PLoS Med, 15：e1002500, 2018.

19) 鈴木みずえほか：重度認知症病棟における認知症ケアマッピングを用いたパーソン・センタード・ケアに関する介入の効果. 老年精神医学雑誌, 20：668-680, 2009.

20) 本田美和子ほか：ユマニチュード入門, 医学書院, 2014.

21) Siddiqi N, et al：Interventions for preventing delirium in hospitalised non-ICU patients. Cochrane Database Syst Rev, CD005563, 2016.

22) Neufeld KJ, et al：Antipsychotic medication for prevention and treatment of delirium in hospitalized adults：a systematic review and meta-analysis. J Am Geriatr Soc, 64：705-714, 2016.

23) Barbateskovic M, et al：Pharmacological interventions for prevention and management of delirium in intensive care patients：a systematic overview of reviews and meta-analyses. BMJ Open, 9：e024562, 2019.

24) Hshieh TT, et al：Hospital elder life program：systematic review and meta-analysis of effectiveness. Am J Geriatr Psychiatry, 26：1015-1033, 2018.

25) Kolanowski A, et al：Effect of cognitively stimulating activities on symptom management of delirium superimposed on dementia：a randomized controlled trial. J Am Geriatr Soc, 64：2424-2432, 2016.

26) White N, L, et al：The management of behavioural and psychological symptoms of dementia in the acute general medical hospital：a longitudinal cohort study. Int J Geriatr Psychiatry, 32：297-305, 2017.

27) The American Geriatrics Society 2015 Beers Criteria Update Expert Panel：American Geriatrics Society 2015 Updated Beers Criteria for potentially inappropriate medication use in older adults. J Am Geriatr Soc, 63：2227-2246, 2015.

28) 日本老年医学会, 日本医療研究開発機構研究費・高齢者の薬物治療の安全性に関する研究研究班 編：高齢者の安全な薬物療法ガイドライン 2015, pp40-59, 2015.

29) 認知症に対するかかりつけ医の向精神薬使用の適正化に関する調査研究班：かかりつけ医のためのBPSDに対する向精神薬使用ガイドライン(第2版), 2016.

30) 米国精神医学会；新井平伊 監訳：BPSDに対する抗精神病薬治療ガイドライン：認知症の焦燥や精神病症状に対して. ワールドプランニング, 2017.

31) 厚生労働省 人生の最終段階における医療の普及・啓発の在り方に関する検討会：人生の最終段階における医療・ケアの決定プロセスに関するガイドライン, 2018.

32) McKeith IG, et al：Diagnosis and management of dementia with Lewy bodies：fourth consensus report of the DLB Consortium. Neurology, 89：88-100, 2017.

33) McKeith I, et al：Neuroleptic sensitivity in patients with senile dementia of Lewy body type. BMJ, 305：673-678, 1992.

34) 池田 学ほか：Pick病患者の短期入院による在宅介護の支援. 精神神経誌, 98：822-829, 1996.

35) 西川志保ほか：前頭側頭型痴呆(ピック病)におけるディケア活動の試み-問題行動への対応を中心に. 総合リハ, 28：477-481, 2000.

36) 髙橋 淳ほか：認知症疾患治療病棟における家庭的環境と個別ケアの導入による治療の試み. 老年精神医学雑誌, 18：861-869, 2007.

37) Lopez OL, et al：Predictors of progression in patients with AD and Lewy bodies. Neurology, 54：1774-1779, 2000.

38) Williams MM, et al：Survival and mortality differences between dementia with Lewy bodies vs Alzheimer disease. Neurology, 67：1935-1941, 2006.

39) Hanyu H, et al：Differences in clinical course between dementia with Lewy bodies and Alzheimer's disease. Eur J Neurol, 16：212-217, 2009.

1

Q1 精神症状・てんかんと認知症は関係するか？

A
- 睡眠障害，うつ，せん妄，てんかんはいずれも認知症において非認知症者より高率に認められる．
- うつ，せん妄，てんかんは認知症のリスク因子である．
- 睡眠障害についても睡眠呼吸障害は認知症のリスク因子であり，レム睡眠行動障害はレビー小体型認知症のリスク因子であるが，不眠症が認知症のリスク因子かについては結論が得られていない．

Q2 認知症に精神症状・てんかんが併存する場合，精神症状・てんかんの治療で注意すべき点は何か？

A
- 精神症状の対応は非薬物的対応を優先する．
- 睡眠障害，うつ，せん妄に対する薬物療法のエビデンスは十分ではない．薬物療法を実施する場合，必要最小限の量を必要な期間だけ使用する．
- 認知症者のてんかんに対する抗てんかん薬の効果のエビデンスは十分ではないが，非認知症高齢者と同様，忍容性の面から抗てんかん薬を選択する．

Q3 認知症に精神症状・てんかんが併存する場合，認知症の治療（薬物療法・非薬物療法）で注意すべき点は何か？

A
- コリンエステラーゼ（ChE）阻害薬の有害事象として不眠症，うつ，せん妄に注意する．
- ChE阻害薬およびメマンチンは痙攣発作を誘発させることがあり注意が必要である．

解説

▶ 精神症状・てんかんと認知症との関連

1 睡眠障害

　高齢になると，若年成人に比べて徐波睡眠の割合が減少し，浅いノンレム睡眠の割合が増加する．中途覚醒が増え全睡眠時間は短くなり，臥床している時間のうち実際に眠っている時間の割合である睡眠効率が低下する．認知症高齢者の睡眠パターンはこれらの変化がより顕著となる．徐波睡眠やレム睡眠の減少，夜間の中途覚醒の回数や覚醒時間の増加，睡眠持続時間の減少，睡眠効率の悪化などが目立つ．また，過眠がみられることもある．日中の午睡時間も著明に増加する．午睡は認知症が進行するほど目立つようになり，睡眠覚醒リズムの障害が顕著な場合，昼夜逆転に至

る[1,2]．このように，認知症では高率に睡眠障害がみられるが，各認知症疾患によって睡眠障害の特徴は若干異なることが報告されている．

　わが国の報告では60歳以上の29.5％に不眠症がみられることが報告されているが，アルツハイマー型認知症の経過中に患者の48.5％に不眠症を認め，睡眠呼吸障害，レム睡眠行動障害（REM sleep behavior disorder：RBD），レストレスレッグス症候群など，何らかの睡眠随伴障害も含めると睡眠障害を65.7％に認める[3]との報告から，認知症者に不眠症がより高率にみられることが示唆される．アルツハイマー型認知症者の睡眠障害とその他の行動・心理症状（BPSD）の関連を検討したわが国の報告では，684人中146人（21.3％）に睡眠障害を認め，臨床認知症評価尺度（Clinical Dementia Rating：CDR）0.5（軽度認知障害）の段階で睡眠障害を認めたアルツハイマー型認知症は，睡眠障害を認めないアルツハイマー型認知症と比較して，不安，多幸，脱抑制，異常行動が有意に多いことが報告されている[4]．

　アルツハイマー型認知症の睡眠覚醒障害の背景は，生物的要因，心理・環境的要因に大別される．生物的要因として，サーカディアンリズムに関与している視索上核の機能低下や，メラトニンレベルの低下，マイネルト基底核から視索上核へのアセチルコリン神経伝達系の入力低下などの影響が指摘されている[5,6]．またアルツハイマー型認知症者の脳では視索上核のメラトニン受容体が減少しており[7]，それが睡眠覚醒リズムの障害と関連するとも考えられている．

　レビー小体型認知症はアルツハイマー型認知症以上に不眠症の頻度が高い．さらにレビー小体型認知症では睡眠呼吸障害や日中の過度の眠気も多くみられ，これらを含めて何らかの睡眠覚醒障害を呈する患者は90％以上に及ぶとされる[3]．また，RBDはレビー小体型認知症に特徴的な症状であり，認知障害出現前から高率にみられる．血管性認知症もアルツハイマー型認知症以上に不眠症の頻度が高く，睡眠覚醒リズムの障害や睡眠の質の低下が強い．何らかの睡眠障害を呈する患者は81.4％に及ぶとの報告がある[3]．

　なお，睡眠障害[8]が認知症のリスクとなることについて報告がみられる．睡眠時無呼吸症候群が認知症のリスクになること[9]，RBDがレビー小体型認知症に先行して高率にみられること[10]などが報告されているが，メタ解析の結果から，睡眠障害が認知症のリスクになることや不眠症がアルツハイマー型認知症のリスクとなることが報告されている[11]．また，6時間以下の短時間睡眠も認知症のリスクになることが報告されている[12]．ただし7,492人を対象に不眠症の有無と11年後の認知症や認知機能低下の関連を検討した研究では，認知症全体，アルツハイマー型認知症，Montreal Cognitive Assessment（MoCA）スコアの低下のいずれとも関連がみられなかったことが報告されており，さらなる検証も必要である[13]．

　また，不眠症の治療薬であるベンゾジアゼピン（BZ）系薬物やBZ受容体作動薬（いわゆるZ-drug）が認知症発症リスクを高めることがメタ解析の結果から報告されているが[14]，BZ全体ではリスクは認められず，短時間型から中間型のBZあるいはZ-drugの使用が認知症発症リスクと関連するとの報告もみられる[15]．

2 うつ

　本項で用いる「うつ」には，うつ病のほかに，より程度が軽くうつ病の診断基準を満たさないうつ状態も含んでいる．認知症にうつが高率にみられることも報告が蓄積されている．アルツハイ

マー型認知症者における DSM の大うつ病エピソード（major depressive episode：MDE）の頻度は 23％と報告されている[16]．認知症のない高齢者における MDE の頻度が 1〜2％とされることから，極めて高率である．ただし，アルツハイマー型認知症の重症度とうつ病あるいはうつ状態の頻度の関連性は否定されている[17]．

アルツハイマー型認知症に出現するうつ病エピソードと老年期うつ病の臨床的特徴を比較検討した研究は少ない．アルツハイマー型認知症と MDE を併せ持つ（アルツハイマー型認知症＋MDE）92 人と年齢を一致させた大うつ性障害（major depressive disorder：MDD）47 人のハミルトンうつ病評価尺度（HAM-D）得点を比較した Chemerinski ら[18] の報告によれば，両者ともうつ気分，興味の喪失，不安が最も目立つ点で共通していた．筆者らも，MDE を認めたアルツハイマー型認知症者 14 人と，年齢とうつ病の重症度を一致させた MDD 22 人の臨床的特徴を比較した結果，HAM-D 得点は，両者ともにうつ気分，興味の喪失，不安の 3 項目が最も高かった[19]．このようにアルツハイマー型認知症のうつ症状とうつ病の臨床像は基本的には共通しているといえるが，Chemerinski らも筆者らの検討もアルツハイマー型認知症＋MDE は MDD に比較して抑制症状がより多くみられ，一方，MDD には心気症状，睡眠障害，食欲低下などの身体症状が比較的多く認められた．

レビー小体型認知症はアルツハイマー型認知症以上に高率にうつを呈する．レビー小体型認知症者の過半数の症例でうつが認められ，レビー小体型認知症の臨床診断基準の支持的所見にも挙げられている[20]．Borroni ら[21] によれば，MMSE の平均 25 点前後の早期の段階から，レビー小体型認知症者の 61.9％にうつを認めたという．またレビー小体型認知症者の 25〜30％に MDE がみられたことが報告されている[22,23]．

レビー小体型認知症のうつの臨床的特徴についていくつかの報告がある．剖検によって確かめられたレビー小体型認知症者 16 人のうつを後方視的に検討した Samuels ら[23] の報告では，精神運動制止ないしは焦燥（69％），体重変化（69％），うつ気分（50％），思考や集中の減退（44％）などが多く認められた．筆者らはレビー小体型認知症者の MDE と，HAM-D で重症度を一致させた MDD で，精神症状の特徴を比較検討した．その結果，レビー小体型認知症者の MDE では，妄想，焦燥，心気，抑制，現実感の喪失，病識などがより多く認められた[24]．Borroni ら[21] は，レビー小体型認知症ではうつのほかにも，初期から不安，焦燥，アパシー，易怒性，睡眠障害などの症状がおよそ半数の例に認めることを報告した．また，Mori らも妄想（33.3％），幻覚（58.3％），アパシー（75.0％）などはうつ症状（58.3％）と同様に出現頻度が高いことを報告している[25]．

すなわちレビー小体型認知症では，うつ症状と同時にさまざまな精神症状がみられ，幻覚や妄想とうつが混在するいわゆる妄想性うつ病ともいえる病像，不安・心気症状が目立つ病像，抑制症状が目立ち意欲や自発性が低下したいわゆるアパシー様状態が前景となる病像など，さまざまなうつがみられる可能性がある．

うつが認知症のリスクであることも知られている．システマティックレビューではおよそ 1/4 の報告で関連がなかったとされるが，多くの報告でうつ病の既往が老年期における認知症の発症リスクの増加と関連すると報告されている[9]．また，認知症の前駆状態でうつがみられることも知られている．特にレビー小体型認知症は前駆期や初期にしばしばうつがみられる．筆者らの検討[26] では，およそ半数の例の初期診断がうつ病であった．また，うつ病と診断され入院した 13.8％はそ

の後の経過や精査でレビー小体型認知症と診断が変更された[24]．以上から，認知症とうつは関連することが示唆される．

３ せん妄

　認知症の経過中にせん妄がみられることが多い．Addesi ら[27] は，認知症のある 650 人の外来患者の後方視的調査から 13.3% にせん妄を認めたことを報告している．de Lange ら[28] は，文献レビューの結果から 65 歳以上の在宅高齢者にせん妄がみられる割合は 1～2% である一方，在宅の認知症高齢者においては 22% であると報告している．また Fick ら[29] のシステマティックレビューでは，認知症者にせん妄が併発する割合は 22% から 89% と報告されている．Hasegawa ら[30] は，精神科認知症専門外来における検討から，認知症者の 19.4% にせん妄がみられたこと，認知症の診断別で有症率が異なり，最も高頻度にせん妄の合併がみられたのは血管性認知症（34.4%）であったことを報告している．レビー小体型認知症もせん妄が高頻度にみられる．レビー小体型認知症の認知機能の変動は，せん妄とも考えられる．しかしせん妄は，感染，発熱，脱水，薬物有害事象などの内科的合併症が誘因となることが多いため，せん妄の原因，誘因を検索し，対処することが重要である[31]．また，認知症にせん妄が合併した場合，認知症の悪化と見誤ることがあるため注意が必要である．

　せん妄には準備因子，誘発因子，直接因子の 3 因子がある．準備因子は，高齢，認知機能障害，アルコール多飲，頭部疾患の既往などである．誘発因子は身体的要因（疼痛，便秘，尿閉，脱水，ドレーン留置，身体拘束，低栄養など），精神的要因（抑うつ，不安），環境変化（入院，転居，夜間も明るい，騒音など），睡眠障害（不眠症，睡眠リズム障害）であり，また直接因子は身体疾患，薬物，手術，アルコール離脱がある．認知症者は，環境への適応能の低下やポリファーマシーなどの準備因子，精神症状，睡眠障害などの誘発因子，身体疾患などの直接因子がみられることが多く，せん妄が生じやすい．認知症にせん妄を認めた例と認めない例の比較から，せん妄を認めた例は，より高齢，認知症がより重症，ADL と手段的日常生活活動度（IADL）がより低下，降圧薬と抗精神病薬の服用例が多く，認知症治療薬の服用例が少なかったことが報告されている[27]．

　一方，せん妄の既往がある高齢者はその後認知症の発症リスクが高いことも報告されている[28]．認知症発症前にせん妄の既往がある場合，レビー小体型認知症の割合が多いことが報告されている[32]．

４ てんかん

　高齢者はてんかんの好発年齢であり，65 歳以上の地域住民におけるてんかんの有病率は 1.03% と報告されている[33]．赤松の総説[34] によれば，アルツハイマー型認知症にてんかんが併存する頻度は 1.3～6.1% と報告されており，65 歳以上の認知症のない高齢者と比べて，てんかんの発症リスクは増加する．Blank ら[35] は，米国 34,054,293 人のメディケア受給者の後方視的コホート研究から，アルツハイマー型認知症者の 4.45% がてんかんと診断され，アルツハイマー型認知症ではない場合に対する発症リスク［ハザード比（HR）］は 2.46 倍 ［95%CI：2.39 to 2.52］と報告している．また，英国 General Practice Research Database の調査では，てんかんがある場合は，ない場合に比較して認知症の有病割合は 6.3 倍，アルツハイマー型認知症は 8.1 倍とし，カナダの National

Population Health Survey の調査ではてんかんがある場合の認知症の割合は 4.3 倍と報告されている[36].

またTang ら[37]は，メタ解析の結果，遅発性のてんかん患者における認知症のリスク（HR）はてんかんがない患者の 2.1 倍 ［95％CI：1.6 to 2.75］と報告している．これらの報告から，てんかんと認知症は関連することが示唆される．高齢者に初発するてんかんは脳波上側頭葉てんかんが多くを占め，発作型では，焦点意識減損発作（focal impaired awareness seizure）が 40～50％を占める[38]．アルツハイマー型認知症に併存するてんかん発作型も，焦点意識減損発作が代表的であるが，強直間代発作，ミオクロニー発作もみられる[34].

▶ 睡眠障害への対応

1 非薬物的対応

睡眠時無呼吸症候群，レストレスレッグス症候群，呼吸困難を起こす呼吸器疾患，瘙痒の激しい皮膚疾患，頻尿の原因となる泌尿器疾患などの併存疾患や，ステロイド製剤，パーキンソン病治療薬などの薬物は不眠症の原因になりうる．また日中の運動不足，長時間の午睡，日光への曝露の少なさなど，日中の活動性低下もしばしば不眠症の原因となる．まずは不眠症の原因検索を行い，該当するものがあれば対応する．

非薬物療法としては，睡眠衛生指導が基本である．睡眠衛生指導には，定時の離床および就寝，朝方の日光浴や散歩などの適度な運動，午睡時間の制限，アルコール，ニコチンなどの制限，静穏な寝室環境などがある[39]．認知症の不眠症に高照度の光照射も推奨されている[9].

2 薬物療法

認知症者の睡眠障害に対する薬物療法のエビデンスは極めて乏しい．メタ解析の結果，認知症者の不眠症に対して有効性が示された睡眠薬はない．BZ 系睡眠薬と BZ 受容体作動薬は，認知機能低下，転倒，骨折などのリスクがあり，高齢者には特に慎重な投与を要する薬物である[39]．Beers の基準では，BZ 系薬物と BZ 受容体作動薬は高齢者に使用を控えるべき薬物とされている（エビデンスレベル：中，推奨度：強）[40]．アルツハイマー型認知症者に対する処方薬の認知機能への影響を検討した Ellul らは，BZ 系睡眠薬/BZ 受容体作動薬は第一世代の抗精神病薬と同様，1 年後の認知機能低下のリスクを約 3 倍高めたことを報告した[41]．なお最近，BZ 系薬物の使用と認知症発症リスクとの関連も報告されている．システマティックレビューによれば，10 のうち 9 つの研究で，BZ 系薬物の使用と認知症のリスク上昇に関連がみられた[42]．特に総使用量，使用期間の長さ，長時間作用型薬の使用が問題となる．

『認知症疾患診療ガイドライン 2017』[9]では認知症の不眠症に対する薬物療法として，トラゾドンとリスペリドンが挙げられている．トラゾドン 50 mg の就眠前投与が，アルツハイマー型認知症の総睡眠時間を 40 分程度延長し，睡眠効率を改善することも報告されている[43]．ただし，覚醒時間，覚醒回数には効果が認められていない[43]．夜間不眠時に攻撃性，興奮などの BPSD を伴う場合，就寝前にリスペリドンが少量用いられる．ただし，認知症者に非定型抗精神病薬を投与した場合，死亡率の増加や脳血管障害の発生など重篤な副作用のリスクが高まるため，漫然と投与せず，必要最小限の量を必要な期間だけ使用する[39]．特にレビー小体型認知症は，非定型抗精神病薬に対する過

敏性のため少量でも錐体外路症状や意識障害などの重篤な副作用が現れることがあり要注意である.

オレキシン受容体拮抗薬スボレキサントのアルツハイマー型認知症の不眠症に対する報告がある[44]. 対象は 50～90 歳, MMSE 12～26 点, アルツハイマー型認知症者 285 人で, 142 人と 143 人にランダムに割り付け, 2 週間スボレキサント 10 mg, その後 2 週間 10 mg または 20 mg 服用する群とプラセボ群で比較した. その結果, スボレキサント群は総睡眠時間が有意に延長し, 中途覚醒時間は有意に短縮したが, 有害事象はスボレキサント群に多く, 眠気と転倒がプラセボ群より多かった. エビデンスとしては不十分であるが, 漢方薬も選択肢として挙げられる. 漢方薬は BZ 系薬物や BZ 受容体作動薬よりも転倒リスクが低い可能性が報告されている[45]. ただし, 構成生薬に甘草を含む漢方薬は低カリウム血症に注意が必要である. また釣藤散については, 血管性認知症を対象とした多施設共同二重盲験プラセボ対照比較試験から不眠症やせん妄に対する効果が報告されている[46].

▶ アルツハイマー型認知症のうつの対応

1 非薬物的対応

非薬物療法の基本は, 患者に対する支持的, 受容的な対応である. 高齢者や認知症者は, これまでできていたことができなくなる体験から自己効力感の低下や自己価値観の低下を招きやすく, それがうつの引き金になる. 支持的, 受容的な支援による自己価値観の改善や成功体験の積み重ねによる自己効力感の向上によりうつの改善を図ることが大切である.

『認知症疾患診療ガイドライン 2017』[9] によれば, 認知症のうつの非薬物的対応として, ソーシャルサポートの利用, 回想法, 音楽療法の効果が報告されている. また, 介護サービスの利用も現実的な対応として推奨されている. 11 の非薬物的対応を含む 85 のランダム化比較試験 (RCT) のシステマティックレビューとメタ解析の結果から, アクセプタンス・コミットメントテラピー, 行動活性化, マインドフルネスに基づく介入, 多要素の介入, 心理教育, 認知行動療法などの心理的な介入が認知症のうつを軽減する可能性が示されている[47].

また, アルツハイマー型認知症のうつに対する運動の効果については, 7 つの RCT のメタ解析の結果から, 有意な効果がみられている[48]. なお, レビー小体型認知症のうつに対する非薬物療法についての研究報告はみられないが, レビー小体型認知症は薬物療法の副作用が現れやすいため, 非薬物療法はより重要である. 『認知症疾患診療ガイドライン 2017』[9] によれば, 社会的交流や環境刺激などに効果がみられる可能性はある. また, 家族介護者へのアドバイス, 家族介護者への支援, ストレスマネジメント法の習得の働きかけなどが有効な可能性が示されている.

2 薬物療法

アルツハイマー型認知症のうつに対して抗うつ薬が用いられる場合がある. 5 つの RCT のメタ解析の結果から, 反応率も寛解率も抗うつ薬治療群が有意に良好だったことが報告されている[49]. ただし, このメタ解析にはイミプラミンやクロミプラミンなどの三環系抗うつ薬のデータも含まれている. 三環系抗うつ薬は抗コリン作用が強いため認知症に対しては特に慎重に投与すべき薬物である[39]. その後のメタ解析の結果から, アルツハイマー型認知症のうつに対する選択的セロトニン再取り込み阻害薬 (SSRI) の効果は否定されている[50]. このため, 個々の例に対して, SSRI, セロ

トニン・ノルアドレナリン再取り込み阻害薬（SNRI），ミルタザピンなど抗コリン作用が比較的小さい抗うつ薬を効果と副作用を確認しながら慎重に用いることになる．

レビー小体型認知症に対する抗うつ薬の報告はほとんどみられない．レビー小体型認知症はアルツハイマー型認知症以上に脳内のアセチルコリン伝達系の障害が強く，三環系抗うつ薬などの抗コリン作用の強い薬物で認知機能の悪化やせん妄が誘発されやすい．また，自律神経系や錐体外路系の副作用も発現しやすい．したがってレビー小体型認知症が疑われる場合，アルツハイマー型認知症以上に抗うつ薬の慎重な投与が求められる．アルツハイマー型認知症とレビー小体型認知症の認知機能障害の治療薬であるドネペジルはアルツハイマー型認知症のうつ[51]やレビー小体型認知症のうつ[52]に効果がみられることがある．認知機能障害に投薬しながら同時にうつの推移を確認することが有用であろう．薬物療法で副作用が強く現れ治療に難渋する場合，修正型通電療法（mECT）が有効な場合がある[24]．

▶ せん妄の対応

準備因子，誘発因子，直接因子の3因子に対する包括的介入を心がける．せん妄を誘発する薬物には，パーキンソン病治療薬，睡眠薬，抗不安薬，三環系抗うつ薬，抗ヒスタミン薬（ヒスタミンH_2受容体拮抗薬含む），降圧薬（中枢性降圧薬，β遮断薬），ジギタリス製剤，抗不整脈薬（リドカイン，メキシレチン），気管支拡張薬（テオフィリン，アミノフィリン），副腎皮質ステロイドが挙げられている[53]．該当する治療薬があれば減量，中止，あるいは他剤への変薬を検討する．これらの対応でせん妄の改善が困難な場合，非定型抗精神病薬による薬物療法を考慮する．

薬物療法としては，非定型抗精神病薬（クエチアピン，ペロスピロン，リスペリドン，オランザピン）が推奨され，特に高齢者のせん妄においては半減期の短い前二者がより推奨されている[9]．また内服が困難な場合，ハロペリドールの注射製剤が用いられる．ただし，レビー小体型認知症に対してハロペリドールは使用禁忌のため，レビー小体型認知症が疑われる場合は使用すべきではない．

国内複数施設で行われたRCTにおいてラメルテオンを入院時より服用させることでせん妄の発症率が低下したとの報告[54]があり，使用を検討してもよいとされている[9]．

スボレキサントの報告もみられる．402人のスボレキサント群と487人の対照群を含む7つの研究のメタ解析の結果から，スボレキサント群では，せん妄の発症率の有意な低下やせん妄発症までの期間の有意な延長が認められている[55]．スボレキサントにラメルテオンを併用するかしないかでせん妄の発症率に違いがあるかをみた2,594人を対象にした11の研究のメタ解析の結果，ラメルテオンの併用の有無に関わらずスボレキサントはせん妄の発症リスクを有意に低下した[56]．ただし，BZ系薬物を使用中の患者に対しては，スボレキサントとラメルテオンを併用したときにのみせん妄発症リスクの低下を認めた[56]．しかしこれらの報告では，認知症があるせん妄患者の薬物療法については検討されていない．

▶ 認知症に併存するてんかんの対応

高齢に初発したてんかんの薬物療法については，いくつかのガイドラインがあり，第一選択薬としてラモトリギン，レベチラセタム，ガバペンチンなどが挙げられている[57]．

また，高齢初発のてんかんにより病院を受診した患者361人を対象にしたカルバマゼピン，レベ

チラセタム，ラモトリギンを用いた RCT[58] では，発作抑制率に 3 群間で違いはみられなかったが，薬物の継続率はレベチラセタムがカルバマゼピンより有意に高率であった．有害事象による中止率もカルバマゼピンはレベチラセタムの 2 倍であり，ラモトリギンはその中間であったことが報告されている．高齢者のてんかんに対するカルバマゼピン，ガバペンチン，ラコサミド，ラモトリギン，レベチラセタム，フェニトイン，バルプロ酸のメタ解析[59] では，抗てんかん薬同士のいずれの比較においても 6 ヵ月後，12 ヵ月後の発作抑制に違いはみられなかったが，最も発作抑制が優れていたのは，ラコサミド，ラモトリギン，レベチラセタムであった．また，カルバマゼピンは，ラモトリギン，レベチラセタム，バルプロ酸と比較して脱落率が有意に高かった．赤松[60] は，高齢者てんかんではどの薬物でも発作抑制効果が十分あるので，忍容性が重要であることを指摘し，副作用の少なさからラモトリギン，レベチラセタム，ガバペンチンを第一選択薬として挙げている．

　しかし，認知症のてんかんに対する抗うつ薬の報告は極めて少ない．Belcastro ら[61] は，25 人のアルツハイマー型認知症のてんかん発作に対してレベチラセタムを 1 日量 1,000～1,500 mg 投薬し，72％ の患者の発作が消失したことを報告した．Cumbo ら[62] は，発作があるアルツハイマー型認知症者 95 人をランダムにレベチラセタム群 38 人，フェノバルビタール群 28 人，ラモトリギン群 29 人の 3 群に分け，12 ヵ月間の効果を比較した．さらに抗てんかん薬の認知機能への影響について，てんかんを併存していないアルツハイマー型認知症者 68 人と比較した．その結果，抗てんかん薬 3 群間で効果に違いはみられなかった．レベチラセタムは他の 2 群より有害事象は有意に少なかった．また，レベチラセタムは認知機能を改善し，他の 2 剤と有意な違いがみられた．一方，フェノバルビタールは認知機能が有意に悪化した．気分に関しては，ラモトリギン群に改善がみられた．

　認知症のてんかんに関する抗てんかん薬のエビデンスは十分ではないが，認知症のない高齢者と同様，忍容性の面からレベチラセタムとラモトリギンが第一選択薬として考えられる．

▶ 認知症治療の注意点

1 精神症状（不眠症，うつ，せん妄）

　認知症治療薬であるドネペジル，リバスチグミン，メマンチンの添付文書では，睡眠薬，抗うつ薬，抗精神病薬との併用注意は示されていない．ただし CYP2D6 および CYP3A4 により代謝されるガランタミンは，CYP2D6 阻害作用があるアミトリプチリン，フルボキサミン，パロキセチンとの併用注意となっている．

　不眠症，うつ，せん妄いずれについてもドネペジルの副作用に 0.1～1％ 未満の頻度で記載されている．また，同じく ChE 阻害薬のガランタミンの副作用として不眠症（1～5％ 未満）およびうつ病（頻度不明）が，リバスチグミンでは重大な副作用としてせん妄（頻度不明），副作用として不眠症（1％ 未満）およびうつ病（1％ 未満）が挙げられている．メマンチンは重大な副作用としてせん妄（頻度不明），1％ 未満の頻度で副作用として不眠症がみられる．すなわち，認知症治療薬使用中の認知症者に，不眠症，うつ，せん妄がみられた場合，認知症治療薬との関連についても検討が必要である．関連が考えられた場合，減量，中止，変薬などを検討する．

2 てんかん

　ドネペジルの重大な副作用として，てんかん，痙攣など（0.1～1％ 未満）があるので，てんかん

発作や痙攣が現れた場合には，投与を中止するなど適切な処置を行うことが求められる．また，ドネペジルは CYP3A で代謝されるため，カルバマゼピン，フェニトイン，フェノバルビタールなどの抗てんかん薬との併用は，ドネペジルの代謝を促進し，作用を減弱させる可能性がある．

　ガランタミン，リバスチグミン，メマンチンも，痙攣閾値を低下させ痙攣発作を誘発させるおそれがあるため，てんかんなどの痙攣性疾患またはこれらの既往歴のある患者には慎重投与となっている．

　このように認知症治療薬によってもてんかんを誘発するリスクがあるため，認知症疾患にてんかんが発現した場合，薬物との関連についても検討が必要である．

モデル事例

80 代，女性．高血圧や気管支喘息のため内科に通院していた．数年来物忘れがみられた．腰痛のため近医へ入院後活気がなくなりうつ的となり，次第に夜間不眠で言動がまとまらなくなった．睡眠薬やリスペリドンが投与されたが改善なく，日中は傾眠状態となり食事摂取も不良となった．うつが疑われ，紹介され精神科外来を受診した．

初診時，ぼーっとした表情で傾眠傾向を認めた．ふらつき，易転倒性が目立ち，歩行不能であった．うつ気分などうつ症状は目立たなかった．MMSE 12/30 点と低下し，記憶，見当識障害が著明であり，脳 MRI では前頭葉，側頭葉および海馬の萎縮を認めた．以上からアルツハイマー型認知症とせん妄と診断した．

〈薬歴〉

エチゾラム 0.5 mg	1回1錠	1日3回	毎食後
ロキソプロフェン 60 mg	1回1錠	1日3回	毎食後
アムロジピン 2.5 mg	1回1錠	1日2回	朝夕食後
テオフィリン 100 mg	1回1錠	1日2回	朝夕食後
ロスバスタチン 2.5 mg	1回1錠	1日1回	朝食後
アルファカルシドール 0.25 μg	1回1C	1日1回	朝食後
オメプラゾール 20 mg	1回1錠	1日1回	夕食後
モンテルカスト 10 mg	1回1錠	1日1回	夕食後
リスペリドン内用液 1 mg/mL	1回0.5 mL	1日1回	夕食後
エピナスチン 20 mg	1回1錠	1日1回	寝る前
ゾルピデム 5 mg	1回1錠	1日1回	寝る前
ブロチゾラム 0.25 mg	1回1錠	1日1回	寝る前

せん妄を悪化させる BZ 系薬物ならびに BZ 受容体作動薬であるエチゾラム，ゾルピデム，ブロチゾラムを中止し，せん妄の予防効果が報告されているラメルテオンに変更した．さらに日中の覚醒度を高めるため半減期の長いリスペリドンを中止し，半減期が短いクエチアピンに変更した．さらに，腰痛は目立たないためロキソプロフェンを中止，コレステロール値が正常範囲のためロスバスタチンを中止，眠気を生じうるエピナスチンも中止した．同時に日中の覚醒度を改善する周囲の働きかけをアドバイスした．

〈変更後の処方薬〉

アムロジピン 2.5 mg	1回1錠	1日2回	朝夕食後
テオフィリン 100 mg	1回1錠	1日2回	朝夕食後
アルファカルシドール 0.25 μg	1回1C	1日1回	朝食後
オメプラゾール 20 mg	1回1錠	1日1回	夕食後
モンテルカスト 20 mg	1回1錠	1日1回	夕食後
ラメルテオン 8 mg	1回1錠	1日1回	寝る前
クエチアピン 25 mg	1回1錠	1日1回	寝る前

上記の処方に変更し1週間後には日中の覚醒度が改善し，せん妄も改善して歩行が可能となった．日中の運動量の回復とともに睡眠も回復し，1ヵ月後クエチアピンを中止した．

　うつ症状は目立たず，うつは否定され，むしろ意識水準の低下が考えられたことから，せん妄と診断した．せん妄には興奮が目立つ過活動性せん妄と，活動性が低下する低活動性せん妄がある．高齢者のせん妄は低活動性せん妄の割合が多く，しばしばうつと誤診される．本例も低活動性せん妄と考えられた．

　アルツハイマー型認知症という準備因子に入院という環境の変化が誘発因子となりせん妄が発症したと考えられたが，認知症にせん妄が発症した場合，原疾患の悪化との鑑別が困難な場合が多い．誘発因子があり急性に発症した経過からせん妄の存在を疑った．

　本例は不眠症の治療のため睡眠薬や抗精神病薬が追加され，日中の覚醒度の低下や睡眠覚醒リズムの障害がさらに悪化したと考えられた．そこで増悪要因が疑われた薬物を中止し，日中の覚醒度を高める働きかけを同時に行い，せん妄から回復した．

文献

1) Fetveit A, et al：Sleep duration during the 24-hour day is associated with the severity of dementia in nursing home patients. Int J Geriatr Psychiatry, 21：945-950, 2006.
2) McCurry SM, et al：Sleep dysfunction in Alzheimer's disease and other dementias. Curr Treat Options Neurol, 5：261-272, 2003.
3) Guarnieri B, et al：Prevalence of sleep disturbances in mild cognitive impairment and dementing disorders：a multicenter Italian clinical cross-sectional study on 431 patients. Dement Geriatr Cogn Disord, 33：50-58, 2012.
4) Kabeshita Y, et al：Sleep disturbances are key symptoms of very early stage Alzheimer disease with behavioral and psychological symptoms：a Japan multi-center cross-sectional study (J-BIRD). Int J Geriatr Psychiatry, 32：222-230, 2017.
5) Diodati D, et al：Pathologic evaluation of the supraoptic and paraventricular nuclei in dementia. Can J Neurol Sci, 39：213-219, 2012.
6) Song Y, et al：Dementia and sleep disturbances. Aging Health, 8：65-78, 2012.
7) Wu YH, et al：Decreased MT1 melatonin receptor expression in the suprachiasmatic nucleus in aging and Alzheimer's disease. Neurobiol Aging, 28：1239-1247, 2007.
8) Wong R, et al：Sleep disturbances and dementia risk in older adults：findings from 10 years of national U.S. prospective data. Am J Prev Med, 64：781-787, 2023.
9) 日本神経学会 監：認知症疾患診療ガイドライン2017, 医学書院, 2017.
10) Fujishiro H, et al：Dementia with Lewy bodies：early diagnostic challenges, Psychogeriatrics, 13：128-138, 2013.
11) Shi L, et al：Sleep disturbances increase the risk of dementia：a systematic review and meta-analysis. Sleep Med Rev, 40：4-16, 2018.

12) Sabia S, et al：Association of sleep duration in middle and old age with incidence of dementia. Nat Commun, 12：2289, 2021.

13) Selbaek-Tungevåg S, et al：Insomnia and risk of dementia in a large population-based study with 11-year follow-up：the HUNT study. J Sleep Res, e13820, 2023.

14) Penninkilampi R, et al：A systematic review and meta-analysis of the risk of dementia associated with benzodiazepine use, after controlling for protopathic bias. CNS Drugs, 32：485-497, 2018.

15) Torres-Bondia F, et al：Benzodiazepine and Z-drug use and the risk of developing dementia. Int J Neuropsychopharmacol, 25：261-268, 2022.

16) Migliorelli R, et al：Prevalence and correlates of dysthymia and major depression among patients with Alzheimer's disease. Am J Psychiatry, 152：37-44, 1994.

17) Verkaik R, et al：The relationship between severity of Alzheimer's disease and prevalence of comorbid depressive symptoms and depression：a systematic review. Int J Geriatr Psychiatry, 22：1063-1086, 2007.

18) Chemerinski E, et al：The specificity of depressive symptoms in patients with Alzheimer's disease. Am J Psychiatry, 158：68-72, 2001.

19) Mizukami K, et al：Therapeutic effects of the selective serotonin noradrenaline reuptake inhibitor milnacipran on depressive symptoms in patients with Alzheimer's disease. Prog Neuropsychopharmacol Biol Psychiatry, 33：349-352, 2009.

20) McKeith IG, et al：Diagnosis and management of dementia with Lewy bodies：fourth consensus report of the DLB Consortium. Neurology, 89：88-100, 2017.

21) Borroni B, et al：Behavioral and psychological symptoms in dementia with Lewy-bodies (DLB)：frequency and relationship with disease severity and motor impairment. Arch Gerontol Geriatr, 46：101-106, 2008.

22) Ballard C, et al：A positive association between 5HT re-uptake binding sites and depression in dementia with Lewy bodies. J Affect Disord, 69：219-223, 2002.

23) Samuels SC, et al：Depression in autopsy-confirmed dementia with Lewy bodies and Alzheimer's disease. Mt Sinai J Med, 71：55-62, 2004.

24) Takahashi S, et al：Depression associated with dementia with Lewy bodies (DLB) and the effect of somatotherapy. Psychogeriatrics, 9：56-61, 2009.

25) Mori S, et al：Efficacy and safety of donepezil in patients with dementia with Lewy bodies：preliminary findings from an open-label study. Psychiatry Clin Neurosci, 60：190-195, 2006.

26) 高橋 晶ほか：レビー小体型認知症 (DLB) の前駆症状, 初期症状. 老年精神医学雑誌, 22 (増刊1)：60-64, 2011.

27) Addesi D, et al：Prevalence of delirium in a population of elderly outpatients with dementia：a retrospective study. J Alzheimers Dis, 61：251-257, 2018.

28) de Lange E, et al：Prevalence, presentation and prognosis of delirium in older people in the population, at home and in long term care：a review. Int J Geriatr Psychiatry, 28：127-134, 2013.

29) Fick DM, et al：Delirium superimposed on dementia：a systematic review. J Am Geriatr Soc, 50：1723-1732, 2002.

30) Hasegawa N, et al：Prevalence of delirium among outpatients with dementia. Int Psychogeriatr, 25：1877-1883, 2013.

31) 中島健二ほか編：認知症ハンドブック 第2版, p157, 医学書院, 2020.

32) Vardy E, et al：History of a suspected delirium is more common in dementia with Lewy bodies than Alzheimer's disease：a retrospective study. Int J Geriatr Psychiatry, 29：178-181, 2014.

33) Tanaka A, et al：Prevalence of adult epilepsy in a general Japanese population：the Hisayama study. Epilepsia Open, 4：182-186, 2019.

34) 赤松直樹：認知症とてんかん. 日内会誌, 109：1533-1538, 2020.

35) Blank LJ, et al：Neurodegenerative disease is associated with increased incidence of epilepsy：a population based study of older adults. Age Ageing, 50：205-212, 2021.

36) Keezer MR, et al：Comorbidities of epilepsy：current concepts and future perspectives. Lancet Neurol, 15：106-115, 2016.

37) Tang T, et al：Meta-analysis of the risk of dementia in elderly patients with late-onset epilepsy. Clin Neurol Neurosurg, 223：107499, 2022.

38) Lezaic N, et al：Epilepsy in the elderly：unique challenges in an increasingly prevalent population. Epilepsy Behav, 102：106724, 2020.

39) 日本老年医学会, 日本医療研究開発機構研究費・高齢者の薬物治療の安全性に関する研究研究班 編：精神疾患. 高齢者の安全な薬物療法ガイドライン 2015, pp.40-51, 2015.

40) 2019 American Geriatrics Society Beers Criteria® Update Expert Panel：American Geriatrics Society 2019 Updated AGS Beers Criteria® for Potentially Inappropriate Medication Use in Older Adults. J Am Geriatr

Soc, 67：674-694, 2019.

41) Ellul J, et al：The effects of commonly prescribed drugs in patients with Alzheimer's disease on the rate of deterioration. J Neurol Neurosurg Psychiatry, 78：233-239, 2007.

42) Billioti de Gage S, et al：Is there really a link between benzodiazepine use and the risk of dementia？ Expert Opin Drug Saf, 14：733-747, 2015.

43) McCleery J, et al：Pharmacotherapies for sleep disturbances in dementia. Cochrane Database Syst Rev, 11：CD009178, 2016.

44) Herring WJ, et al：Polysomnographic assessment of suvorexant in patients with probable Alzheimer's disease dementia and insomnia：a randomized trial. Alzheimers Dement, 16：541-551, 2020.

45) Tamiya H, et al：Hypnotics and the occurrence of bone fractures in hospitalized dementia patients：a matched case-control study using a national inpatient database. PLoS One, 10：e0129366, 2015.

46) Terasawa K, et al：Choto-san in the treatment of vascular dementia：a double-blind, placebo-controlled study. Phytomedicine, 4：15-22, 1997.

47) Sun Y, et al：Comparative efficacy of 11 non-pharmacological interventions on depression, anxiety, quality of life, and caregiver burden for informal caregivers of people with dementia：a systematic review and network meta-analysis. Int J Nurs Stud, 129：104204, 2022.

48) Kouloutbani K, et al：Physical exercise as a nonpharmacological intervention for the treatment of neuropsychiatric symptoms in persons with dementia：a meta-analysis of randomized controlled trials. Alzheimer Dis Assoc Disord, 37：73-81, 2023.

49) Thompson S, et al：Efficacy and safety of antidepressants for treatment of depression in Alzheimer's disease：a metaanalysis. Can J Psychiatry, 52：248-255, 2007.

50) Sepehry AA, et al：Effect of selective serotonin reuptake inhibitors in Alzheimer's disease with comorbid depression：a meta-analysis of depression and cognitive outcomes. Drugs Aging, 29：793-806, 2012.

51) Feldman H, et al：A 24-week, randomized, double-blind study of donepezil in moderate to severe Alzheimer's disease. Neurology, 57：613-620, 2001.

52) Mori E, et al；Donepezil-DLB Study Investigators：Donepezil for dementia with Lewy bodies：a randomized, placebo-controlled trial. Ann Neurol, 72：41-52, 2012.

53) 厚生労働省：多剤服用時に注意する有害事象と診断, 処方見直しのきっかけ. 高齢者の医薬品適正使用の指針 総論編, p.10, 2018.

54) Hatta K, et al：Preventive effects of ramelteon on delirium：a randomized placebo-controlled trial. JAMA Psychiatry, 71：397-403, 2014.

55) Xu S, et al：Suvorexant for the prevention of delirium：a meta-analysis. Medicine (Baltimore), 99：e21043, 2020.

56) Tian Y, et al：Suvorexant with or without ramelteon to prevent delirium：a systematic review and meta-analysis. Psychogeriatrics, 22：259-268, 2022.

57) Lezaic N, et al：Epilepsy in the elderly：unique challenges in an increasingly prevalent population. Epilepsy Behav, 102：106724, 2020.

58) Werhahn KJ, et al：A randomized, double-blind comparison of antiepileptic drug treatment in the elderly with new-onset focal epilepsy. Epilepsia, 56：450-459, 2015.

59) Lattanzi S, et al：Antiepileptic drug monotherapy for epilepsy in the elderly：a systematic review and network meta-analysis. Epilepsia, 60：2245-2254, 2019.

60) 赤松直樹：高齢者てんかんの診断と治療. 日本老年医学会雑誌, 58：529-532, 2021.

61) Belcastro V, et al：Levetiracetam monotherapy in Alzheimer patients with late-onset seizures：a prospective observational study. Eur J Neurol, 14：1176-1178, 2007.

62) Cumbo E, et al：Levetiracetam, lamotrigine, and phenobarbital in patients with epileptic seizures and Alzheimer's disease. Epilepsy Behav, 17：461-466, 2010.

2

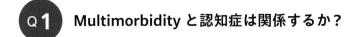

3　Multimorbidity

Q1　Multimorbidity と認知症は関係するか？

A
- Multimorbidity およびその重症化は認知症と双方向に関連することが示唆されている.
- 認知機能障害を有する高齢者において Multimorbidity は救急受診，入院，施設入所のリスクを高めることが示唆されている.

Q2　認知症に Multimorbidity が併存する場合，Multimorbidity の治療で注意すべき点は何か？

A
- Multimorbidity と関連するポリファーマシーによる抗コリン作用などの有害事象リスクに注意する.

Q3　認知症に Multimorbidity が併存する場合，認知症の治療（薬物療法・非薬物療法）で注意すべき点は何か？

A
- Multimorbidity が併存する場合の認知症治療の有効性や安全性は十分に確立していない.
- Multimorbidity 患者では，複数の疾患への配慮が必要であり，定期的な高齢者総合機能評価（CGA）により認知症治療継続の可否を決定することが推奨される.

解説

▶ Multimorbidity の臨床的意義

　Multimorbidity の定義については客観的な診断基準が存在する訳ではないが，高齢者において複数の疾患を同時に有する状態と定義される．Multimorbidity は特定の疾患群を有する状態ではないが一定の傾向が示唆されており，その病態の予後やイベント発生リスクとの関連性を検討する上で類型化する試みがなされてきた．類型化の内容については報告によりまちまちであるが，その内容について疾患を基礎にしたもの（Medical）と高齢者に多い老年症候に基づいたもの（Geriatric）に大別した場合，後者の方が Quality of Care（受療する医療や介護の質）に与える影響が大きいと考えられている[1]．認知機能障害を有する高齢者に併存する病態間の関連性の解析に基づいてパターン1（関節炎，気管支喘息，呼吸器疾患，うつ），パターン2（肥満，糖尿病，高血圧，脂質異常症），パターン3（心不全，虚血性心疾患，脳梗塞，腎臓病）に分類できるという報告がある[2]．施設療養に移行するリスクの観点から6つのタイプ（非特異的，筋骨格系-呼吸器系-消化器系，感

覚器系-がん，代謝系-睡眠障害，心血管系-貧血-認知症，精神神経系）に分類した 2,571 人の在宅高齢者の 6 年間の前向き研究の結果，心血管系-貧血-認知症が併存する群において適切な医療や家庭内介護が受けられない場合の施設療養リスクが有意に高いという報告がある[3]．一方，924 人の入院高齢者（単一施設）における検討では，心血管系，入院による機能依存型，転倒，筋骨格系の 4 つの類型に分類され，そのうち機能依存型は多くの老年症候群との関連性を認め，早期の機能低下リスクの発見による予後改善の重要性が指摘されている[4]．

▶ Multimorbidity と認知症の関連性

Multimorbidity の有病率と認知症との関連性については，大規模データをもとにした報告がある．健康保険支払い基金のデータベースにおいて認知症の有無別で併存疾患の数を比較したところ，認知症を有する場合の併存疾患の内容は認知症を有しない群とは明らかに異なり，その差異は男性においてより顕著であった[5]．また認知症群においては多くの併存疾患が未治療あるいは診断されていない可能性が示唆されている．35〜55 歳の 10,095 人の 30 年間にわたる縦断研究の結果によると，2 疾患以上の罹患を Multimorbidity と定義した場合，55 歳時における Multimorbidity はその後の認知症の発症と有意に関連が観察されており（ハザード比（HR）：2.44 [95％CI：1.82 to 3.26]），その関連は Multimorbidity の罹患期間が長いほど強いことがわかっている[6]．同様の Multimorbidity の定義による英国における 245,483 人の Biobank 登録者の 9 年間の追跡データによると，登録時の Multimorbidity はその後のすべての認知症および血管性認知症の発症と有意に関連しており，その関連性は併存疾患の増加により高まるという結果を得ている．また併存疾患が 4 疾患以上ある場合，アルツハイマー型認知症の発症と有意に関連性が認められた．併存疾患群別では，心脳血管/呼吸器/代謝/筋骨格/抑うつを併存する場合の発症リスクはすべての認知症（HR：1.46 [95％CI：1.28 to 1.67]），アルツハイマー型認知症（HR：1.28 [95％CI：1.04 to 1.58]），血管性認知症（HR：2.50 [95％CI：1.90 to 3.27]）であった．腫瘍/泌尿生殖器/消化器が併存した場合，すべての認知症，血管性認知症における発症リスクの有意な増加（すべての認知症：11％，血管性認知症：73％）が観察された．これらの結果から，Multimorbidity における血管障害のリスクが脳内の血管病理に反映された結果，認知症の発症リスクを高めていることが示唆される[7]．Multimorbidity と認知症の関連においては遺伝的な要因の関与も示唆されている．同じく英国の Biobank 登録者の 60 歳時に認知症に罹患していない 206,960 人の 15 年間の追跡データによると，Multimorbidity の疾患群別では高血圧/糖尿病/冠血管疾患群において最も認知症発症リスクが高かったが（HR：2.20 [95％CI：1.98 to 2.46]），ほぼすべての疾患群において認知症発症リスクは有意に高く，その相対リスクは認知症発症の遺伝的な発症要因である ApoEε4 キャリアにおいてむしろ低い傾向が観察されている．これはベースラインでの発症リスクがキャリアにおいてすでに有意に高いことで説明されると考えられるが，Multimorbidity に対する治療的介入によるリスク軽減を考える場合は，遺伝的要因を可能な限り排除する必要性を示唆する[8]．一方で，同じく英国の Biobank を用いた別の 471,485 人の 15 年間の前向き研究においては，63 の疾患群のうち 33 疾患が独立した認知症の発症因子であることが示されると同時に，Multimorbid であればあるほど発症リスクが高くなることが確認されている．Multimorbidity が 65 歳未満の若年発症の認知症リスクと関連しているのに対して，ApoEε4 であることは 65 歳以上の老年期発症の認知症リスクとの関連

が報告されている[9]. Multimorbidity の進展と認知症発症リスクを検討した 5,923 人の平均 8 年間の前向き観察研究によると，観察期間中に新たに併存疾患をまったく発症しなかった群と比較して，Multimorbidity が急速に進行した群では平均 32% [95%CI：3 to 69] 認知症発症リスクの増加が観察されており，新たな併存疾患の発症予防が認知症発症リスク軽減に重要である可能性を示唆している[10]. 観察開始時に認知機能低下のない 60 歳以上の 2,577 人を対象にした 12 年間の前向き研究によると，心代謝系の併存疾患（2 型糖尿病，心臓病，脳梗塞）は認知機能低下（HR：1.73 [95%CI：1.23 to 2.44]），認知症発症（HR：1.86 [95%CI：1.17 to 2.97]）と有意に関連を認め，心代謝系の併存疾患が認知機能低下および認知症の発症をそれぞれ 2.3 年，1.8 年ずつ早めている可能性を示唆している[11]. また 60 歳以上の認知機能低下のない双子を対象にした 18 年間の前向き観察研究によると，二卵性の双子の場合は心代謝系の併存疾患の有無は認知症発症リスクと有意に関連しているのに対して，一卵性の場合そのような関連は観察されなかったため，関連性の背景に併存疾患と認知症に共通する何らかの遺伝的素因があることが推察された[12]. 神経画像上のバイオマーカーと Multimorbidity との関連性を検討した横断研究によると，複数の併存疾患の増加は年齢，性別，ApoEε4 の有無で調整した場合，MRI 上の海馬容積の低下，FDG-PET の標準集積値の低下と関連を認めたが，脳内のアミロイド沈着との関連性は認められなかった[13].

▶ Multimorbidity が併存する認知機能障害のイベント予後

認知機能障害あるいは認知症を有する高齢者のイベント発生における Multimorbidity の関連についても報告がある. 認知機能障害を有する在宅高齢者の入院など特段の継続治療を必要としない救急外来受診をアウトカムにした研究によると，抑うつ，骨関節炎あるいはリウマチが併存する Multimorbidity 高齢者は有意に頻度が高いという報告がある[14]. 入院をアウトカムにした認知症を有する地域在住者を対象にした 34 の研究のメタ解析によると，6 つの研究において Multimorbidity が入院事象と有意に関連していることを証明している[15]. 訪問診療を受けている 30,112 人の高齢者を対象にした後ろ向き研究においても Multimorbidity は救急外来受診および緊急入院との有意な関連が観察されている[16]. 施設入所をアウトカムにした 18 年間の前向き観察研究によると，考えうる要因，交絡因子で調整後も 5 疾患以上の Multimorbidity は終生の施設入所との有意な関連性が観察されている[17].

▶ Multimorbidity の管理における認知機能障害の関与

Multimorbidity の管理はその後の認知機能予後に有意な影響を及ぼすことが確認されている. Baltimore Longitudinal Study of Aging（BLSA）における認知機能障害のない高齢者の 3 年間の追跡結果によると，Multimorbidity の増加は認知機能項目のうち言語流暢性と実行機能の低下と有意に関連することが報告されている[18]. 認知症を含む Multimorbidity の進展予防という観点からの高血圧の影響について，55 歳以上（平均 73.8 歳）の中央値 9 年間の追跡によれば，収縮期血圧をおおむね 140 mmHg にコントロールした場合，コントロール不良群と比較して有意に Multimorbidity の進展が予防できるという報告がある[19]. スタチンは cost-effectiveness という観点から幅広く使用されるが，Multimorbid な高齢者にとってその効果は両義的で必ずしも一致した結論を得ていない[20]. スタチンの認知症の予防効果についても同様であり，60 歳以上の 6 年間の追跡データによっ

てもスタチン使用は Multimorbidity の有無に関わらず認知症の発症予防に有効であるという結果は得られなかった[21]．認知症高齢者を対象とした5つの研究のメタ解析においてもスタチンの認知症予防効果においては確証を得られていない[22]．

Multimorbidity と認知機能障害，投薬内容との関連性

認知症と診断された高齢者と Multimorbidity の関連は前述した通りであるが，認知症および併存疾患の治療における特に注意を要する処方，いわゆる Potentially Inappropriate Medications (PIMs) の処方リスクについては十分な注意が喚起されるべきであろう．過去の12の文献のレビューによると，認知症高齢者における PIMs 処方リスクと有意に関連するのは Multimorbidity であることが示されている[23]．併存疾患の有無に関係なく認知症は PIMs 処方リスクを高めるが，高齢者の退院時のデータに紐付けされたプライマリケアでの記録をレトロスペクティブに検証したところ，最もよく処方される PIMs 該当薬物は抗コリン作用を有する薬物あるいは同効薬物の重複処方であるとの報告がある[24]．抗コリン作用による負荷を定量化するスコア[25]を用いた認知機能障害を有するか認知症の高齢者 13,627 人の後ろ向き検討によると，抗コリン作用負荷の大きい処方薬群のクラスターは心血管系薬物群，抗うつ薬群，過活動膀胱治療薬群などであった[26]．同様の患者群 10,698 人において抗コリン作用負荷の影響について転倒をアウトカムに検討した後ろ向き研究では，同じコリン作用負荷であったとしても，薬物の組み合わせによって転倒リスクが異なることが示されている[27]．では実際に臨床上問題となる抗コリン作用を有する薬物を Multimorbidity の認知症高齢者において減らすことが可能なのか，システマティックレビューによると，ほとんどの研究において薬剤師が個人としてあるいはチームの一員として処方介入を行っており，その主な内容は個別の処方内容のレビューと処方医へのフィードバックであった．4つのランダム化比較試験（RCT）のうち半数，すべての non-RCT において介入後の抗コリン負荷を減らすことに成功しているが，cost-effectiveness に関する検証が今後の課題であると指摘されている[28]．認知症高齢者における多剤併用による PIMs 処方リスクが指摘される一方で，過少診療による潜在的なリスクを指摘する報告もあり，処方の適正化の判断においては慎重を要する[29]．

Multimorbidity の管理方針

高齢者における Multimorbidity の管理について54のシステマティックレビューを総括した結果によると，ケアチームの専門職の構成よりもサービスをいかに一体化して提供できるかの方がより重要であること，そのためには，①介入の目標を明確にすること，②理論に基づく自己管理，患者教育，ケアの過程および道筋の定期的な検証プロセスが重要であると結論づけている[30]．

Multimorbidity における認知症診療

Multimorbidity とは主に複数の慢性疾患が併存している状態を指し，高齢期に非常に多くみられる[31]．この中には，2型糖尿病に追随して糖尿病性網膜症や慢性腎臓病を発症して Multimorbidity になるような場合と，2型糖尿病に慢性閉塞性肺疾患や変形性膝関節症を併発するなど複数の主疾患が共存する Multimorbidity などの両者を含む．慢性疾患は加齢に伴い蓄積していくため，高齢期にいかに効果的な治療を行うかを検討する際に複雑な病状を取り扱わねばならなくなる．

Multimorbidity の治療には多剤服用が必要となるため，ポリファーマシーに伴う薬物有害事象や服薬アドヒアランスの低下にも配慮が必要となる．英国の介護施設では1990年代前期と比較し，2010年前後では5種類以上の薬物を服用している入所者の比率が4倍に増加したとの報告もあり[32]，時代とともに Multimorbidity かつポリファーマシーの高齢者が増加している可能性も示唆される．

Multimorbidity の認知症高齢者を対象とした認知症治療に関するエビデンスは極めて少ない．実際に，Multimorbidity や認知症を含み治療に際し予後を評価した原著論文を検索した結果，その数は皆無であり，特に Multimorbidity ゆえの認知症の非薬物療法の有効性等については記述さえほとんどなかった．レビュー論文では薬物療法に際し専門的見地から推奨されている手法として，全疾患の病状のみならず推定される平均余命，臓器障害の程度，機能低下の有無，ポリファーマシーに伴う薬物有害事象，服薬アドヒアランスの低下など，あらゆる問題点について CGA を用いて定期的に確認していくこととしている[33]．

認知症高齢者の外来ケアに携わる医療者21人に対するインタビュー調査から，認知症を含む Multimorbidity の薬物療法の問題点として，①適正な薬物処方の難しさ，②適正処方を行うための支援，さらに③患者や介護者と薬物に関するディスカッションの開始法，などを挙げている[34]．具体的には，①としては認知症高齢者に対する臨床試験の欠如，個々の認知症高齢者における薬効の評価法，処方にあたっては介護者に配慮する必要性など，さまざまな問題点を提起している．②では疾患診療ガイドラインにおける認知症高齢者に関する記載が困難であること，多職種協働を実践するための下地が整っていないことなどが挙げられる．最後に③では，認知症高齢者やその介護者に説明するにあたり，余命が限られていることを理由に薬物をやめると話すか，QOL の改善のために薬物の中止が妥当であると話すか，あるいは単に余命について話すことなく短期的な薬物使用リスクを話すか，など説明のアプローチが個々に異なり，またその説明の内容も抽象的（例：「この薬は認知機能を少し低下させる可能性があります」）になることが挙げられる．この研究では非認知症者であれば使用している薬物をいかに中止すべきか，についてフォーカスしており，認知症自体の治療法に関してはあまり触れていない．認知症治療薬についても効果や安全性などに配慮する必要性が示唆される．

最後に，Multimorbidity の高齢患者における抗コリン作用を有する薬物の減薬介入に関するシステマティックレビューを紹介する．減薬介入による抗コリン負荷の有無について2010年から2019年の間に発表された論文を網羅的にみたところ，8本の論文のいずれもエンドポイントの改善の有無については評価されておらず，減薬の達成度のみをエンドポイントとしているものが多かった[28]．特に減薬により抗コリン負荷も下がっており，薬剤師の関与があると有用とされた．抗コリン負荷は認知症を悪化させるため，Multimorbidity を有する認知症高齢者においては抗コリン負荷の軽減が有用であることが示唆された．

モデル事例

84歳，女性．独居で高血圧，糖尿病，狭心症，心房細動，骨粗鬆症，膝関節症，白内障にて内科および整形外科，眼科に通院し内服加療や点眼治療を受けていた．内科では1ヵ月おき

に受診をしていた後に通院が中断となっていた. 4ヵ月後に近隣に住む友人と共に内科に来院となったが, 物忘れがひどくなり, 自宅が散らかり, 食事もまともに食べていない様子であったという. 実際に8ヵ月前の健康診断では身長 150 cm, 体重 48 kg (BMI 21.3 kg/cm^2) であったが, 現在は 42 kg まで体重が減少していた (BMI 18.7 kg/cm^2). 血圧値は162/92 mmHg と上昇を認めた. 認知症を疑い, 改訂長谷川式簡易知能評価スケール (HDS-R) および Mini Mental State Examination (MMSE) を評価したところ, それぞれ 19 点, 17 点で特に記銘力障害および時間の見当識障害が顕著であり, アルツハイマー型認知症が強く疑われた. 介護サービスが必要であることを本人や友人と確認し, 親類を通じて介護保険の申請を行ってもらうこととした. 内科の主治医はただちに血圧測定・採血・心電図を実施し, 各疾患の病状を把握することと同時に, 認知症の診断を行うために近隣の認知症疾患医療センターを受診するよう紹介状を作成し, これも友人を通じ親類と共に整形外科や眼科へ受診するよう依頼した. また, これまでの服用薬剤は下記の通りであった. 服用回数が多く, 服薬管理ができないことを確認の上, 訪問看護師や訪問薬剤師の導入を予定した.

ミグリトール 50 mg	1回1錠	1日3回	毎食前
シタグリプチン 50 mg	1回1錠	1日1回	朝食後
バルサルタン 80 mg	1回1錠	1日1回	朝食後
アスピリン 100 mg	1回1錠	1日1回	朝食後
アムロジピン 5 mg	1回1錠	1日1回	夕食後
アトルバスタチン 5 mg	1回1錠	1日1回	夕食後
アピキサバン 2.5 mg	1回1錠	1日2回	朝夕食後
アセトアミノフェン 300 mg	1回1錠	1日3回	毎食後
アレンドロン酸 35 mg	1回1錠	1日1回	起床時 (週1回)
ロキソプロフェンテープ 100 mg	1日1枚貼付		
ピレノキシン点眼液 0.005%	1日4回点眼		

　本症例は, 独居高齢者において認知症が顕在化し, 友人に確認されるまでの間, 通院や服薬だけでなく日常生活が困難となっていた症例である. もともと複数の病状に対し複数の医療機関に通っていたこともあり, 認知症に伴う複数の病状の悪化のリスクがあった. 認知症を発症していく過程でしばしば疾患のコントロールが悪化することがあり, 病状や服薬の管理に際して介護者の支援なしでは安定化させることが困難になる.

　高齢者は高血圧や糖尿病, 骨粗鬆症など複数の慢性疾患が蓄積していくために本症例にみられるような多疾患が併存する状態, いわゆる Multimorbidity という状態になりやすい. Multimorbidity の高齢患者は複数の症状が出る可能性が高く, 病状の安定化のみならず症状の緩和をも考えると, ポリファーマシーの状態になりやすい. ポリファーマシーは多剤服用の中でも薬物に関連した問題点, いわゆる薬物有害事象が認められる, あるいは薬物有害事象が起きやすい状態を指すとされ, 特に Multimorbidity では臓器障害が併存することから高齢者では重篤な薬物有害事象を引き起こす危険性がある. 高齢患者では老年症候群, 例えば便秘や不眠, 疼痛など, 高齢者に多く認められると同時に複数の薬物療法を必要とする症状も併存しやすく[33], ポリファーマシーの状態を避ける

ことは大変困難である．本症例では病状の再確認から開始すべきであるが，継続的に診るためには家庭血圧測定や血糖自己測定（インスリン製剤などの使用者に限る），服薬確認などが必要になり訪問看護師や訪問薬剤師との連携が必要となるであろう．訪問看護師や訪問薬剤師は健康保険だけでなく介護保険での利用も可能であり，介護保険の申請も介護サービスの導入も踏まえ必須である．

　本症例では，さらに認知機能低下が認められたことにより，服薬や定期通院を含め手段的日常生活動作（IADL）の低下がみられる．また，体重減少は調理や食材調達などができなくなったことが要因と考えられる．内科に受診となったが，内科のみならず既存の病状の評価と継続的な服薬治療ができる環境を目標とする必要があるが，認知症疾患の精査も必要である．通院ができるよう介護者を確保し，さらに服薬も可能な限り簡便にできるよう，必要性の低い薬物は中止してみることとし，服用時間や服用回数が簡便になるような処方に変更することとなった．

文 献

1) Min L, et al：Contrasting effects of geriatric versus general medical multimorbidity on quality of ambulatory care. J Am Geriatr Soc, 62：1714-1721, 2014.

2) Ramos-Vera C, et al：Identifying latent comorbidity patterns in adults with perceived cognitive impairment：network findings from the behavioral risk factor surveillance system. Front Public Health, 10：981944, 2022.

3) Marengoni A, et al：Multimorbidity patterns and 6-year risk of institutionalization in older persons：the role of social formal and informal care. J Am Med Dir Assoc, 22：2184-2189.e1, 2021.

4) Clerencia-Sierra M, et al：Multimorbidity patterns in hospitalized older patients：associations among chronic diseases and geriatric syndromes. PLoS One, 10：e0132909, 2015.

5) Bauer K, et al：A claims data-based comparison of comorbidity in individuals with and without dementia. BMC Geriatr, 14：10, 2014.

6) Ben Hassen C, et al：Association between age at onset of multimorbidity and incidence of dementia：30 year follow-up in Whitehall II prospective cohort study. BMJ, 376：e068005, 2022.

7) Hu HY, et al：Association between multimorbidity status and incident dementia：a prospective cohort study of 245,483 participants. Transl Psychiatry, 12：505, 2022.

8) Calvin CM, et al：Association of multimorbidity, disease clusters, and modification by genetic factors with risk of dementia. JAMA Netw Open, 5：e2232124, 2022.

9) Shang X, et al：Association of a wide range of chronic diseases and apolipoprotein E4 genotype with subsequent risk of dementia in community-dwelling adults：a retrospective cohort study. EClinicalMedicine, 45：101335, 2022.

10) Chen H, et al：Multimorbidity burden and developmental trajectory in relation to later-life dementia：a prospective study. Alzheimers Dement, 19：2024-2033, 2023.

11) Dove A, et al：Cardiometabolic multimorbidity accelerates cognitive decline and dementia progression. Alzheimers Dement, 19：821-830, 2023.

12) Dove A, et al：Cardiometabolic multimorbidity and incident dementia：the Swedish twin registry. Eur Heart J, 44：573-582, 2023.

13) Mendes A, et al：INSIGHT-PreAD study group：Multimorbidity is associated with preclinical Alzheimer's disease neuroimaging biomarkers. Dement Geriatr Cogn Disord, 45：272-281, 2018.

14) MacNeil-Vroomen JL, et al：Comorbid conditions and emergency department treat and release utilization in multimorbid persons with cognitive impairment. Am J Emerg Med, 38：127-131, 2020.

15) Shepherd H, et al：Hospitalisation rates and predictors in people with dementia：a systematic review and meta-analysis. BMC Med, 17：130, 2019.

16) Mondor L, et al：Multimorbidity and healthcare utilization among home care clients with dementia in Ontario, Canada：a retrospective analysis of a population-based cohort. PLoS Med, 14：e1002249, 2017.

17) Viljanen A, et al：Chronic conditions and multimorbidity associated with institutionalization among Finnish community-dwelling older people：an 18-year population-based follow-up study. Eur Geriatr Med, 12：1275-1284, 2021.

18) Fabbri E, et al：Association between accelerated multimorbidity and age-related cognitive decline in older Baltimore Longitudinal Study of Aging participants without dementia. J Am Geriatr Soc, 64：965-972,

2016.

19) Bowling CB, et al : Association of sustained blood pressure control with multimorbidity progression among older adults. J Am Geriatr Soc, 68 : 2059-2066, 2020.

20) Desai CS, et al : Non-cardiovascular effects associated with statins. BMJ, 349 : g3743, 2014.

21) Gnjidic D, et al : Statin therapy and dementia in older adults : role of disease severity and multimorbidity. J Am Geriatr Soc, 64 : 223-224, 2016.

22) Davis KAS, et al : Benefits and harms of statins in people with dementia : a systematic review and meta-analysis. J Am Geriatr Soc, 68 : 650-658, 2020.

23) Delgado J, et al : Potentially inappropriate prescribing in dementia : a state-of-the-art review since 2007. BMJ Open, 10 : e029172, 2020.

24) Delgado J, et al : Potentially inappropriate prescribing in dementia, multi-morbidity and incidence of adverse health outcomes. Age Ageing, 50 : 457-464, 2021.

25) Campbell N, et al : The cognitive impact of anticholinergics : a clinical review. Clin Interv Aging, 4 : 225-233, 2009.

26) Green AR, et al : Medication profiles of patients with cognitive impairment and high anticholinergic burden. Drugs Aging, 35 : 223-232, 2018.

27) Green AR, et al : Drugs contributing to anticholinergic burden and risk of fall or fall-related injury among older adults with mild cognitive impairment, dementia and multiple chronic conditions : a retrospective cohort study. Drugs Aging, 36 : 289-297, 2019.

28) Nakham A, et al : Interventions to reduce anticholinergic burden in adults aged 65 and older : a systematic review. J Am Med Dir Assoc, 21 : 172-180.e5, 2020.

29) Lombardi F, et al : Underprescription of medications in older adults : causes, consequences and solutions – a narrative review. Eur Geriatr Med, 12 : 453-462, 2021.

30) Frost R, et al ; PriDem Study project team : What works in managing complex conditions in older people in primary and community care ? A state-of-the-art review. Health Soc Care Community, 28 : 1915-1927, 2020.

31) Barnett K, et al : Epidemiology of multimorbidity and implications for health care, research, and medical education : a cross-sectional study. Lancet, 380 : 37-43, 2012.

32) Gao L, et al : Medication usage change in older people (65＋) in England over 20 years : findings from CFAS I and CFAS II. Age Ageing, 47 : 220-225, 2018.

33) Kojima T, et al : Geriatric management of older patients with multimorbidity. Geriatr Gerontol Int, 20 : 1105-1111, 2020.

34) Green AR, et al : Clinicians' perspectives on barriers and enablers of optimal prescribing in patients with dementia and coexisting conditions. J Am Board Fam Med, 32 : 383-391, 2019.

3

4 高血圧

Q1 高血圧と認知症は関係するか？

A
- 中年期の高血圧は認知症のリスク因子である．
- 高齢期の高血圧が認知症のリスク因子かについては結論が得られていない．
- 認知症が進行すると経年的に血圧が低下していくことがある．

Q2 認知症に高血圧が併存する場合，高血圧の治療で注意すべき点は何か？

A
- 認知症併存高血圧患者への降圧薬治療の予後改善効果のエビデンスは乏しいことに留意し，必要に応じて減薬・中止を検討する．
- 起立性低血圧を伴う場合が増えるため，降圧療法による転倒・骨折リスクに注意する．
- 減塩は推奨されるが，過度な減塩で食欲低下を招かないように注意が必要である．
- 運動は推奨されるが，転倒・骨折リスクに留意して運動指導を行う．

Q3 認知症に高血圧が併存する場合，認知症の治療（薬物療法・非薬物療法）で注意すべき点は何か？

A
- コリンエステラーゼ（ChE）阻害薬とメマンチンでは徐脈（徐脈性不整脈）が発現しうる．
- 漢方薬（抑肝散など甘草含有製剤）では偽性アルドステロン症（低カリウム血症，血圧上昇）に注意が必要である．
- セロトニン・ノルアドレナリン再取り込み阻害薬（SNRI），抗精神病薬では起立性低血圧に注意する．

解説

▶ 非高齢期の高血圧と認知症の関連

　高血圧と認知症の関連は年齢や高血圧の罹病期間，高血圧の治療の有無など多くの因子により影響され複雑である．これまでの観察研究からおおむね明らかであることは，中年期における未治療高血圧が将来の認知症のリスク因子となることである．中年期の高血圧が高齢期の認知機能低下のリスク因子になる可能性に関してはこれまで多数の観察研究で証明されている[1]．フィンランドの研究では，中年期（平均年齢50歳）の認知症を有さない住民を平均71歳時に再調査したところ，

認知症を発症していた集団では中年期の収縮期血圧が有意に高かったが，再調査時の血圧は非発症群と同等であったという研究結果がある[2]．日系人男性を対象としたホノルル・アジア研究では，中年期（初回調査時）での収縮期血圧が160 mmHgを超える群では，26年後の再調査時（平均78歳）の認知機能低下リスクが2倍以上であったが，再調査時の高血圧は認知機能低下リスクにならず，収縮期血圧110 mmHg未満の低血圧が認知機能低下と関連していた[3]．同研究において中年期の高血圧は，治療されていない場合は高齢期のアルツハイマー型認知症（疑い）や血管性認知症のリスクとなったが，治療されていた場合はリスクとならないことが報告されている[4]．また，平均25歳時の高血圧が25年後の認知機能低下に関連することが報告されており，非高齢期における長期間の高血圧曝露が早期の段階から認知機能低下に関連することが示唆されている[5]．ランセット委員会の報告では，認知症の修正可能なリスク因子は全体の35％であり，中年期の高血圧は2％寄与することが示されている[6,7]．これは中年期（45〜65歳）の高血圧が認知症発症をオッズ比1.6 [95％CI：1.16 to 2.24]で増加するというメタ解析の結果に基づいている[6]．

　中年期の高血圧がリスク因子となる認知症の原因疾患については結論が得られていない．高血圧は脳血管の構造的，機能的異常をきたし，血管性認知症の重要なリスク因子であることは理解しやすく疫学的にも証明されている．一方，アルツハイマー型認知症と高血圧の関連に関してはそれを支持する研究[8,9]と支持しない研究があり[10]，一定の結論は得られていない．福岡県久山町で行われた後者の研究では，中年期と高齢期いずれも血圧レベルの上昇と共に血管性認知症発症のハザード比（HR）が増加したが，アルツハイマー型認知症発症は血圧レベル上昇と関連を認めないことを報告している[10]．

▶ 高齢期の高血圧と認知症の関連

　高齢期における高血圧と認知症との関連についての過去の研究報告では一定した結論が得られておらず，高血圧が認知症のリスクであることを示すもの，関連を認めないもの，高血圧がむしろ良好な認知機能と関連することを示すものなど多様な結果となっている[1]．高齢期の血圧と認知症との関連が一定しない理由として，高血圧の罹病期間の影響が大きくなることや高齢期の血圧と認知症の因果関係が逆転しうることなどが考えられる．スウェーデンからの報告で70歳の非認知症住民を15年間追跡した研究では，85歳時に認知症を発症していた群で70歳時の血圧が有意に高かったが，アルツハイマー型認知症と血管性認知症に分類した検討では，アルツハイマー型認知症では70歳以降経時的に血圧が低下し85歳時には非認知症者より収縮期血圧が低かった[11]．すなわち，アルツハイマー型認知症の経過により血圧が自然に低下する可能性があり，高血圧と認知症の関連が変化することが示唆される．ただし，同研究における両者の鑑別は画像診断に基づくものでなく解釈には注意を要する．また，血圧と認知症の間にU字型の関連性を示唆する研究も多く，著しい高血圧や低血圧は高齢期においても認知症発症と関連する可能性が高い[12]が，年齢階層に応じてその関連は変化していくことも示唆されている[13]．リスク因子としての中年期高血圧との連続性を考えると，高齢期における高血圧は年代に応じて認知症への寄与度が変化していくことが示唆されるが，変化点となる年代は不明であり，患者背景により異なることが示唆される．また，血圧値以外の高血圧評価項目として，日本の大迫研究や久山町研究を含めて血圧変動と認知機能低下や軽度認知障害（MCI）との関連を示唆する報告もある[14-16]．これらの研究では起立性低血圧や血圧の

日間変動の増加が認知機能低下のリスクであることが示唆されている[14-16]. また, 高齢期の降圧療法が認知症発症を抑制するかについては, 80歳以上の高血圧患者に対する心血管イベント（CVD）抑制効果をプラセボと降圧薬（降圧利尿薬±ACE阻害薬）で比較した大規模ランダム化比較試験（RCT）HYVETのサブ解析（HYVET-COG）が参考となる. 同研究では降圧薬群とプラセボ群との間に認知症発症に対して有意な差は認められなかった（HR：0.86 [95％CI：0.67 to 1.09；$p=$0.21)[17]. 一方, 同研究では過去の高齢高血圧患者に対するプラセボ対照の降圧薬のRCTであるSyst-Eur, SHEP, PROGRESSにHYVET-COGを含めたメタ解析を行っており, 降圧薬群で有意に認知症発症を抑制する結果であった（HR：0.87 [95％CI：0.76 to 1.00]；$p=0.045$)[17]. また, 降圧薬のイベント抑制効果を標準治療群（自動診察室血圧（AOBP）法を用いた目標収縮期血圧140 mmHg未満）と厳格治療群（目標収縮期血圧120 mmHg未満）で比較した米国のRCTであるSPRINTのサブ解析（SPRINT-MIND）では, 主要評価項目である認知症発症には差を認めず, MCI発症は厳格治療群で抑制を認める結果であった[18]. なお, 同様のデザインで診察室血圧を目安に標準治療と厳格治療群を比較した中国のRCTであるSTEP試験のサブ解析では両群に認知機能の差を認めていない[19]. このように高齢期の降圧療法は認知機能低下抑制作用が示唆されるものの, 認知症発症抑制効果に関しては明確な結論は得られていない.

▶ 認知症併存高血圧患者への降圧療法のエビデンス

降圧療法の第一義の目的はCVDの抑制と生命予後改善であるが, 認知症を有する高血圧患者への降圧療法のCVD抑制効果のエビデンスは乏しいことにまず留意が必要である. 近年のRCTでは, 年齢に関わらず積極的な降圧を行うことで高血圧患者の予後が改善することが証明されており[20,21], ガイドラインで推奨される降圧目標を達成することが重要とされる[22]. 一方, このようなRCTでは認知症併存患者は除外されており, エビデンスをそのまま認知症併存患者に当てはめることはできない. 認知症併存高血圧患者に対する認知機能をアウトカムとした降圧療法の小規模のRCTは実施されているが, システマティックレビューでは降圧療法が認知症併存患者の認知機能や身体機能, 心血管イベントに及ぼすリスク・ベネフィットは明らかではないと結論づけている[23]. 認知症が進行し, 介護が必要なほど機能が低下した患者への降圧療法と予後の関連については観察研究から推測することができる. 介護施設入所者を対象とした観察研究の結果はおおむね一致しており, 高血圧患者の予後は正常血圧者の予後と変わらないか, むしろよいというものである. フランスの80歳以上の介護施設入所者を対象にした観察研究では, 降圧薬を2剤以上内服して収縮期血圧130 mmHg未満の参加者はそれ以外に比べて生命予後が悪いことが報告されており, 認知症が進行した要介護高齢者に対する積極的な降圧療法は予後を悪化させる可能性も示唆される[24]. 46％が認知症を有する25.6万人の米国の介護施設入所者を対象にした観察研究では, 複数の降圧薬による積極的な降圧療法は, 認知機能や身体機能低下が軽度で生命予後が保たれた入所者で多く, 入院や心血管入院のわずかな増加とADLの低下のわずかな抑制と関連したことが報告されている[25]. 認知症併存患者の降圧療法のリスク・ベネフィットは認知機能低下やADL低下の程度により変化すると考えられ, この経過は, フレイルから要介護に至る身体機能を中心とする機能低下と同様と思われる. 欧州の老年臨床医学者から報告された80歳以上の高齢者高血圧の治療指針では, 高齢者を機能低下なし, 機能低下あり/ADL低下なし, 機能低下あり/ADL低下ありに分

4

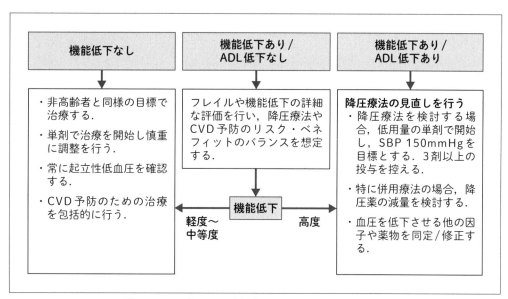

図 4-1　80 歳以上の高齢者高血圧の治療指針（欧州）

（文献 26 より引用，一部改変）

表 4-1　認知症併存高血圧患者への適切な降圧療法のポイント

- 問診や起立時血圧などで起立性低血圧を評価する（特に降圧薬開始前や増量前）．
- 通常の半量の降圧薬から開始し緩徐に降圧を試みる．
- α遮断薬の使用はできるだけ控える．
- 合剤の使用などでできるだけ降圧薬数を減らす．
- 服薬状況の管理のため介護者を含めて相談する．
- 認知症に伴う機能低下が進行する場合，降圧薬の減量，中止などの見直しを考慮する．
- 食欲を低下させない程度の減塩を試みる．
- 転倒・骨折の可能性を念頭に置いて運動療法を指導する．

類し，分類に応じて治療方針を決定することを推奨している（**図 4-1**）[26]．日本高血圧学会のガイドライン（JSH2019）では，自力で外来通院不能（フレイル，認知症，要介護，エンドオブライフを含む）な症例では降圧目標や降圧スピードを個別に判断するとしている．認知症併存患者の降圧療法においては，認知機能低下やそれに伴う ADL 低下の進行によって降圧療法の意義（リスク・ベネフィットのバランス）が変化していくことを留意し，必要に応じて降圧薬の減薬や中止も検討すべきである（**表 4-1**）．

▶ 降圧療法に伴う転倒リスクとその対処

　認知症併存患者への降圧療法では有害事象をなるべく減らすための工夫が必要である（**表 4-1**）．認知症では起立性低血圧の頻度が上昇し過度の降圧が転倒リスクを増加させることに留意が必要である．起立性低血圧と認知症には双方向性の関連があり，起立性低血圧が将来の認知機能低下を予測することが多くの研究から示唆されている[27]．80 歳以上の高齢高血圧患者の RCT である HYVET を含めたシステマティックレビューでは，起立性低血圧が認知症発症を 21％増加させることが報告されている[28]．認知症の分類別ではパーキンソン病やレビー小体型認知症などのシヌク

レイン病で自律神経障害による起立性低血圧が増加することが重要であるが，アルツハイマー型認知症とレビー小体型認知症における起立性低血圧の頻度に関してはレビー小体型認知症で多いとする報告[29]と，同等であるという報告がある[30]．老年科外来通院中のアルツハイマー型認知症とレビー小体型認知症における Head-up tilt 試験で判定した起立性低血圧の頻度は約45％と同等で，認知症のない患者の約18％に比べて高かった[30]．降圧療法に伴う転倒・骨折リスクには起立性低血圧の関与が大きいが，一般高齢者を対象にした研究で降圧薬開始後初期に骨盤部骨折リスクが増加することが報告されている[31]．起立性低血圧予防の観点での降圧薬の選択には確固たるエビデンスはないが，起立性低血圧に関連する転倒は亜硝酸薬，ACE 阻害薬＋利尿薬，ACE 阻害薬＋亜硝酸薬と多変量解析で関連していることが報告されている[32]．また，起立性低血圧と MCI を有する降圧療法中の高齢者162人の降圧薬中止と継続を比較した RCT が報告されている[33]．同研究では中止群全体では継続群に比べて，起立性低血圧が少ない傾向があったが有意差はなく，完全に中止した患者のみでの解析で有意差が認められた[33]．一方，一般高齢者を対象にした研究では起立性低血圧は，コントロール不良（$\geqq 140/90\,\mathrm{mmHg}$）の高血圧で頻度が高く，コントロール不良高血圧の起立性低血圧は転倒リスクと関連することが報告されている[34]．以上から，認知症の原因に関わらず起立性低血圧の頻度が高いことを意識して，立ちくらみや起立時のふらつきの有無などの問診や，起立時の血圧測定（立位1分後のみでも可）などによる評価を行うことが推奨される．特に降圧薬の導入時や増量時には転倒・骨折リスクが増加することに注意が必要である．降圧薬の種類による起立性低血圧への影響の違いに関してはエビデンスが十分でないが，α 遮断薬は起立性低血圧のメカニズムに直接関連するため使用はできるだけ控えることが望ましい．症状を伴う起立性低血圧を認める場合，降圧薬の減量を検討すべきであるが，血圧上昇が転倒リスクの抑制につながらない可能性にも留意が必要である．

▶ アドヒアランスへの影響

　降圧療法に及ぼす認知症の影響に関して，アドヒアランスの観点からも注意が必要である．高齢高血圧患者における認知機能低下はアドヒアランス低下に関連することが報告されている[35-37]．一方，認知症併存高血圧患者を非認知症高血圧患者と比較したドイツの観察研究では，12ヵ月後の降圧治療継続は認知症併存患者で有意に高値であることが報告されており，介護者による見守りなど環境調整をすればアドヒアランスは良好に保たれることも示唆される[38]．降圧加療中の高齢高血圧患者では35％に無自覚の認知機能低下（MMSE$\leqq 27$点）を認めることが報告されており[39]，高齢者のアドヒアランス不良から認知機能低下を疑うことも必要である．アドヒアランス向上のため，合剤の使用などで降圧薬数をできるだけ減らすことや，介護者と相談して降圧薬の管理状況を把握するなどの工夫も求められる．

▶ 非薬物療法における注意点

　高血圧の非薬物療法として減塩は認知症併存患者においても有効であると考えられる．60歳以上の地域住民の食塩摂取量の過剰が平均11.4年の観察期間の認知症発症に高血圧とは独立して関連することも報告されており，過剰な食塩摂取は認知機能低下にも関与する可能性がある[40]．一方，過度の減塩は食欲低下を招いて認知症併存患者の栄養不良やフレイルを進行させるリスクがあ

り注意が必要である．最近，食塩の成分のナトリウムの25％をカリウムに置換した代替塩が血圧低下やCVD抑制に有効であることがRCTで証明されている[41,42]．代替塩は塩分制限の代替手段となることが期待されるが，特に腎機能低下を伴う場合，血中カリウム濃度のモニターが必要である．運動療法も認知症併存高血圧患者の非薬物療法として推奨されるが，上述のように降圧療法や認知症に伴う転倒・骨折リスクに注意した運動指導が求められる．

▶ 認知症中核症状治療薬が高血圧患者に及ぼす影響

認知症の薬物療法が高血圧患者の管理に及ぼす影響に関しては，各薬物が有する血圧や脈拍などへの有害事象に考慮が必要である．ChE阻害薬，メマンチンでは共に徐脈性不整脈が重大な副作用として挙げられている．特にβ遮断薬との併用は徐脈が助長される可能性が高くなるため，併用時には脈拍測定の必要性を説明することや同時に開始することを避けることなどの注意が必要である．また，ChE阻害薬，メマンチンでは血圧上昇，血圧低下が副作用として挙げられている．薬物との因果関係が明確ではない病態と考えられるが，メマンチンの一般的な薬物有害事象として高血圧を挙げる報告もある[43]．

▶ 認知症の行動・心理症状（BPSD）治療薬が高血圧患者に及ぼす影響

漢方薬では抑肝散などによる偽性アルドステロン症に注意が必要である．日本の医薬品副作用データベースを用いた報告では，抑肝散内服患者の偽性アルドステロン症のリスク因子として甘草量，高齢（>70歳），低体重（<50 kg），認知症が挙げられている[44]．偽性アルドステロン症は低カリウム血症を伴わないこともあり，抑肝散内服後に血圧上昇を認める場合は，減量の検討が必要である．投与継続が必要で，低カリウム血症を伴う場合は，ミネラルコルチコイド受容体拮抗薬（MRA）の投与も考慮する．抗うつ薬の選択的セロトニン再取り込み阻害薬（SSRI）は比較的血圧への影響の少ない薬物であるが，SNRIは血圧上昇や起立性低血圧を招くことがあり注意が必要である[45]．

非定型抗精神病薬はCVDリスクや死亡率を上昇させることから[46]，『高齢者の安全な薬物療法ガイドライン2015』では認知症者には必要最小限の使用にとどめることを推奨している[47]．血圧への影響としては起立性低血圧の頻度が高く，転倒リスクを高めるため投与後の慎重なモニターが必要である[48]．

▶ 非薬物療法が高血圧患者に及ぼす影響

認知症の非薬物療法は高血圧患者においても推奨され，高血圧に関連する注意点は認められない．

モデル事例

76歳，男性．60代から高血圧で降圧薬治療中，アルツハイマー型認知症を発症した．最近，易怒性が増しているという家族からの訴えがあり，抑肝散2.5 mg，1日3回の処方を開始した．3ヵ月後に脱力を訴え来院．血清カリウム値の低下（2.8 mEq/L），血圧値の上昇（開始前136/72 mmHg ⇒ 3ヵ月後164/76 mmHg）を認めた．

本症例は，認知症併存患者に対する抑肝散処方後に脱力を伴う低カリウム血症と血圧上昇を呈し，偽性アルドステロン症が疑われる事例である．甘草含有量は偽性アルドステロン症のリスクと相関するため，本症例では抑肝散の減量，中止を試みるべきであるが，代替手段がない場合はMRAの処方を検討する必要がある．

文 献

1) Iadecola C, et al：Impact of hypertension on cognitive function：a scientific statement from the American Heart Association. Hypertension, 68：e67-e94, 2016.

2) Kivipelto M, et al：Midlife vascular risk factors and Alzheimer's disease in later life：longitudinal, population based study. BMJ, 322：1447-1451, 2001.

3) Launer LJ, et al：The association between midlife blood pressure levels and late-life cognitive function. The Honolulu-Asia Aging Study. JAMA, 274：1846-1851, 1995.

4) Launer LJ, et al：Midlife blood pressure and dementia：the Honolulu-Asia aging study. Neurobiol Aging, 21：49-55, 2000.

5) Yaffe K, et al：Early adult to midlife cardiovascular risk factors and cognitive function. Circulation, 129：1560-1567, 2014.

6) Livingston G, et al：Dementia prevention, intervention, and care：2020 report of the Lancet Commission. Lancet, 396：413-446, 2020.

7) Livingston G, et al：Dementia prevention, intervention, and care. Lancet, 390：2673-2734, 2017.

8) Rodrigue KM, et al：Risk factors for β-amyloid deposition in healthy aging：vascular and genetic effects. JAMA Neurol, 70：600-606, 2013.

9) Lennon MJ, et al：Midlife hypertension and Alzheimer's disease：a systematic review and meta-analysis. J Alzheimers Dis, 71：307-316, 2019.

10) Ninomiya T, et al：Midlife and late-life blood pressure and dementia in Japanese elderly：the Hisayama study. Hypertension, 58：22-28, 2011.

11) Skoog I, et al：15-year longitudinal study of blood pressure and dementia. Lancet, 347：1141-1145, 1996.

12) Glynn RJ, et al：Current and remote blood pressure and cognitive decline. JAMA, 281：438-445, 1999.

13) van Dalen JW, et al：Association of systolic blood pressure with dementia risk and the role of age, U-shaped associations, and mortality. JAMA Intern Med, 182：142-152, 2022.

14) Hayakawa T, et al：Orthostatic blood pressure behavior in people with mild cognitive impairment predicts conversion to dementia. J Am Geriatr Soc, 63：1868-1873, 2015.

15) Matsumoto A, et al：Day-to-day variability in home blood pressure is associated with cognitive decline：the Ohasama study. Hypertension, 63：1333-1338, 2014.

16) Oishi E, et al：Day-to-day blood pressure variability and risk of dementia in a general Japanese elderly population：the Hisayama study. Circulation, 136：516-525, 2017.

17) Peters R, et al：Incident dementia and blood pressure lowering in the Hypertension in the Very Elderly Trial cognitive function assessment (HYVET-COG)：a double-blind, placebo controlled trial. Lancet Neurol, 7：683-689, 2008.

18) Williamson JD, et al；SPRINT MIND Investigators for the SPRINT Research Group：Effect of intensive vs standard blood pressure control on probable dementia：a randomized clinical trial. JAMA, 321：553-561, 2019.

19) Fan J, et al：Effects of intensive vs. standard blood pressure control on cognitive function：post-hoc analysis of the STEP randomized controlled trial. Front Neurol, 14：1042637, 2023.

20) Wright JT Jr, et al；SPRINT Research Group：A randomized trial of intensive versus standard blood-pressure control. N Engl J Med, 373：2103-2116, 2015.

21) Zhang W, et al：Trial of intensive blood-pressure control in older patients with hypertension. N Engl J Med, 385：1268-1279, 2021.

22) 日本高血圧学会高血圧治療ガイドライン作成委員会 編：高血圧治療ガイドライン2019, 2019.

23) Beishon LC, et al：The evidence for treating hypertension in older people with dementia：a systematic review. J Hum Hypertens, 28：283-287, 2014.

24) Benetos A, et al：Treatment with multiple blood pressure medications, achieved blood pressure, and mortality in older nursing home residents：the PARTAGE study. JAMA Intern Med, 175：989-995. 2015.

25) Boockvar KS, et al：Hypertension treatment in US long-term nursing home residents with and without dementia. J Am Geriatr Soc, 67：2058-2064, 2019.

26) Benetos A, et al：Hypertension management in older and frail older patients. Circ Res, 124：1045-1060, 2019.

27) Robertson AD, et al：Orthostatic hypotension and dementia incidence：links and implications. Neuropsychiatr Dis Treat, 15：2181-2194, 2019.

28) Peters R, et al：Orthostatic hypotension and symptomatic subclinical orthostatic hypotension increase risk of cognitive impairment：an integrated evidence review and analysis of a large older adult hypertensive cohort. Eur Heart J, 39：3135-3143, 2018.

29) Toru S, et al：Utility of autonomic function tests to differentiate dementia with Lewy bodies and Parkinson disease with dementia from Alzheimer disease. Eur Neurol, 79：27-32, 2018.

30) Isik AT, et al：A comparison of the prevalence of orthostatic hypotension between older patients with Alzheimer's disease, Lewy body dementia, and without dementia. Exp Gerontol, 124：110628, 2019.

31) Butt DA, et al：The risk of hip fracture after initiating antihypertensive drugs in the elderly. Arch Intern Med, 172：1739-1744, 2012.

32) Testa G, et al：Hypotensive drugs and syncope due to orthostatic hypotension in older adults with dementia (Syncope and Dementia Study). J Am Geriatr Soc, 66：1532-1537, 2018.

33) Moonen JEF, et al：Effect of discontinuation of antihypertensive medication on orthostatic hypotension in older persons with mild cognitive impairment：the DANTE Study Leiden. Age Ageing, 45：249-255, 2016.

34) Gangavati A, et al：Hypertension, orthostatic hypotension, and the risk of falls in a community-dwelling elderly population：the maintenance of balance, independent living, intellect, and zest in the elderly of Boston study. J Am Geriatr Soc, 59：383-389, 2011.

35) Cho MH, et al：Association between cognitive impairment and poor antihypertensive medication adherence in elderly hypertensive patients without dementia. Sci Rep, 8：11688, 2018.

36) Ma LY, et al：The association between the prevalence, medication adherence and control of hypertension and the prevalence of mild cognitive impairment in rural Northern China：a cross-sectional study. Patient Prefer Adherence, 16：493-502, 2022.

37) Chudiak A, et al：Relation between cognitive impairment and treatment adherence in elderly hypertensive patients. Clin Interv Aging, 13：1409-1418, 2018.

38) Jacob L, et al：Persistence with antihypertensive drugs in patients with hypertension and dementia in Germany. J Alzheimers Dis, 60：505-510, 2017.

39) Yamamoto K, et al：Clinical characteristics of older adults with hypertension and unrecognized cognitive impairment. Hypertens Res, 45：612-619, 2022.

40) Liu W, et al：Excessive dietary salt intake exacerbates cognitive impairment progression and increases dementia risk in older adults. J Am Med Dir Assoc, 24：125-129.e4, 2023.

41) Yuan Y, et al：Salt substitution and salt-supply restriction for lowering blood pressure in elderly care facilities：a cluster-randomized trial. Nat Med, 29：973-981, 2023.

42) Neal B, et al：Effect of salt substitution on cardiovascular events and death. N Engl J Med, 385：1067-1077, 2021.

43) Jones RW：A review comparing the safety and tolerability of memantine with the acetylcholinesterase inhibitors. Int J Geriatr Psychiatry, 25：547-553, 2010.

44) Ishida T, et al：Risk factors for pseudoaldosteronism with Yokukansan use：analysis using the Japanese Adverse Drug Report (JADER) database. Biol Pharm Bull, 43：1570-1576, 2020.

45) Calvi A, et al：Antidepressant drugs effects on blood pressure. Front Cardiovasc Med, 8：704281, 2021.

46) Steinberg M, et al：Atypical antipsychotic use in patients with dementia：managing safety concerns. Am J Psychiatry, 169：900-906, 2012.

47) 日本老年医学会, 日本医療研究開発機構研究費・高齢者の薬物治療の安全性に関する研究研究班 編：高齢者の安全な薬物療法ガイドライン2015, 2015.

48) Stroup TS, et al：Management of common adverse effects of antipsychotic medications. World Psychiatry, 17：341-356, 2018.

4

5 糖尿病

Q1 糖尿病と認知症は関係するか？

A ・糖尿病は認知症発症のリスクとなる．

Q2 認知症に糖尿病が併存する場合，糖尿病の治療で注意すべき点は何か？

A ・認知症併存糖尿病患者では著明な高血糖や低血糖を生じやすい．
・認知症に糖尿病が併存する場合，低血糖予防のため血糖コントロール目標を緩和する．またインスリンレジメンの単純化をはじめとした脱強化療法を図る．
・社会的サポート体制を構築し，訪問看護師による注射や訪問栄養指導，フットケアなど治療のための適切なサービスを導入する．

Q3 認知症に糖尿病が併存する場合，認知症の治療（薬物療法・非薬物療法）で注意すべき点は何か？

A ・一部の非定型抗精神病薬の糖尿病患者に対する使用は禁忌である．

解説

▶ 糖尿病と認知症の関係

　糖尿病が認知症の発症リスクとなることはすでに複数のメタ解析で示されている．前向き研究の最新のメタ解析では，糖尿病における認知症の発症リスク（相対リスク）は，認知症全体（31 研究）で 1.43 [95％CI：1.33 to 1.53]，アルツハイマー型認知症（24 研究）では 1.43 [95％CI：1.25 to 1.62]，血管性認知症（17 研究）では 1.91 [95％CI：1.61 to 2.25] に上昇していた[1]．また軽度認知障害（MCI）から認知症への移行も糖尿病患者で多いことがコホート研究やネステッドケースコントロール研究で示されている[2,3]．糖尿病患者では，実行機能，記憶，注意，情報処理能力などの領域に特に低下がみられる[1]．一方，認知症が併存する高齢糖尿病患者は，セルフケアに問題があることが多く，著明な高血糖[4]や低血糖[5]を起こしやすい．

▶ 糖尿病患者において認知症発症に関与する因子

　糖尿病患者においては，以下に挙げるさまざまな因子が認知症発症に関連することが示唆されているが，認知症発症予防のためのこれらの因子への介入のエビデンスはまだ乏しい．

1 血糖コントロール，低血糖

血糖コントロールと認知症発症の関連について，米国の観察研究では，高齢糖尿病患者のうち平均血糖 190 mg/dL（HbA1c 8.2% に相当）の者は，160 mg/dL の者に対して認知症発症の有意な増加が認められた[6]．一方，HbA1c が低値の者でも認知症リスクが高まる可能性がある．米国のコホート研究である Atherosclerosis Risk in Communities（ARIC）study では，非糖尿病患者も含んだ結果であるが，HbA1c と認知症発症の関連に J カーブを認めている[7]．

低血糖と認知症発症の関連はさまざまなコホート研究で明らかにされており[8,9]，10 の研究をプールした最新のメタ解析においても，糖尿病患者での低血糖は認知症発症リスクが 1.44 倍高いことが報告された[10]．HbA1c の変化に着目した研究もある．Lee らは，HbA1c≧6.5% の高齢糖尿病患者で，1 年に HbA1c が 10% 以上低下した患者では，認知症発症リスクが高いことを示した[11]．また Li らは，外来受診ごとの HbA1c の変動が大きい者ほどアルツハイマー型認知症の発症リスクが高いことを示した[12]．

血糖コントロールへの介入が認知機能低下の抑制に有効であるかについてはいくつかの報告があるものの[13]，いまだ明確な結論には至っていない．

2 血糖変動

一方，地域住民を対象としたわが国のコホート研究である久山町研究において，75 g ブドウ糖負荷試験の 2 時間値が認知症発症と関連したほか[14]，HbA1c とグリコアルブミン（GA）の比（GA/HbA1c）が HbA1c よりもアルツハイマー型認知症の発症に強い関連を示すことを報告した[15]．GA/HbA1c は血糖変動の指標として知られており，食後の高血糖や血糖変動の大きさが認知症発症と関連することが示唆される．

3 血管合併症

糖尿病血管合併症は認知症発症と関連する．台湾の 2 型糖尿病患者のコホート研究で，血管合併症（細小血管症，大血管症）を発症した者では認知症発症リスクが高く，特に脳卒中と神経障害で高かった[16]．同じく台湾の研究では，合併症を組み合わせた Diabetes Complications Severity Index（DCSI）の点数とその進展の程度が認知症発症と関連するとの報告もある[17]．

4 活動量低下

糖尿病患者において活動量の低下が認知症や MCI の発症と関連を示すことがシステマティックレビューにおいて示されている[18]．一方，最近の 5 つのランダム化比較試験（RCT）のメタ解析で，運動療法が 2 型糖尿病患者の全般的な認知機能改善と関連することが報告されている[19]．

5 食事と栄養

食事の内容と認知症の関連を示す報告は極めて限られているが，いくつかの報告がある．例えば，ドイツの横断研究では，発症 5 年以上経過した 2 型糖尿病では地中海食の遵守度が高い患者で言語記憶の点数が高かった[20]．わが国の高齢糖尿病患者を対象とした Japanese Elderly Diabetes Intervention Trial（J-EDIT）研究では，6 年間の Mini Mental State Examination（MMSE）が低下

した患者においてベースラインのカルシウム，カロテン，ビタミン B_2，パントテン酸，水溶性繊維，緑黄色野菜，牛乳の摂取が少なかった[21]．

6 体重，体重変化

　中年期における肥満は高齢期の認知症発症のリスクとなるが，高齢者における肥満は保護的に働く可能性がある．韓国の40歳以上の2型糖尿病患者を対象としたコホート研究では，むしろBMIと認知症発症に逆相関がみられた．同研究では，さらに2年間における体重変動と認知症発症の関連も調査しているが，これによると体重変化と発症リスクにはU字の関連があり，10%以上体重が増えた群でも減った群でもリスクが上昇していた[22]．したがって，糖尿病患者での体重変化が認知症発症リスクと関連することが示唆される．

7 社会参加，うつ

　糖尿病患者において，社会参加は認知症発症に関わる因子である．スウェーデンの高齢糖尿病患者の研究では，余暇活動や社会参加の程度が少ない患者では認知症発症リスクが高く，これらに大きく関わっている患者ではリスクが低減していることが示された[23]．一方，大規模なコホート研究において，大うつ病が併存した糖尿病患者では認知症の発症リスクが2倍以上高いことが示されている[24]．

8 糖尿病治療薬

　特定の糖尿病治療薬が認知症発症を抑制または促進するかについては，まだ十分なエビデンスがないが，いくつかの報告がある．インスリン使用者では認知症リスクが上昇しているとの観察研究のメタ解析の結果があるが[1,25]，罹病期間や糖尿病の重症度，低血糖が影響している可能性がある．メトホルミンの使用が認知症の発症を抑制するかは議論のあるところであるが，最近の観察研究のメタ解析では，認知症の発症リスクを抑制する可能性が示されている[26,27]．このほか，DPP-4阻害薬[28-30]，ピオグリタゾン[1]，GLP-1受容体作動薬[30,31]，SGLT2阻害薬[30,32]にも認知症予防効果を期待させるデータがあるが，報告はまだ限られている．いずれの薬物についてもさらなるエビデンスの構築が待たれる．

▶ 認知症が併存する糖尿病患者の管理目標

　認知症が併存する高齢糖尿病患者は，セルフケアに問題があることが多く，著明な高血糖[4]や低血糖[5]を起こしやすい．したがって，これらの患者の診療において重要なことは，治療の単純化，低血糖予防のための血糖コントロール緩和，またケアのためのサポート体制の構築である．しかし，高齢者は年齢，認知症の存在・程度だけでなく，発症年齢・罹病期間，身体機能，併存疾患の存在，期待される余命，社会的サポート体制の有無などが個々で異なる．したがって，これらを評価した上で治療戦略・管理目標は個々の背景によって総合的に検討されるべきであることが，海外のガイドラインでも示されている[33-35]．

　わが国の『高齢者糖尿病診療ガイドライン2023』では，患者を認知機能，ADL，併存疾患の状況により3つのカテゴリーに分け，血糖コントロール目標（HbA1c値）を設定している（**図5-1**）[36]．

患者の特徴・健康状態[注1]		カテゴリーⅠ ①認知機能正常 かつ ②ADL自立	カテゴリーⅡ ①軽度認知障害～軽度認知症 または ②手段的ADL低下，基本的ADL自立	カテゴリーⅢ ①中等度以上の認知症 または ②基本的ADL低下 または ③多くの併存疾患や機能障害
重症低血糖が危惧される薬剤（インスリン製剤，SU薬，グリニド薬など）の使用	なし[注2]	7.0%未満	7.0%未満	8.0%未満
	あり[注3]	65歳以上75歳未満 7.5%未満（下限6.5%） ／ 75歳以上 8.0%未満（下限7.0%）	8.0%未満（下限7.0%）	8.5%未満（下限7.5%）

治療目標は，年齢，罹病期間，低血糖の危険性，サポート体制などに加え，高齢者では認知機能や基本的ADL，手段的ADL，併存疾患なども考慮して個別に設定する．ただし，加齢に伴って重症低血糖の危険性が高くなることに十分注意する．

注1：認知機能や基本的ADL（着衣，移動，入浴，トイレの使用など），手段的ADL（IADL：買い物，食事の準備，服薬管理，金銭管理など）の評価に関しては，日本老年医学会のホームページ（www.jpn-geriat-soc.or.jp/）を参照する．エンドオブライフの状態では，著しい高血糖を防止し，それに伴う脱水や急性合併症を予防する治療を優先する．

注2：高齢者糖尿病においても，合併症予防のための目標は7.0%未満である．ただし，適切な食事療法や運動療法だけで達成可能な場合，または薬物療法の副作用なく達成可能な場合の目標を6.0%未満，治療の強化が難しい場合の目標を8.0%未満とする．下限を設けない．カテゴリーⅢに該当する状態で，多剤併用による有害作用が懸念される場合や，重篤な併存疾患を有し，社会的サポートが乏しい場合などには，8.5%未満を目標とすることも許容される．

注3：糖尿病罹病期間も考慮し，合併症発症・進展阻止が優先される場合には，重症低血糖を予防する対策を講じつつ，個々の高齢者ごとに個別の目標や下限を設定してもよい．65歳未満からこれらの薬剤を用いて治療中であり，かつ血糖コントロール状態が図の目標や下限を下回る場合には，基本的に現状を維持するが，重症低血糖に十分注意する．グリニド薬は，種類・使用量・血糖値等を勘案し，重症低血糖が危惧されない薬剤に分類される場合もある．

【重要な注意事項】
糖尿病治療薬の使用にあたっては，日本老年医学会編『高齢者の安全な薬物療法ガイドライン』を参照すること．薬剤使用時には多剤併用を避け，副作用の出現に十分に注意する．

図5-1　高齢者糖尿病の血糖コントロール目標（HbA1c）
（出典：日本老年医学会・日本糖尿病学会 編・著『高齢者糖尿病診療ガイドライン2023』p.94，南江堂，2023）

また，重症低血糖のリスクのある薬物の使用の有無によって目標値を分け，これらの薬物の使用例では目標値を緩和し，さらに下限値を設けている．認知症併存糖尿病患者では，軽度認知症はカテゴリーⅡ，中等度以上の認知症はカテゴリーⅢに分類される．DASC-8（認知・生活機能質問票）は認知機能とADLに関する8問の簡便な質問票であり，その点数がカテゴリー分類に有用であることが示されている[37]．施設入所者を対象にしたコホート研究では，認知症で重症低血糖の頻度が多い[38]．一方，上述の通り，低血糖は認知症のリスクとなるので，低血糖を予防することは重要である．したがって，すでに認知症を発症している患者においては，血糖コントロール目標を緩やかにすることが考慮される．Chenらは，アルツハイマー型認知症併存2型糖尿病患者90人を3群に割り付け，食事運動療法のみの群，内服薬にインスリンを加え，空腹血糖≦126 mg/dL，食後2時間血糖≦216 mg/dL，HbA1c≦7%を目標とする強化群と，個別に対応し空腹血糖≦180 mg/dL，食後血糖≦360 mg/dLとする緩和群に分けたRCTを行った．緩和群では目標達成率が高く，糖尿病の全般的な合併症，高血糖昏睡，低血糖リスク，死亡リスクがいずれも低かった[39]．一方，糖尿

病患者に限った研究ではないが，進行したアルツハイマー型認知症者の HbA1c 値とさまざまな行動・心理症状（BPSD）の指標の関連を調べた研究では，これらの関係も U 字を描き，高血糖も低血糖も BPSD のリスクとなることが示されている（全指標に関して最もリスクの低い HbA1c は 8.3％であった）[40]．

糖尿病治療薬の選択と脱強化療法

1 糖尿病治療薬の種類と低血糖リスク

　低血糖の原因となる薬物としてスルホニル尿素（SU）薬とインスリンは主要なものであるが，これらの使用は依然として多い．米国の 65 歳以上の退役軍人における 2 型糖尿病についての調査では，52％が HbA1c＜7％の厳格な管理となっており，その群では SU 薬の使用が 57％，インスリンが 23％（少なくともいずれかの投与は 75％）と高頻度であった[41]．別のコホート研究でも，SU 薬またはインスリンを投与されている高齢 2 型糖尿病患者において，HbA1c＜7％の過剰コントロールとなっているのは全体の 3 割以上に及び，その率は認知症の有無に関連がないという状況であった[42]．

　一方，上述の施設入所者における報告では，SU 薬，または SU 薬＋メトホルミンで治療中の認知症併存糖尿病患者では低血糖の発症リスクが上昇していたが，超速効型インスリン，および持効型インスリンの使用者ではむしろ低下していた[38]．これは施設入所者という背景にもよると思われる．すなわち，アドヒアランスに問題がない条件では，超速効型・持効型インスリンの使用は低血糖を増加させないが，SU 薬についてはなお注意が必要で，可能な限り減量することが望ましいと考えられる．

　しかし，自己管理能力に問題があるが他人の援助を受けられない場合は，インスリン使用もできるだけ単純にし，血糖コントロール目標も緩和するべきと考えられる．インスリンレジメンの単純化は，内服薬や GLP-1 受容体作動薬を利用することによって，インスリンを持効型の 1 回投与としていくことであり，可能であればさらに減量し，離脱を目指す．Munshi らは，インスリンレジメンの単純化により，HbA1c を増悪させることなくインスリン投与回数，総投与単位の減量が達成され，患者の負担感も軽減したと報告した[43]．平均年齢 61 歳の強化療法施行中の 2 型糖尿病患者を対象に，強化療法継続，持効型インスリンと GLP-1 受容体作動薬の配合薬，持効型インスリンに SGLT2 阻害薬を併用，の 3 群に割り付けた半年間の介入研究では，HbA1c は同程度に低下したが，1 日インスリン総使用量と低血糖の頻度は後二者で明らかに低かった[44]．

2 糖尿病治療薬の種類と死亡リスク

　スウェーデンの認知症者のレジストリである SveDem の観察研究では，認知症のある糖尿病患者における血糖降下薬の種類と死亡との関連を報告している[45]．これによると，認知症者においてインスリン使用者と SU 薬の使用者は非使用者より死亡のリスクが高かった．このうちインスリン使用者は非認知症者でも死亡リスクが高く，SU 薬使用者は認知症者でのみリスクが高かった．一方，GLP-1 受容体作動薬や SGLT2 阻害薬の使用者では認知症者で死亡率が低かったが，これらについては介入試験でのさらなるエビデンスの蓄積が望まれる．

❸ 脱強化療法

SveDem コホートによる研究では，認知症のある糖尿病患者は非糖尿病患者に比べ，全体の投薬数が多い[46]．一方，認知症者で過剰な血糖コントロールとなっていることも多い．わが国の施設入所者の研究では，HbA1c<7％の者（特にインスリン，SU薬＋DPP-4阻害薬の併用）では，7〜7.9％の者に比べ，認知機能低下の重症度が高かった[47]．これらの患者では低血糖リスクが高く，脱強化療法が検討される．Abdelhafiz らのシステマティックレビューでは，認知症，特に不規則な食習慣や異常行動を伴う者では脱強化療法を考慮すべきとしている[48]．

高齢2型糖尿病患者における糖尿病治療薬の脱強化療法の影響をみたシステマティックレビューでは，脱強化療法（血糖降下薬の中止，減量，他剤への変更）は HbA1c を増悪させず，低血糖，転倒，入院も増加させなかった[49]．また，余命の限られた高度認知症の施設入所者の脱強化療法（内服薬の減量・中止またはインスリンの中止）は救急受診や死亡を増加させなかった[50]．したがって，認知症を伴う高齢2型糖尿病患者においては脱強化療法が検討される．

このように，認知症併存2型糖尿病患者では，低血糖リスクの高い薬物をできるだけ減薬し，治療の単純化を図った上で，以下に述べる社会的サポートを確保することが求められる．

▶ 1型糖尿病の治療

認知症が併存する高齢1型糖尿病患者の治療エビデンスはほとんどない．これらの患者では強化インスリン療法またはインスリンポンプ療法が行われているが，英国で最近発表されたガイドラインでは，認知症などでセルフケアができない患者，施設入所者や ADL が高度に低下している患者（カテゴリーⅢ）では治療目標を緩めるとしている．また，持続血糖モニター（CGM）やポンプなどの機器に関しては低血糖予防効果も大きく軽度の認知機能や ADL 低下（カテゴリーⅡ）で介護者の協力が十分に得られる患者では有効であるが，カテゴリーⅢでは継続意義に乏しいとしている[51]．実際，施設や在宅でこれらの機器を導入・継続するシステムは整備されておらず，今後の社会的な課題である．

▶ 認知症併存患者に対する社会的サポート体制の構築

認知症併存高齢糖尿病患者の目標は，通常，低血糖および症候性高血糖の予防である．これらの患者には，認知症の程度を判断するだけでなく，セルフケアのどの領域が自立しているのか，どの領域に介助が必要なのかを見極めることがケア計画の作成において重要になる．また，ケア計画の作成には多職種の関与が重要であり，その評価は定期的に行う必要がある．

認知症併存患者へのアプローチについては，米国糖尿病学会などからさまざまな提言が出されているが[52]，わが国には独自の地域包括ケアシステムや介護保険制度があるため，これらについて述べる．

❶ 地域包括ケアシステムの利用

地域包括支援センターは，認知症併存患者が介護などの問題を相談できる窓口であり，介護申請の相談，介護予防サービスの紹介や要支援患者のケアプラン作成などを行う．また，かかりつけ医や認知症サポート医との連携も行う．認知症初期集中支援チームは，認知症疑いの人やその家族を

訪問して，初期支援を集中的に行うための医療・介護専門職のチームである．認知症サポート医は，認知症診療に習熟し，かかりつけ医やケアマネジャーへの助言を行うとともに，地域包括支援センターなどの専門医療機関への紹介を行う．また，地域住民で認知症者を支えるシステムとして認知症地域支援推進員や認知症サポーターがある．認知症カフェは民間で運営され，認知症者とその家族が専門家と情報共有し，交流し合う場である．

2 介護保険

介護保険は認知症併存高齢糖尿病患者を支える重要な社会制度である．介護保険の認定には要支援1~2，要介護1~5があり，それぞれの認定に応じたサービス利用限度額が設定されている．65歳以上に適応されるが，40~64歳でも糖尿病性神経障害，腎症，網膜症のある者は介護保険認定の対象となる（特定疾病）．介護保険で利用できるサービスとしては，訪問看護のほか，通所介護（デイサービス），通所リハビリテーション（デイケア），訪問介護，訪問リハビリテーション，訪問薬剤指導，訪問栄養指導，福祉用具貸与，ショートステイなどがある．それぞれの患者の認知機能・ADLや家庭環境などにより，どのサービスを導入するか，ケアマネジャーが他職種と連携してケアプランを作成する．

3 社会サービスを利用した対応の実際

認知症併存糖尿病患者の薬物，食事，運動などの問題について，介護者への教育，およびそれぞれのサービスをどのように利用するか，以下に具体的に述べる．

a 服薬管理，注射の手技

介護者がいる場合，低血糖，高血糖の症状についての知識を与える．また，低血糖のリスクのある薬物，および低血糖発症時の対処法について伝える．シックデイの対応についても指導する．内服薬の管理，注射の見守りや注射の手技を指導する．インスリン使用者では，インスリン手技のほか，血糖自己測定（SMBG）の指導を行う．CGMはアラーム機能を持つものや，遠隔の介護者が情報をリアルタイムに把握できるものもあり，有用な場合がある．訪問薬剤師や訪問看護師に内服薬のセットや服薬確認を依頼することもできる．週1回のGLP-1受容体作動薬は訪問看護師に注射を依頼しやすい．連日のインスリン注射を訪問看護に依頼することは難しいが，デイサービスの施設に一部を依頼できる場合もある．また退院時などには，特別訪問看護指示書の発行により医療保険による14日間の訪問看護が利用できることがある．通院が困難な場合には介護士の付き添いや訪問診療を考慮する．

b 食事療法

認知症者では実行機能や記憶の低下により，食事の準備がおろそかになり栄養素のバランスが悪くなったり，逆に過食になったりすることによって，低栄養，低血糖，高血糖のいずれのリスクも上昇する．訪問栄養指導による家族への指導のほか，宅配食の利用などが考えられる．規則正しい食生活を維持するためにデイサービスの利用も有用である．

c 運動療法，社会参加

血糖コントロールおよびフレイル予防において，運動療法は有用である．理学・作業療法士が介護者と連携の上，訪問リハビリテーションや通所リハビリテーションなどでの運動を，適切な頻

度・強度で行う．デイケアやデイサービスは閉じこもりの予防にもなる．ただし，認知症併存糖尿病患者では，網膜症，神経障害，心血管疾患などを合併していることが多く，転倒などに十分注意する必要がある．

d 歯や足のケア

高齢糖尿病患者は歯周病，足病変のリスクとなるが，認知症者ではケアが行き届かないことが多い．介護者に口腔，足の観察，簡単なケアの指導を行い，必要により訪問歯科や訪問看護師の導入を考慮する．

上記のサービスは在宅を想定したものだが，施設入所者では施設のケアマネジャーを中心に多職種で計画を立てる．いずれの場合も定期的に問題点をフィードバックし，スタッフで協議する．

▶ 認知症併存糖尿病患者の認知症治療

この領域についてのエビデンスは極めて限られている．

1 認知症治療薬の投与と予後

認知症が併存する糖尿病患者に対する治療のエビデンスは乏しいが，認知症治療薬投与が生命予後を改善するという報告がある．上述の SveDem に登録された，アルツハイマー型認知症または混合型認知症者 22,660 人（約 14％の糖尿病患者を含む）の観察研究において，ドネペジル，ガランタミンはいずれも糖尿病患者の死亡を非糖尿病と同様に抑制した[53]．また，コリンエステラーゼ（ChE）阻害薬全体の解析では糖尿病関連死を 48％減少させた．一方，認知症治療薬で血糖コントロールが改善するというエビデンスは乏しい．

2 サーカディアンリズムの改善

十分なエビデンスはないが，サーカディアンリズムの乱れは，アルツハイマー型認知症と 2 型糖尿病の両方の発症に関わると考えられており[54]，これを改善する生活習慣（光，規則正しい食事，運動）は，アルツハイマー型認知症併存糖尿病患者の認知機能低下・BPSD 予防，および血糖コントロールの両面において有用な可能性がある．薬物としては，睡眠リズムを改善させるメラトニン受容体作動薬やオレキシン受容体拮抗薬が有用な可能性があるが，臨床研究はまだほとんど行われておらず，エビデンスの蓄積が待たれる．

3 抗精神病薬の使用における注意点

保険適用外であるが，認知症者におけるせん妄の治療において，非定型抗精神病薬が使用されることがある．しかし，これらの薬物が糖尿病の新規発症や耐糖能異常のリスクとなるという多くの報告があり[55,56]，注意を要する．わが国では，糖尿病患者に対するオランザピンおよびクエチアピンの使用は禁忌である．

モデル事例

20 年来の 2 型糖尿病がある 85 歳，女性．高齢の夫と 2 人暮らし．介護保険未申請．10 年

前から近医で混合型インスリン2回注射を指示されてきたが，最近，インスリンの単位数の間違いや打ち忘れが多く，SMBG も中断．大量の残薬があることに訪問した長男が気づいた．腰痛，膝痛もあることからほとんど家に閉じこもり，食事もコンビニ弁当で済ませ1日2食となっていた．BMI 25 kg/m^2．物忘れ外来を受診し，アルツハイマー型認知症と診断され，ChE 阻害薬を開始．同時に HbA1c 9.5％を指摘．血糖コントロール目的に当科紹介，入院となった．DASC-8 は 18 点であった．長男に介護保険の申請を依頼し，要介護1が認定された．入院して糖毒性を解除後，インスリン分泌は保たれており，週1回の GLP-1 受容体作動薬注射に内服（1日1回）を加えたレジメンに変更した．ケアマネジャーと連携し，注射と内服薬のセット，服薬確認を訪問看護師に依頼し，週1回のデイサービスとデイケアを導入，家族に夕1回の宅配食の手配をお願いした．3ヵ月後の HbA1c は 7.7％に改善し，カテゴリーⅢの血糖コントロール目標を達成していた．

認知症が発症し，インスリン自己注射ができなくなった事例である．認知機能の低下によりインスリンを過剰投与して低血糖を発症し，認知機能低下を加速させた可能性もある．インスリン分泌能が低下し，1日1回のインスリンが必要な場合は，HbA1c の目標は＜8.5％（下限 7.5％）となる．

なお，GLP-1 受容体作動薬は消化器症状や食欲低下をきたすことがあり，過度の体重減少に注意する．

文 献

1) Xue M, et al：Diabetes mellitus and risks of cognitive impairment and dementia：a systematic review and meta-analysis of 144 prospective studies. Ageing Res Rev, 55：100944, 2019.
2) Ma F, et al：Conversion of mild cognitive impairment to dementia among subjects with diabetes：a population-based study of incidence and risk factors with five years of follow-up. J Alzheimers Dis, 43：1441-1449, 2015.
3) Ciudin A, et al：Type 2 diabetes is an independent risk factor for dementia conversion in patients with mild cognitive impairment. J Diabetes Complications, 31：1272-1274, 2017.
4) Liu CL, et al：Association of hyperglycemia episodes on long-term mortality in type 2 diabetes mellitus with vascular dementia：a population-based cohort study. J Diabetes Complications, 33：123-127, 2019.
5) Feil DG, et al：Risk of hypoglycemia in older veterans with dementia and cognitive impairment：implications for practice and policy. J Am Geriatr Soc, 59：2263-2272, 2011.
6) Crane PK, et al：Glucose levels and risk of dementia. N Engl J Med, 369：540-548, 2013.
7) Rawlings AM, et al：The association of late-life diabetes status and hyperglycemia with incident mild cognitive impairment and dementia：the ARIC Study. Diabetes Care, 42：1248-1254, 2019.
8) Kim YG, et al：Hypoglycemia and dementia risk in older patients with type 2 diabetes mellitus：a propensity-score matched analysis of a population-based cohort study. Diabetes Metab J, 44：125-133, 2020.
9) Whitmer RA, et al：Hypoglycemic episodes and risk of dementia in older patients with type 2 diabetes mellitus. JAMA, 301：1565-1572, 2009.
10) Huang L, et al：Association between hypoglycemia and dementia in patients with diabetes：a systematic review and meta-analysis of 1.4 million patients. Diabetol Metab Syndr, 14：31, 2022.
11) Lee ATC, et al：Higher dementia incidence in older adults with type 2 diabetes and large reduction in HbA1c. Age Ageing, 48：838-844, 2019.
12) Li TC, et al：Visit-to-visit variations in fasting plasma glucose and HbA1c associated with an increased risk of Alzheimer disease：Taiwan Diabetes Study. Diabetes Care, 40：1210-1217, 2017.
13) Lin Y, et al：Relationship between glycemic control and cognitive impairment：a systematic review and meta-analysis. Front Aging Neurosci, 15：1126183, 2023.
14) Ohara T, et al：Glucose tolerance status and risk of dementia in the community：the Hisayama study. Neurology, 77：1126-1134, 2011.

15) Mukai N, et al：Alternative measures of hyperglycemia and risk of Alzheimer's disease in the community：the Hisayama study. J Clin Endocrinol Metab, 102：3002-3010, 2017.

16) Chang PY, et al：Vascular complications of diabetes：natural history and corresponding risks of dementia in a national cohort of adults with diabetes. Acta Diabetol, 58：859-867, 2021.

17) Chiu WC, et al：Progress of diabetic severity and risk of dementia. J Clin Endocrinol Metab, 100：2899-2908, 2015.

18) Podolski N, et al：Effects of regular physical activity on the cognitive performance of type 2 diabetic patients：a systematic review. Metab Syndr Relat Disord, 15：481-493, 2017.

19) Cai YH, et al：Effect of exercise on the cognitive function of older patients with type 2 diabetes mellitus：a systematic review and meta-analysis. Front Hum Neurosci, 16：876935, 2022.

20) Kössler T, et al：Associations between cognitive performance and Mediterranean dietary pattern in patients with type 1 or type 2 diabetes mellitus. Nutr Diabetes, 10：10, 2020.

21) Araki A, et al：Low intakes of carotene, vitamin B_2, pantothenate and calcium predict cognitive decline among elderly patients with diabetes mellitus：the Japanese Elderly Diabetes Intervention Trial. Geriatr Gerontol Int, 17：1168-1175, 2017.

22) Nam GE, et al：BMI, weight change, and dementia risk in patients with new-onset type 2 diabetes：a nationwide cohort study. Diabetes Care, 42：1217-1224, 2019.

23) Marseglia A, et al：Participating in mental, social, and physical leisure activities and having a rich social network reduce the incidence of diabetes-related dementia in a cohort of Swedish older adults. Diabetes Care, 42：232-239, 2019.

24) Katon WJ, et al：Comorbid depression is associated with an increased risk of dementia diagnosis in patients with diabetes：a prospective cohort study. J Gen Intern Med, 25：423-429, 2010.

25) McMillan JM, et al：Impact of pharmacological treatment of diabetes mellitus on dementia risk：systematic review and meta-analysis. BMJ Open Diabetes Res Care, 6：e000563, 2018.

26) Campbell JM, et al：Metformin use associated with reduced risk of dementia in patients with diabetes：a systematic review and meta-analysis. J Alzheimers Dis, 65：1225-1236, 2018.

27) Zhang JH, et al：Metformin use is associated with a reduced risk of cognitive impairment in adults with diabetes mellitus：a systematic review and meta-analysis. Front Neurosci, 16：984559, 2022.

28) Jin Y, et al：The effects of dipeptidyl peptidase-4 inhibitors and glucagon-like peptide 1 receptor agonists on cognitive functions in adults with type 2 diabetes mellitus：a systematic review and meta-analysis. Acta Diabetol, 57：1129-1144, 2020.

29) Zhou JB, et al：Impact of antidiabetic agents on dementia risk：a Bayesian network meta-analysis. Metabolism, 109：154265, 2020.

30) Tang H, et al：Newer glucose-lowering drugs and risk of dementia：a systematic review and meta-analysis of observational studies. J Am Geriatr Soc, jgs.18306, 2023.

31) Cukierman-Yaffe T, et al：Effect of dulaglutide on cognitive impairment in type 2 diabetes：an exploratory analysis of the REWIND trial. Lancet Neurol, 19：582-590, 2020.

32) Mone P, et al：Empagliflozin improves cognitive impairment in frail older adults with type 2 diabetes and heart failure with preserved ejection fraction. Diabetes Care, 45：1247-1251, 2022.

33) ElSayed NA, et al：Older adults：standards of care in diabetes— 2023. Diabetes Care, 46 (Suppl 1)：S216-S229, 2023.

34) Dunning T, et al：New IDF guideline for managing type 2 diabetes in older people. Diabetes Res Clin Pract, 103：538-540, 2014.

35) LeRoith D, et al：Treatment of diabetes in older adults：an Endocrine Society clinical practice guideline. J Clin Endocrinol Metab, 104：1520-1574, 2019.

36) 日本老年医学会, 日本糖尿病学会：高齢者糖尿病診療ガイドライン2023, 南江堂, 2023.

37) Toyoshima K, et al：Development of the Dementia Assessment Sheet for Community-based Integrated Care System 8-items, a short version of the Dementia Assessment Sheet for Community-based Integrated Care System 21-items, for the assessment of cognitive and daily functions. Geriatr Gerontol Int, 18：1458-1462, 2018.

38) Abbatecola AM, et al：Severe hypoglycemia is associated with antidiabetic oral treatment compared with insulin analogs in nursing home patients with type 2 diabetes and dementia：results from the DIMORA study. J Am Med Dir Assoc, 16：349.e7-12, 2015.

39) Chen Y, et al：Effect of different blood glucose intervention plans on elderly people with type 2 diabetes mellitus combined with dementia. Eur Rev Med Pharmacol Sci, 21：2702-2707, 2017.

40) Martocchia A, et al：The effects of the glycaemic control on the severity of the delirium in the advanced phase of Alzheimer's disease. F1000Res, 9：1470, 2020.

41) Thorpe CT, et al：Tight glycemic control and use of hypoglycemic medications in older veterans with type

2 diabetes and comorbid dementia. Diabetes Care, 38 : 588-595, 2015.

42) Hambling CE, et al : Older people with Type 2 diabetes, including those with chronic kidney disease or dementia, are commonly overtreated with sulfonylurea or insulin therapies. Diabet Med, 34 : 1219-1227, 2017.

43) Munshi MN, et al : Simplification of insulin regimen in older adults and risk of hypoglycemia. JAMA Intern Med, 176 : 1023-1025, 2016.

44) Giugliano D, et al : Feasibility of simplification from a basal-bolus insulin regimen to a fixed-ratio formulation of basal insulin plus a GLP-1RA or to basal insulin plus an SGLT2 inhibitor : BEYOND, a randomized, pragmatic trial. Diabetes Care, 44 : 1353-1360, 2021.

45) Secnik J, et al : Glucose-lowering medications and post-dementia survival in patients with diabetes and dementia. J Alzheimers Dis, 86 : 245-257, 2022.

46) Secnik J, et al : Diabetes in a large dementia cohort : clinical characteristics and treatment from the Swedish dementia registry. Diabetes Care, 40 : 1159-1166, 2017.

47) Hatano Y, et al : Low hemoglobin A1c and low body mass index are associated with dementia and activities of daily living disability among Japanese nursing home residents with diabetes. Geriatr Gerontol Int, 19 : 854-860, 2019.

48) Abdelhafiz AH, et al : Deintensification of hypoglycaemic medications-use of a systematic review approach to highlight safety concerns in older people with type 2 diabetes. J Diabetes Complications, 32 : 444-450, 2018.

49) Seidu S, et al : Deintensification in older patients with type 2 diabetes : a systematic review of approaches, rates and outcomes. Diabetes Obes Metab, 21 : 1668-1679, 2019.

50) Niznik JD, et al : Effect of deintensifying diabetes medications on negative events in older veteran nursing home residents. Diabetes Care, 45 : 1558-1567, 2022.

51) Sinclair AJ, et al : Clinical guidelines for type 1 diabetes mellitus with an emphasis on older adults : an executive summary. Diabet Med, 37 : 53-70, 2020.

52) Hopkins R, et al : Management of adults with diabetes and cognitive problems. Diabetes Spectr, 29 : 224-237, 2016.

53) Secnik J, et al : Cholinesterase inhibitors in patients with diabetes mellitus and dementia : an open-cohort study of ∼23,000 patients from the Swedish Dementia Registry. BMJ Open Diabetes Res Care, 8 : e000833, 2020.

54) Peng X, et al : A Growing link between circadian rhythms, type 2 diabetes mellitus and Alzheimer's disease. Int J Mol Sci, 23 : 504, 2022.

55) Feldman PD, et al : Retrospective cohort study of diabetes mellitus and antipsychotic treatment in a geriatric population in the United States. J Am Med Dir Assoc, 5 : 38-46, 2004.

56) Lindenmayer JP, et al : Hyperglycemia associated with the use of atypical antipsychotics. J Clin Psychiatry, 62 (Suppl 23) : 30-38, 2001.

6 呼吸器疾患

Q1 呼吸器疾患と認知症は関係するか？

A
- 慢性閉塞性肺疾患（COPD）の患者では，COPD でない患者と比較して認知症や軽度認知障害（MCI）が多くみられる．
- 認知症の併存は，インフルエンザや COVID-19 の予後不良因子である．
- COVID-19 の罹患により認知機能が低下するケースがある．

Q2 認知症に呼吸器疾患が併存する場合，呼吸器疾患の治療で注意すべき点は何か？

A
- 吸入療法については，症状改善，吸入手技などの習得，介護負担から，開始・継続の適否を判断する．
- 吸入抗コリン薬の使用が認知機能を低下させるとの報告はない．
- 呼吸リハビリテーションは，認知機能の改善効果が期待でき，積極的に勧めるべきである．
- ワクチン接種（インフルエンザ，帯状疱疹など）には認知症予防効果の報告もあるが，副反応には留意する．

Q3 認知症に呼吸器疾患が併存する場合，認知症の治療（薬物療法・非薬物療法）で注意すべき点は何か？

A
- コリンエステラーゼ（ChE）阻害薬について，コントロール不良の喘息や COPD 患者での使用に注意が必要である．
- 認知症に対する非薬物療法としての運動療法は，併存する呼吸器疾患による運動時の呼吸困難や SpO_2 低下に注意しながら実施するべきである．

解説

▶ COPD と認知症との関連

Yohannes ら[1]は，メタ解析により，COPD 患者における認知機能低下の有病率を評価しており，COPD における MCI の有病率は 25％で，すべての認知機能障害を含めると 32％［95％CI：18 to 38］であった．対象集団によるばらつきはあるものの，非常に高い頻度で併存することに注意が必要である．

Wang ら[2]は，コホート研究のみを対象にシステマティックレビューを実施し，定量的評価の可

能な 3 つの前向きコホート研究のメタ解析により，COPD 患者はハザード比（HR）1.46 ［95％CI：1.22 to 1.75］で有意に高い認知症発症リスクを有すると報告している．

　一方，Wen ら[3]は，アルツハイマー型認知症などの認知症の患者を除外し，COPD 患者における動脈血酸素分圧（PaO_2）と認知機能の関連についてシステマティックレビューを実施し，9 つの報告からなる対象患者数 714 人のメタ解析により，PaO_2 は認知機能低下と中等度の相関がみられたと報告している（$r=0.405$ ［95％CI：0.31 to 0.55］）．COPD が認知機能低下をきたすメカニズムについては，低酸素血症との関連を示す報告が多く，Thakur ら[4]は，$SpO_2 \leqq 88％$ の患者では認知機能低下のリスクがオッズ比（OR）5.45 ［95％CI：1.014 to 29.2］と高いことを報告している．さらに，酸素療法が認知機能低下を抑制するとの報告もみられる[4,5]．なお，低酸素血症のほかには，慢性炎症や $PaCO_2$，COPD の重症度，COPD 増悪歴なども認知機能低下に関与すると考えられている[6,7]．

　本領域の代表的な研究の一つである Singh らの報告[8]は，COPD 患者で MCI が有意に多く発症することを報告している．興味深いことに，記憶のドメインが低下する Amnesic MCI の発症に有意差はなかったが，記憶のドメインに低下がなく言語・視空間認知・実行機能のいずれかに低下のみられる Non-amnesic MCI の発症が有意に多かった（HR：1.83 ［95％CI：1.04 to 3.23］）．他の文献においても，記憶の低下もみられるものの，視空間認知や実行機能，注意の低下が目立つとの報告が多い[9]．

　一方，Irani ら[10]は，気管支喘息と認知機能との関連についてのメタ解析を行い，喘息が認知機能に影響することが示されたが，高齢者については明らかでなかった．また，間質性肺疾患においても重症例で認知機能の低下が多くみられたとする報告がある[11]．

▶ COVID-19・インフルエンザと認知症との関連

　COVID-19 では，罹患後症状（いわゆる後遺症）として認知機能低下を発症する症例がある．Badenoch らのシステマティックレビュー[12]では，COVID-19 罹患後（平均追跡期間：77 日 ［範囲：14 to 182］）に残存する精神神経学的症状の割合 ［95％CI］として睡眠障害が 27.4％ ［21.4 to 34.4］と最も多く，続いて疲労 24.4％ ［17.5 to 32.9］，客観的な認知機能低下 20.2％ ［10.3 to 35.7］，不安 19.1％ ［13.3 to 26.8］および心的外傷後ストレス 15.7％ ［9.9 to 24.1］と報告されている．ただし，罹患後症状の定義として用いられることの多い診断・発症 3 ヵ月後の認知機能や記憶の障害は，グローバルな研究からの推定で 2.2％，わが国からは 7％ と報告されている[13,14]．

　Crivelli ら[15]は，認知機能低下の既往がない COVID-19 患者の Montreal Cognitive Assessment（MoCA）スコアをメタ解析により健常者と比較し，COVID-19 罹患後の患者では健常者と比較して平均 0.94 点 ［95％CI：-1.59 to -0.29］低く，実行機能や注意，記憶に点数差がみられた．他のシステマティックレビューも同様に結論している．COVID-19 による認知機能低下は長期に持続するが，12 ヵ月後や 18 ヵ月後での回復の報告もある[16]．

　オミクロン株が中心となって以降，COVID-19 の罹患後症状のリスクが低減しているとの報告もあるが，変化がないとの報告もある．また，COVID-19 に対するワクチン接種により，COVID-19 の罹患後症状のリスクが低減すると報告されており[16]，認知機能低下をきたすリスクも低減すると考えられる．

他方，認知症が COVID-19 の予後不良因子であることも多く報告されている．厚生労働省『新型コロナウイルス感染症（COVID-19）診療の手引き・第9.0版』[17]を参照すると，わが国からの報告では認知症はリスク因子として挙げられていないが，米国疾病予防管理センター（CDC）のまとめとして，認知症などの神経疾患が"エビデンスレベル：高"として重症化に関連する基礎疾患として記載されている．オミクロン株の出現後，COVID-19 に罹患した高齢者が誤嚥性肺炎などで死亡するケースも多いとされており，認知症が予後に与える影響はさらに大きくなると推定される．

なお COVID-19 に限らず，肺炎の発症がその後の認知症の発症リスクと関連するとの結果が，複数の観察研究で報告されている[18]．因果関係が逆である可能性や交絡因子の存在を考慮する必要はあるが，傾向スコアマッチングによりバイアスを少なくした近年の研究でも，肺炎発症から2年間では肺炎非発症者よりも急速な Mini Mental State Examination（MMSE）スコアの低下がみられた[19]．なお，肺炎を長期の認知症リスクとする報告も多いが，この研究では3年後以降の肺炎非発症者との MMSE の差は低減した．わが国における約1万人のコホート研究では，多因子を十分に調整すると肺炎は認知症のリスクとならなかったが，基本チェックリストでフレイルと判断される患者においては，肺炎がその後の認知症の発症に有意に関連した[20]．肺炎に伴う全身性炎症や低酸素血症，あるいはせん妄の合併などが認知機能に影響すると推定される．

インフルエンザについても，わが国における保険データベースを用いた後ろ向き研究で，認知症の併存がインフルエンザ発症後の肺炎合併や死亡リスクになると報告されている[21]．

認知機能低下が COPD および喘息診療に与える影響

Gershon ら[22]の研究では，認知機能低下の併存は COPD 診断前後に呼吸機能検査を受けていないことと関連した．スパイロメトリーは認知症併存患者に禁忌ではないが，患者の協力を要する検査であり不十分な評価となる可能性がある．呼吸機能検査ができないときの COPD 診断・治療の管理手順が日本呼吸器学会より公開されているので参照にされたい[23]．呼吸機能検査ができないからCOPD を治療しないという判断になってはならない．

Gershon らの住民コホート研究[24]では，COPD と診断された患者がガイドラインで推奨された治療を受けていない要因の一つとして，認知症の併存が関与した．65歳以上の COPD あるいは喘息の患者の横断研究では，患者の MMSE スコアが低いほど吸入手技やアドヒアランスは不良で，多変量解析では唯一有意な関連を示した[25]．

ドライパウダー吸入薬の正しい吸入操作ができるかを，吸入薬を使用したことのないナーシングホーム入所中の認知症者（MMSE 10〜24点，10秒間息止めができる）を対象に検討した研究では，MMSE のスコアが低いほど吸入手技習得に問題が多かった．ただし，最終的には40人中38人が吸入手技を習得した[26]．同様に，COPD 患者を対象に吸入手技のトレーニングプログラムの効果を前向きに観察した Luley らの研究[27]でも，トレーニング開始時の誤操作は MMSE が低いほど多かったが，トレーニングによる誤操作の減少と MMSE の間に相関はなく，MMSE が低くてもトレーニングが十分に有効であった．軽度の認知機能低下のみで吸入療法はできないと判断してしまうことは不適切であり，薬剤師などの他職種とも協力して複数回の吸入指導により正しい吸入法を習得させることが肝要である．ただし，前述の Luley らの報告[27]でも，MMSE 14点でトレーニングの効果がみられなかった者もいる．認知機能低下が高度な患者では，どのようにトレーニングし

ても吸入手技を新たに習得することができないケースもあると推察される．そのようなケースでは，気管支拡張薬としてβ_2刺激薬の経皮吸収型製剤を代替薬として使用することも多い．また，Luley らの研究[27]では，さまざまな吸入デバイスが対象となっているが，デバイス間に顕著な差はなく，いずれのデバイスでも教育の効果はみられた．Iamthanaporn らの報告[28]では，加圧噴霧式定量吸入器（pressurized metered-dose inhaler：pMDI, エアゾールを吸入するタイプのデバイス）でエラーが多く，ディスカスタイプのデバイスで教育1ヵ月後のエラーが最も少なかった．しかし，近年流通している pMDI は薬剤の噴射時間が長くなっており，薬剤の噴射と吸気の同調は容易になっている．pMDI には力強く吸う必要がないという長所もあり，認知症者に適したデバイスは一概には決め難い．

安定期 COPD 患者の呼吸リハビリテーションの完遂率を認知機能低下の併存の有無で比較した Cleutjens らの研究[29]では，認知機能低下の併存例で完遂率が低かった．Pierobon らの報告[30]では，重症以上の COPD 患者において，運動トレーニングのアドヒアランスと認知機能低下の関連は明らかでなかったが，自己申告に基づく解析であることが影響していると推察される．経験的にも，認知機能低下はリハビリテーションを阻害する因子の一つではあるが，一方で，前述の Cleutjens らの研究[29]で，呼吸リハビリテーションの効果は認知機能低下の併存の有無と関連がなく，いずれの群でも運動耐容能，呼吸器疾患の健康関連 QOL，抑うつ，疾患知識は改善した．

O'Conor らの COPD 患者の前向きコホート研究[31]で，全体的な認知機能低下（MMSE≦24 点）は不十分な吸入手技に関連し，流動性知能（作業性記憶，処理スピード，実行機能）の低下は，薬物療法のアドヒアランス低下と不十分な吸入手技，定期通院を怠ることに関連した．一方，結晶性知能については，いずれとも有意な関連がみられなかった．

重要なこととして，これらの認知機能低下は前項で記載したように COPD 患者に高頻度にみられ，疾患そのものに付随する症候でもある．疾患が進行すると認知機能低下を併存する頻度も高くなり，セルフマネジメント教育を阻害する．一方で，疾患早期に一度習得した吸入手技は，認知機能が高度に低下しても予想以上に継続できることが多い．COPD 患者のこのような側面からも，セルフマネジメント教育，呼吸リハビリテーション，薬物療法を早期に開始することが重要である．

一方，呼吸リハビリテーションに関する前述の研究の多くで，すでに認知症と診断されている患者は除外されている．認知機能が高度に低下している場合には，呼吸リハビリテーションや吸入手技の習得だけでなく，禁煙さえできないことも多い．在宅酸素療法を使用している慢性呼吸器疾患患者を対象にした Annaka らの報告[32]では，同居家族による評価で，MoCA スコア≦25 点で在宅酸素療法の不十分な管理が有意に多かった．高度な認知症併存患者での慢性呼吸器疾患管理に関するエビデンスはないが，それぞれのケースで実施できることが何かを検討し，全人的に患者を支えなければならない．

▶ 呼吸器疾患の治療が認知機能に与える影響

France らの前向き観察研究[33]では，6週間の呼吸リハビリテーションの前後で，ベースラインで認知機能低下のあった患者（MoCA スコア＜26 点）の MoCA スコアが有意に改善した（Δ 1.6±2.4, $p=0.004$）．同様に，Aquino らの研究[34]でも，COPD 患者（軽症～中等症）の運動トレーニングの前後で認知機能のさまざまなドメイン（長期記憶，言語流暢性，注意能力，失行，論理的思

考）が有意に改善し，その改善は有酸素運動だけの群よりもレジスタンス運動を組み合わせた群でさらに大きかった．Bonnevie らの多施設観察研究[35] では，観察開始時に軽度の認知機能低下があった安定期 COPD 患者では，運動療法とセルフマネジメント教育からなるリハビリテーション後に MoCA スコアの有意な改善がみられ（21 点［IQR：20 to 24］から 22 点［IQR：20 to 26］，$p<$ 0.01），3ヵ月後まで維持された（24 点［IQR：21 to 26］，$p<0.01$）．また，セルフマネジメントへの介入を薬物療法および運動療法の有無でランダム化した Lavoie らの研究[36] で，いずれの群でも，つまりセルフマネジメント教育のみの群でも MoCA スコアが改善した．いずれの研究も，介入前と介入後の比較であるため，多くのバイアスがありエビデンスレベルは低いが，一貫した結果が得られている．軽度の認知機能低下がある患者には呼吸リハビリテーションが認知機能をも改善させると推定される．

ただし，これらの研究の多くで，すでに認知症と診断されている患者は除外されている．明らかな認知症を併存する呼吸器疾患患者のセルフマネジメント教育やリハビリテーションについての研究報告はない．進行した認知症を併存する症例では多くの障壁があると推定されるが，原則として認知症を併存した COPD 患者においても呼吸リハビリテーションを実施すべきである．

COPD の薬物療法の中心は長時間作用性抗コリン薬（LAMA）と長時間作用性 β_2 刺激薬（LABA）からなる吸入気管支拡張薬である．気管支喘息の薬物療法の中心は吸入ステロイドであるが，LAMA と LABA からなる吸入気管支拡張薬，あるいはロイコトリエン受容体拮抗薬も使用される．COPD や喘息に対する吸入抗コリン薬が認知機能低下の原因となるかを直接評価した報告はみられなかったが，吸入療法のアドヒアランスと認知症発症との関連をみた後ろ向きコホート研究がある[37]．本報告で，アドヒアランス良好な群がアドヒアランス不良な群と比較して認知症を発症するリスクは，HR 0.88［95%CI：0.57 to 1.35］で統計学的有意差なく，薬物療法が認知症を予防する効果も促進する作用も明らかにならなかった．また，セルフマネジメントへの介入を薬物療法の有無でランダム化した Lavoie らの研究で，チオトロピウムを含む群でも含まない群でも MoCAスコアは同程度に改善した[36]．十分なエビデンスはないものの，吸入薬の全身性の影響は小さく，吸入抗コリン薬は認知機能低下のリスクにならないと推定される．

喘息治療薬であるロイコトリエン受容体拮抗薬については，動物モデルでシステイニルロイコトリエン受容体 1 がアミロイド β による神経毒性に関わるとの知見がある[38]．ヒトにおいては，わが国のデータベース研究で，喘息に対してモンテルカストを服用する患者で認知症の発症が少なかったとする報告がある（HR：0.42［95%CI：0.20 to 0.87]）[39]．ノルウェーのデータベース研究でも同様の結果が得られている[40]．

▶ ワクチン接種と認知症

多くの観察研究で，ワクチン接種を受けた者で受けていない者より認知症の発症が少ないと報告されている．Wu らのシステマティックレビュー[41] において 17 の論文が抽出され，そのメタ解析では，ワクチンの種類ごとに，インフルエンザワクチンでは HR 0.74［95%CI：0.63 to 0.87］，帯状疱疹ワクチンでは HR 0.69［95%CI：0.67 to 0.72］，破傷風・ジフテリア・百日咳の混合ワクチン（わが国では成人での適応なし）では HR 0.69［95%CI：0.58 to 0.82］で認知症発症の低減と関連した．なお，肺炎のワクチンは HR 0.68［95%CI：0.41 to 1.13］で，統計学的な有意差には至ら

なかった．インフルエンザワクチンについては，接種回数3回以下では有意差がなく，4回以上の接種者で有意に認知症の発症が減少した（HR：0.51［95%CI：0.32 to 0.80］）．背景にある健康意識などが影響している可能性もあるが，社会的因子など多くの要因を調整した研究でも，認知症の発症が減少していた．いずれのワクチンにも同様の効果がみられることから，対象となる感染症予防そのものの効果ではないと推定され，現時点では生物学的なメカニズムは不明である．また，近年登場した帯状疱疹サブユニットワクチンやCOVID-19ワクチンでの評価はない．

▶ 認知症がCOVID-19診療に与える影響

COVID-19に罹患した認知症者において，認知症の併存がCOVID-19の治療に与える影響をみた研究はいまだ少ない．前述のとおり認知症の併存は予後不良の因子であるほか，せん妄の併存も多いと推定される．オミクロン株の流行以降は，COVID-19が軽快しても，既存疾患の悪化や誤嚥性肺炎の併発で，治療が長期化しADL低下や死亡に至るケースが多いとされている．実際のケアは症例ごとに異なると思われるが，認知症者においては，できるだけ慣れた環境に近づけること，リハビリテーションによって身体活動を維持すること，時間や場所を頻回に伝えることで見当識を維持させること，口腔ケアを実施すること，モニター類や静脈ラインなどを最小限にすること，興奮が強いときには抗精神病薬が必要なこともあるが最小限にすることなどが重要である．

▶ 認知症の治療が呼吸器疾患に与える影響

認知症治療薬のChE阻害薬であるドネペジル，ガランタミン，リバスチグミンには，添付文書上，気管支喘息または閉塞性肺疾患，あるいはこれらの既往歴のある患者で慎重投与と記載されている．

しかし，Stephensonらによるデータベース研究[42]では，COPDと認知症の併存例において，新規にChE阻害薬を開始された群では，傾向スコアマッチングさせたコントロール群と比較して，投与開始60日間におけるCOPDによる救急受診，入院，増悪，あるいは全呼吸器疾患での救急受診について差はみられなかった．一方，Mahanらによる小規模な後ろ向き研究[43]では，ChE阻害薬使用開始90日でのCOPD増悪の頻度について，統計学的有意差はないものの，ChE阻害薬使用群で増悪の頻度が高かった（19% vs 7%，p＝0.133）．これらは実態調査であり，マッチングさせたコントロール群と比較しているとはいえ，主治医の判断がバイアスとして関与しうる．また，前述の研究で抽出できるほどの増悪でなくても，ChE阻害薬により呼吸器症状が悪化しているケースもあると推察される．

Lampelaらの実態調査[44]においても，COPDや喘息の患者では，COPDや喘息の併存のない患者よりも，認知症の治療としてメマンチンが使用され，その傾向はCOPDや喘息に使用している治療薬が多いほど強かった．

エビデンスはないものの，認知症に対するChE阻害薬の使用は，特にコントロール不良の閉塞性換気障害の患者には注意が必要である．投与する場合にも，呼吸器症状の悪化がないかを慎重に観察しなければならない．

認知症に対する非薬物療法としての運動療法は，併存する呼吸器疾患による運動時の呼吸困難やSpO_2低下に注意しながら，積極的に勧めるべきである．

モデル事例

85歳, 男性. 歩行中にふらふらと倒れこんでしまって来院. 胸部X線にて右下葉に浸潤影がみられ肺炎の診断で入院加療となった. 既往歴としてCOPDとアルツハイマー型認知症があり, 吸入LAMAのチオトロピウムを定期吸入していた.

入院時, 患者は傾眠でチオトロピウムを吸入できる状態ではなく中止された. 呼吸困難の訴えはなく, 室内気SpO2 94%で喘鳴も聴取しなかった. そのため, COPD増悪としてのβ刺激薬のネブライザー吸入や全身ステロイドの投与は実施せず, アンピシリン・スルバクタムによる抗菌薬治療を実施し, 気管支拡張薬としてβ_2刺激薬の経皮吸収型製剤を貼付した. 抗菌薬が奏効し, 5日後には意識は清明となった. しかし, 記憶の障害は明らかで, 午前に受けた検査のことも午後にはほとんど覚えていなかった. チオトロピウムの吸入を再開できるか心配されたが, 試みに再度処方したところ, 簡単な見守りで問題なく吸入できた.

退院後の外来で, 患者は「何ともない」と答えるのみである. しかし, 同居の娘に聞くと屋内の階段で以前よりゼーゼーしているとのことである. そのため, 吸入薬をチオトロピウムとオロダテロールの吸入LAMA/LABA合剤に変更した.

COPDとアルツハイマー型認知症の併存症例が肺炎のために入院した. COPD増悪に対しては抗菌薬に加えて, 気管支拡張薬の吸入, 全身ステロイド投与が基本の治療であるが, 細菌性肺炎の所見が明らかである一方, 気道狭窄の所見が軽ければ, 抗菌薬治療のみでよいケースも多い. 認知症の症例では, ステロイド投与はせん妄の誘因・増悪因子になり, その他の治療も最小限にすることが肝要である. また, 吸入薬を使用できないときには経皮吸収型製剤が有効な選択肢の一つである.

一方, 以前から使用している吸入薬は, 認知機能が低下しても継続できることが多い. ただし, 医療者や家族により正しい回数の吸入が実施されているかの確認が, 手技の確認と共に必要と思われる.

外来診療では, 中等症～重症の気流閉塞があっても, 記憶の障害のある患者では, 症状を訴えないことが多い[45]. いつも同じ回答のときには認知症を疑うべきであるし, 認知症者の回答は鵜呑みにできない. 身体所見や介護者からの報告を参考に状態を把握する必要がある. 吸入薬を変更するときには, すでに使い慣れている吸入デバイスを生かすようにする方がよいと思われる.

85歳, 女性. 気管支拡張症のため咳や痰の症状が続いていて, 少量のエリスロマイシン, 去痰薬で加療されていた. しばしば肺炎の合併があり, そのたびに抗菌薬で治療された. 最近, 物忘れが目立つようになり, MMSE 22点であった. さらに, 同居の息子が病死し独居となってからは, 不安も強く, 昔から親しくしている近所の民生委員に頻回に相談をするようになった. 息切れの訴えは強くないが, 来院時SpO2 92%で, 軽労作でSpO2 86%程度に低下した. 安静時動脈血ガスで, pH 7.41, PaO2 61 mmHg, PaCO2 46 mmHgであった.

外来には, 親しくしている民生委員と来院した. 民生委員の協力と訪問看護を入れることで, 服薬管理は大きく改善した. 在宅酸素療法は, 保険適用の基準に該当しないことに加えて, 独りでは管理できない可能性, 不安や混乱を悪化させる可能性を考えて導入しなかった.

毎回民生委員と来院し，ほかに連絡のとれる親戚はいないとのことであり，本人と民生委員に，病状は進行すること，呼吸状態が急に悪化することもあることを伝えた．在宅診療の選択肢も提示して検討してもらった．

　認知症者のケアにおいては，慢性呼吸器疾患併存の有無に関わらず，生活や服薬管理のサポートなど社会的支援の体制を整えることが非常に重要である．慢性呼吸器疾患が安定しないときには，どうしてもその治療に専念しがちであるが，多職種で生活全体を見直すことが，予想以上に呼吸器疾患の管理も改善させることが多い．

　認知症の有無に関わらず，適切な時期に，今後予想される病状の進行を共有することが重要である．また，通院が困難になると予想される患者については，あまり遅くならない段階で在宅診療の選択肢も検討してもらうことがよいと思われる．全国の在宅診療医へのアンケート調査では，「息切れのため一人で外出できなくなったとき」に在宅診療がよいとの回答が多かったので参考にされたい[46]．

文献

1) Yohannes AM, et al：Cognitive impairment in chronic obstructive pulmonary disease and chronic heart failure：a systematic review and meta-analysis of observational studies. J Am Med Dir Assoc, 18：451. e1-451.e11, 2017.

2) Wang Y, et al：Association between chronic obstructive pulmonary disease and dementia：systematic review and meta-analysis of cohort studies. Dement Geriatr Cogn Dis Extra, 9：250-259, 2019.

3) Wen XH, et al：The relationship between cognitive function and arterial partial pressure O_2 in patients with COPD：a meta-analysis. Medicine (Baltimore), 97：e9599, 2018.

4) Thakur N, et al：COPD and cognitive impairment：the role of hypoxemia and oxygen therapy. Int J Chron Obstruct Pulmon Dis, 5：263-269, 2010.

5) Karamanli H, et al：Assessment of cognitive impairment in long-term oxygen therapy-dependent COPD patients. Int J Chron Obstruct Pulmon Dis, 10：2087-2094, 2015.

6) Dodd JW, et al：Cognitive function in COPD. Eur Resp J, 35：913-922, 2010.

7) Zhang X, et al：Chronic obstructive pulmonary disease as a risk factor for cognitive dysfunction：a meta-analysis of current studies. J Alzheimers Dis, 52：101-111, 2016.

8) Singh B, et al：A prospective study of chronic obstructive pulmonary disease and the risk for mild cognitive impairment. JAMA Neurol, 71：581-588, 2014.

9) Yin M, et al：Patterns of brain structural alteration in COPD with different levels of pulmonary function impairment and its association with cognitive deficits. BMC Pulm Med, 19：203, 2019.

10) Irani F, et al：Is asthma associated with cognitive impairments？ A meta-analytic review. J Clin Exp Neuropsychol, 39：965-978, 2017.

11) Bors M, et al：Cognitive function in idiopathic pulmonary fibrosis. Chron Respir Dis, 12：365-372, 2015.

12) Badenoch JB, et al：Persistent neuropsychiatric symptoms after COVID-19：a systematic review and meta-analysis. Brain Commun, 4：fcab297, 2021.

13) Wulf Hanson S, et al：Estimated global proportions of individuals with persistent fatigue, cognitive, and respiratory symptom clusters following symptomatic COVID-19 in 2020 and 2021. JAMA, 328：1604-1615, 2022.

14) 厚生労働省：新型コロナウイルス感染症(COVID-19)診療の手引き 別冊 罹患後症状のマネジメント 第3.0版, 2023.

15) Crivelli L, et al：Changes in cognitive functioning after COVID-19：a systematic review and meta-analysis. Alzheimers Dement, 18：1047-1066, 2022.

16) Kubota T, et al：Neuropsychiatric aspects of long COVID：a comprehensive review. Psychiatry Clin Neurosci, 77：84-93, 2023.

17) 厚生労働省：新型コロナウイルス感染症(COVID-19)診療の手引き 第9.0版, 2023.

18) Vetrano DL, et al：Fostering healthy aging：the interdependency of infections, immunity and frailty. Ageing Res Rev, 69：101351, 2021.

19) Hendel MK, et al：Impact of pneumonia on cognitive aging：a longitudinal propensity-matched cohort study. J Gerontol A Biol Sci Med Sci, 78：1453-1460, 2023.

20) Khairan P, et al：Pneumonia and subsequent risk of dementia：evidence from the Japan Gerontological evaluation study. Int J Geriatr Psychiatry, 37：10.1002/gps.5825, 2022.

21) Miyashita K, et al：Risk factors for pneumonia and death in adult patients with seasonal influenza and establishment of prediction scores：a population-based study. Open Forum Infect Dis, 8：ofab068, 2021.

22) Gershon AS, et al：Patient and physician factors associated with pulmonary function testing for COPD：a population study. Chest, 145：272-281, 2014.

23) 日本呼吸器学会：COVID-19流行期日常診療における慢性閉塞性肺疾患(COPD)の作業診断と管理手順, 2021.

24) Gershon AS, et al：Factors associated with nonreceipt of recommended COPD medications：a population study. Chest, 160：1670-1680, 2021.

25) Turan O, et al：Parameters affecting inhalation therapy adherence in elderly patients with chronic obstructive lung disease and asthma. Geriatr Gerontol Int, 17：999-1005, 2017.

26) Fraser M, et al：The role of cognitive impairment in the use of the Diskus inhaler. J Am Med Dir Assoc, 13：390-393, 2012.

27) Luley MC, et al：Training improves the handling of inhaler devices and reduces the severity of symptoms in geriatric patients suffering from chronic-obstructive pulmonary disease. BMC Geriatr, 20：398, 2020.

28) Iamthanaporn C, et al：Cognitive impairment according to Montreal Cognitive Assessment independently predicts the ability of chronic obstructive pulmonary disease patients to maintain proper inhaler technique. BMC Pulm Med, 23：144, 2023.

29) Cleutjens FAHM, et al：The impact of cognitive impairment on efficacy of pulmonary rehabilitation in patients with COPD. J Am Med Dir Assoc, 18：420-426, 2017.

30) Pierobon A, et al：COPD patients' self-reported adherence, psychosocial factors and mild cognitive impairment in pulmonary rehabilitation. Int J Chron Obstruct Pulmon Dis, 12：2059-2067, 2017.

31) O'Conor R, et al：Effects of health literacy and cognitive abilities on COPD self-management behaviors：a prospective cohort study. Respir Med, 160：105630, 2019.

32) Annaka H, et al：Cognitive function and the ability to operate long-term oxygen therapy equipment：an exploratory study. Int J Environ Res Public Health, 19：10708, 2022.

33) France G, et al：Cognitive function following pulmonary rehabilitation and post-discharge recovery from exacerbation in people with COPD. Respir Med, 176：106249, 2021.

34) Aquino G, et al：Effects of combined training vs aerobic training on cognitive functions in COPD：a randomized controlled trial. Int J Chron Obstruct Pulmon Dis, 11：711-718, 2016.

35) Bonnevie T, et al：Mid-term effects of pulmonary rehabilitation on cognitive function in people with severe chronic obstructive pulmonary disease. Int J Chron Obstruct Pulmon Dis, 15：1111-1121, 2020.

36) Lavoie KL, et al：Behavioural interventions targeting physical activity improve psychocognitive outcomes in COPD. ERJ Open Res, 5：00013-2019, 2019.

37) Liao KM, et al：The association between adherence and dementia in chronic obstructive pulmonary disease. Medicine (Baltimore), 98：e15646, 2019.

38) Tang SS, et al：Involvement of cysteinyl leukotriene receptor 1 in $A\beta_{1-42}$-induced neurotoxicity in vitro and in vivo. Neurobiol Aging, 35：590-599, 2014.

39) Ishikura Y, et al：Leukotriene receptor antagonist use and dementia risk in patients with asthma：a retrospective cohort study. In Vivo, 35：3297-3303, 2021.

40) Grinde B, et al：Prescription database analyses indicates that the asthma medicine montelukast might protect against dementia：a hypothesis to be verified. Immun Ageing, 14：20, 2017.

41) Wu X, et al：Adult vaccination as a protective factor for dementia：a meta-analysis and systematic review of population-based observational studies. Front Immunol, 13：872542, 2022.

42) Stephenson A, et al：Cholinesterase inhibitors and adverse pulmonary events in older people with chronic obstructive pulmonary disease and concomitant dementia：a population-based, cohort study. Drugs Aging, 29：213-223, 2012.

43) Mahan RJ, et al：COPD exacerbation and cholinesterase therapy in dementia patients. Consult Pharm, 31：221-225, 2016.

44) Lampela P, et al：Asthma and chronic obstructive pulmonary disease as a comorbidity and association with the choice of antidementia medication among persons with Alzheimer's disease. J Alzheimers Dis, 73：1243-1251, 2020.

45) Meek PM, et al：Memory for symptoms in COPD patients：how accurate are their reports？ Eur Respir J, 18：474-481, 2001.

46) AMED長寿・障害総合研究事業 長寿科学研究開発事業「呼吸不全に対する在宅緩和医療の指針に関する研究(研究代表者：三浦久幸)」：在宅診療における非がん性呼吸器疾患・呼吸器症状の緩和ケア指針, 2022.

6

7 誤嚥性肺炎・摂食嚥下障害

Q1 誤嚥性肺炎・摂食嚥下障害と認知症は関係するか？

A
- 認知症の進行により誤嚥性肺炎・摂食嚥下障害のリスクは高まる．
- 誤嚥性肺炎・摂食嚥下障害が認知症の発症や悪化につながる可能性はあるが，まだ十分な報告はない．

Q2 認知症に誤嚥性肺炎・摂食嚥下障害が併存する場合，肺炎・摂食嚥下障害の治療で注意すべき点は何か？

A
- 非認知症者と比較して，認知症者では肺炎の予後は不良である．
- 誤嚥対策においては，ワクチンを含めた肺炎予防が何より重要である．
- 経過中に脱水，電解質異常，低栄養に陥りやすいことに留意する．
- 重度認知症者の摂食嚥下障害に対する経管栄養は，褥瘡形成リスクであるほか，生存期間や QOL についてもベネフィットが少ない．
- エンドオブライフ期の抗菌薬，人工栄養や水分は，死亡率の減少とは結びつかない．

Q3 認知症に誤嚥性肺炎・摂食嚥下障害が併存する場合，認知症の治療（薬物療法・非薬物療法）で注意すべき点は何か？

A
- 摂食嚥下障害に伴う服薬困難に注意して処方と剤形の見直しを行う．
- 肺炎発症や低栄養に伴うせん妄の出現，およびその行動・心理症状（BPSD）との鑑別に注意する．
- 食事や食事中の環境調整により認知機能の改善も期待できる．

解説

▶ 誤嚥性肺炎・摂食嚥下障害と認知症との関連

　認知症が進行すると，脳の変性に伴い，肺炎発症および摂食嚥下障害を併存することが多い[1]．欧州の平均 85 歳前後の認知症高齢者コホートのメタ解析では，摂食嚥下障害を有する認知症者は，実に 72.4%［95%CI：26.7 to 95.0］前後と高い分布を示す[2]．重度認知症の施設高齢者を対象とした前向きコホート研究において，調査期間中に肺炎，摂食嚥下障害を呈する入所者は次第に増加し，18 ヵ月間の発生率は 41.1%，85.8% であった．また，最初の肺炎，摂食嚥下障害を示してから 6 ヵ月後の死亡率が高く，46.7%，38.6% であった[3]．

　認知症および摂食嚥下障害は，それぞれが独立した低栄養のリスク因子であるが[4]，摂食嚥下障

害を有すると，エネルギー摂取のほか，微量元素や栄養素の摂取も不足しがちになる．例えば，血清ビタミンD濃度が低値（<25 nmol/L）の人は全認知症およびアルツハイマー型認知症の発症リスクが有意に高いといった報告がある（ハザード比（HR）：1.33 [95%CI：1.15 to 1.54]，HR：1.87 [95%CI：1.03 to 3.41]）[5]．

認知症者が摂食嚥下障害を有すると脱水状態にもなりやすい[6]．脱水および認知症は誤嚥性肺炎の発症のリスク因子といった報告もある（オッズ比（OR）：8.02 [95%CI：2.72 to 23.64]および1.62 [95%CI：1.03 to 2.54]）[7]．脱水は認知パフォーマンスの低下をきたすとの報告があるが，認知症者における調査では十分でない[8]．

認知症者の誤嚥性肺炎の現状とその方策

認知症者の肺炎関連死リスクは非認知症者と比べて約2倍といった報告が複数ある（OR：2.15 [95%CI：1.63 to 2.83][9]；OR：2.22 [95%CI：1.44 to 3.42][10]）．肺炎治療のための広域スペクトラムの抗菌薬は，多剤耐性菌の原因となる．原因菌としては，嫌気性菌の検出は頻繁ではなく[11]，*Candida albicans*, *Staphylococcus aureus*, methicillin-resistant *S. aureus*, *Pseudomonas aeruginosa* の検出が，誤嚥性肺炎による死亡と関連していたとされる[12]．

認知症であることに加え，肺炎および摂食嚥下障害を有すると，脱水や電解質異常をきたしていることも多い（リスク比（RR）：1.87 [95%CI：1.55 to 2.25]）[13]．約6万人の誤嚥性肺炎患者を対象としたわが国の報告でも，経口摂取量と脱水に有意な関連が認められている[14]．誤嚥性肺炎を含む全肺炎において，脱水は発症から7〜31日間の死亡率と関連する（OR：2.27 [95%CI：1.82 to 2.82]）[14]．また，認知症，重症度の高い肺炎，低栄養は，せん妄の発症頻度が高い[15]．

まずは，誤嚥性肺炎発症に関連する薬物の整理をすることが望ましい．抗精神病薬については，第一世代（OR：1.68 [95%CI：1.39 to 2.04]），第二世代（OR：1.98 [95%CI：1.67 to 2.35]）の服用はともに肺炎発症のリスクが高くなる[16]．また，抗コリン薬は，脳卒中，死亡率，肺炎，せん妄，身体機能の低下，健康関連QOLの低下，治療反応性の低下や症状増悪による治療変更という複合的な転帰と関連することが示唆されており，抗コリン薬（抗コリン作用を有する薬物）の多用は，入院や死亡に至る重症肺炎発症リスクを高めたとされる報告もあるため（OR：1.36 [95%CI：1.29 to 1.43]），なるべく別の作用機序の薬物に変更する[17]．HMG-CoA還元酵素阻害薬（スタチン）は，肺炎リスクを低下する（OR：0.88 [95%CI：0.80 to 0.98]）という報告がある一方，市中肺炎では低下は認められないなど，スタチン類の肺炎に対する効果は定まっていない．しかし，薬物有害事象としてミオパチーがあり，その際は嚥下障害も呈することに注意する[18]．

そして，適切な飲水の励行あるいは補液を考慮する．肺炎発症の患者に，一定以上の水分を毎日摂取するよう教育的アドバイスを行ったところ，その後の医療用途の機会（受診など）が減少したという海外の研究報告もある[14]．

肺炎発症予防に口腔ケアの重要性は広く知られている．歯科医師，歯科衛生士や専門知識を有している介護士など専門家による口腔ケアは，非専門家が口腔ケアを行うよりも肺炎発症が少ない傾向にある（RR：0.87 [95%CI：0.69 to 1.09]）[19]．具体的には，ブラッシングのほか頬粘膜の内側や舌表面を綿棒で拭いとったり，義歯の洗浄，口腔をすすいだりすることである．また，エビデンスの質は高くないが，専門家による口腔ケアは，通常の口腔ケアよりも，介護施設居住者の肺炎死を

減少させる可能性も示唆されている（RR：0.41 [95％CI：0.24 to 0.72）[19]．

ワクチン接種による肺炎発症予防効果は周知のところである．近年では，流行ウイルスと抗原型が一致したインフルエンザワクチンの接種は，肺炎およびインフルエンザによる施設入所高齢者の入院の抑制効果に加え[20]，SARS-CoV-2 の共感染の頻度と ICU 入院の頻度の減少も報告されている（OR：0.70 [95％CI：0.65 to 0.77]，OR：0.71 [95％CI：0.54 to 0.94]）[21]．

高齢者に公費助成されている肺炎球菌ワクチン接種であるが，慢性の基礎疾患を有する市中高齢者を対象としたランダム化比較試験（RCT）において，インフルエンザワクチン単独接種群と比較して，23 価型肺炎球菌ワクチン（PPSV23）とインフルエンザワクチンとの併用接種群では，75 歳以上の高齢者と歩行困難者の肺炎による入院頻度が低下し[22]，施設入所高齢者の RCT においても，肺炎球菌性肺炎と全肺炎の発症，および肺炎球菌性肺炎による死亡が少なかった[23]．

認知症者が大半を占める施設居住者の医療・介護関連肺炎（nursing and healthcare-associated pneumonia：NHCAP）の主な発症機序の一つは誤嚥性肺炎であり，わが国の NHCAP の検出菌の第一位が肺炎球菌である（11 件，2,678 人のメタ解析）[24]．したがって，インフルエンザ・肺炎球菌・SARS-CoV-2 のワクチン接種は強く推奨するところである．

▶ 認知症者の摂食嚥下障害治療への方策

摂食嚥下障害は，認知症や認知機能低下とともに，低栄養のリスク因子であるため，栄養摂取を改善する手立てを行う[4]．

介護施設居住の摂食嚥下障害患者の誤嚥予防は，食事形態の調整，食事介助，食事の姿勢（椅子に座れない場合は 30 度以上のベッドギャッジアップ，チンダウン），嚥下方法の工夫［複数回に分けて嚥下する，努力性嚥下（舌に力を入れ口蓋に強く押しつけながら嚥下することにより，舌根部の後退運動を強め，喉頭蓋谷への残留を減少させる方法），頭部挙上訓練（舌骨上筋群，喉頭挙上筋群の筋力強化，仰臥位で足の先を見るように頭を上げる），声門上嚥下法（息を止めてから飲み込み，咳をする方法），前舌保持嚥下法（別名：マサコ法，舌根部と咽頭後壁の摂食不全に対し，前舌を軽く噛んだまま空嚥下をすることにより咽頭後壁隆起を増大させる訓練法），メンデルソン法（嚥下時に喉頭を上方位に保持する方法）］などの嚥下リハビリテーションを個々の精神的・身体的状態にあわせて導入する．また，薬物療法（アンジオテンシン変換酵素阻害薬，アマンタジン，レボドパ，シロスタゾール），感覚刺激（香辛料，温度，経頭蓋磁気刺激法，神経筋電気刺激）が行われている[25,26]．

認知症者が摂食嚥下障害を呈すると，物性を考慮した嚥下調整食が供されることが多い[27]．認知症者においてネクター状，ハニー状と通常の粘性の液体を比較したクロスオーバー試験では，ハニー状の液体が誤嚥を防げたとされる[27]．レビー小体型認知症者の嚥下障害においても，ネクター状あるいはチンダウン姿勢による介入よりも，ハニー状粘性の液体の有益性が示されているが，いずれもエビデンスの質は高くない[28]．一方で，物性を考慮した嚥下調整食自体が脱水や低栄養をきたす原因となる可能性も示唆されている[29]．

その他，認知障害や認知症者の摂食嚥下障害において，経口摂取量や栄養・水分の状態の改善・維持，補給を促進するための介入（経口栄養補給，食品調整，嚥下障害管理，食事介助，飲食の社会的要素［食事環境，スタッフトレーニング］の支援）の有効性が示唆されたが，栄養状態に対す

る短期的なプラスの効果は小さく，長期的な効果は不明確である[30,31].

他方，食事の介助は，ボランティアの手による場合でも，エネルギー，タンパク質，脂肪の摂取量の改善が期待できるという報告もある[32].

認知症が重度になると摂食嚥下障害が顕在化してくることが多く，経管栄養が導入されることが多いが，胃瘻を含めて経管栄養を導入した患者の生存時間，QOL，苦痛の軽減，死亡率の低下，BPSD の減少，栄養状態の改善，家族や介護者のうつや不安症状，介護負担，介護の満足度などの改善は認められたという報告はほとんどない[33,34].　むしろ，経管栄養（胃瘻）を導入している重度認知症者の肺炎発症のリスクは高く（OR：3.56 [95％CI：2.32 to 5.44]），さらに，経管栄養導入者には褥瘡形成のリスクが認められるとされる報告も複数ある（OR：2.25 [95％CI：1.92 to 2.63]）[33,35].　家族などの介護負担度が高い介護者は 75％に上り，このうち 44％の介護者が，最重度の介護負担を感じている[34].

肺炎・摂食嚥下障害の治療に対し，コリンエステラーゼ阻害薬（ドネペジル，ガランタミン，リバスチグミン），メマンチンに関し，注意すべき問題を示唆するシステマティックレビューはない.

▶ 誤嚥性肺炎・摂食嚥下障害が併存する認知症治療への対応

嚥下障害を有する認知症者の固形経口剤形（solid oral dosage form）の飲み込みづらさに対し，最も頻繁に報告されている介入は，服薬指導（服薬内容の整理，剤形変更，服薬時の液体粘度調整など）である[36].　内服薬についても，抗コリン薬の多用は，認知機能低下リスクを高めると報告されているため，なるべく別の作用機序の薬物に変更する[17,37].

肺炎および摂食嚥下障害を有すると，認知機能低下にもつながる脱水や電解質異常をきたしていることも多い[13].　また，認知症，重症度の高い肺炎，低栄養，電解質異常は，それぞれがせん妄のリスクであり，BPSD との鑑別が大切になる[15].

認知症や認知機能低下は，摂食嚥下障害とともに，低栄養のリスク因子である.　したがって，摂食を改善する方策を行う[4].

咀嚼回数と認知機能の関係が多数報告されている.　前向きコホート研究においても，咀嚼回数が少ないと認知機能の急速な低下を示しており，（ばらつきがあるが）歯が 10 本前後以下，咀嚼回数が少ないことが認知症発症のリスク因子であることから，日頃の口腔ケアと咀嚼をある程度必要とする嚥下調整食を供することに配慮する[38].　また，食事中の環境調整（音楽，食事の改善，食器やテーブルクロスの調整，食事中の会話）の介入によって，BPSD が減少したという弱いエビデンスがある[39].　特に食事介入は，ボランティアの手による場合でも，認知機能の改善が認められたとの報告がある[32].

さまざまな方策を試しても肺炎を繰り返し，また摂食が困難である場合はエンドオブライフ期としての対応が必要となる.

2010 年代前半の頃，重度認知症者に対する抗菌薬の使用は，生命予後を改善するが，QOL を改善しなかったという報告に加え[40]，施設入所重度認知症の前向きコホート（男性）においては，抗菌薬は生命を延長させたが，多くの場合は数日間だけであり（投薬 10 日間死亡率 HR：0.51 [95％CI：0.30 to 0.87]，10 日後死亡率 HR：1.5 [95％CI：0.42 to 5.2]），全体として抗菌薬は死亡率と関連していなかった（HR：0.70 [95％CI：0.38 to 1.30]）と報告されている[41].

先行研究のもと，2020年前後の英国のエンドオブライフ期コホート研究では，死亡の1年前に緩和ケア医を受診した認知症者は，未受診者よりも25％抗菌薬使用が少なかった（調整OR：0.74［95％CI：0.68 to 0.81］）と報告された[42]．

最近では，患者やその家族が希望に沿ったエンドオブライフ期ケアを受ける過程において，アドバンス・ケア・プランニングが必要とされる．患者主導の事前指示書（リビング・ウィルなど）や，生命維持治療の制限をする医師指示書（PTO）がエンドオブライフ期における無益なケアを防ぎ，ケアの質を向上させることができると考えられている．肺炎や嚥下障害におけるPTO（抗菌薬（経口・非経口）の投与中止，人工栄養や水分補給の中止，入院の中止）の介入効果報告であるが，PTO数は，2010年を境とした前後の約5年間の比較においては倍増（それぞれ38.1％ vs 64.9％；$p < 0.001$，40.0％ vs 81.7％；$p < 0.001$，28.1％ vs 69.5％；$p < 0.001$）し，実施時期も有意に早くなった一方，苦痛や嚥下障害など人生の最後の数日間に経験する有症率はほとんど変わりがなかった[43]．

したがって，患者とその家族を含めた多職種連携のもと，その患者にとって残された日々の幸福な幕引きができるよう，話し合いを重ね，支援をしていくことも選択の一つである．

モデル事例

軽度アルツハイマー型認知症の87歳の独居女性．毎日昼食は，宅配サービスを利用している．その日は応答がなく配達人が家の中で倒れているところを発見し救急搬送された．室内は暑く30℃に達していたが，エアコンの稼働はなく窓は閉じられたままだった．意識は軽度低下，ツルゴール反応陽性，胸部X線にて右下肺野の浸潤影とクレアチンキナーゼの高値，さらにはミオグロビン尿が認められ，肺炎，脱水による横紋筋融解症と診断した．

軽度アルツハイマー型認知症の肺炎症例である．体温調節機能の低下に加え，口渇の自覚症状が少なく，飲水量減少もあり，家の中で熱中症，脱水，横紋筋融解症を呈した．アルツハイマー型認知症の摂食嚥下障害は，重度期の食事の拒否（開口しない，吐き出すなど）が代表的であるが，本症例のように誘因があると肺炎発症が認められる．本患者は，高血圧および脂質異常症のため，降圧薬のほかスタチンを内服していた．したがって，補水，抗菌薬による肺炎治療のほか，スタチンの内服中止を行う．また，このような独居高齢者の上記再発予防として，家族およびケアマネジャーに環境調整を依頼する（スマート家電を用いたエアコンの遠隔管理，飲水機会のリマインダーの連絡など）．

介護施設入所中のレビー小体型認知症の82歳，男性．最近，食事時，食卓からすぐ立ち上がってうろうろ歩き回ったり，また被毒妄想が出現し食事をはねのけたりと，経口からの栄養摂取が難しい状態が続いていた．その日は特に症状が顕著であり，拒否が強かったがどうにかバイタルを測定したところ，SpO_2は90％と低く，血圧は118/68 mmHgであった．息苦しいなどの訴えはなく，咳嗽や喀痰も明らかではなかった．近医を受診したところ，胸部X線にて右下肺野の浸潤影が認められ，肺炎と診断された．もともと，嚥下障害は認められ，嚥下調整食は供されていた．

レビー小体型認知症に肺炎を発症した事例である．上気道防御反射，筋力，換気応答の低下のため，肺炎発症を示唆する臨床症状（咳・痰の喀出・呼吸困難感）が薄かったと考えられる．本症例においては，呼吸状態の低下を原因とした“せん妄”を呈した一方，料理が盛られている皿の模様が“虫”に見えたため“食事をはねのける”などの“幻視”症状も認められた．抗菌薬による肺炎治療後は，上気道防御反射を高める方策（香辛料，温度）を加え，ハニー状など物性を考慮した嚥下調整食を模様のない白い皿で供する．食事前の準備運動（顔や頸部の筋肉の緊張を解くため）も可能な範囲で導入する．摂食時の姿勢は頭部屈位，食後の姿勢は30度以上2時間の座位を保持させるようにする．本人の嫌がらない範囲で口腔ケアを導入する．消化管運動の機能低下を併存しやすいため，繊維の多い食事の供給や，消化管運動機能改善薬の併用も考慮する．パーキンソン症状を併存している場合が多いが，トリヘキシフェニジルなど抗コリン作用を有する薬物は避け，ドパミン製剤は内服継続する．

文献

1) van der Steen JT, et al：Severe dementia and adverse outcomes of nursing home-acquired pneumonia：evidence for mediation by functional and pathophysiological decline. J Am Geriatr Soc, 50：439-448, 2002.

2) Fatemeh R, et al：The global prevalence of oropharyngeal dysphagia in different populations：a systematic review and meta-analysis. J Transl Med, 20：175, 2020.

3) Mitchell SL, et al：The clinical course of advanced dementia. N Engl J Med, 361：1529-1538, 2009.

4) Fávaro-Moreira NC, et al：Risk factors for malnutrition in older adults：a systematic review of the literature based on longitudinal data. Adv Nutr, 7：507-522, 2016.

5) Kalra A, et al：Association of vitamin D levels with incident all-cause dementia in longitudinal observational studies：a systematic review and meta-analysis. J Prev Alzheimers Dis, 7：14-20, 2020.

6) Herke M, et al：Environmental and behavioural modifications for improving food and fluid intake in people with dementia. Cochrane Database Syst Rev, 7：CD011542, 2018.

7) Manabe T, et al：Risk factors for aspiration pneumonia in older adults. PLoS One, 10：e0140060, 2015.

8) Wittbrodt MT, et al：Dehydration impairs cognitive performance：a meta-analysis. Med Sci Sports Exerc, 50：2360-2368, 2018.

9) Manabe T, et al：Pneumonia-associated death in patients with dementia：a systematic review and meta-analysis. PLoS One, 14：e0213825, 2019.

10) Foley NC, et al：A systematic review and meta-analysis examining pneumonia-associated mortality in dementia. Dement Geriatr Cogn Disord, 39：52-67, 2015.

11) Bowerman TJ, et al：Antibacterial treatment of aspiration pneumonia in older people：a systematic review. Clin Interv Aging, 13：2201-2213, 2018.

12) Khadka S, et al：Poor oral hygiene, oral microorganisms and aspiration pneumonia risk in older people in residential aged care：a systematic review. Age Ageing, 50：81-87, 2021.

13) Rao A, et al：Outcomes of dementia：systematic review and meta-analysis of hospital administrative database studies. Arch Gerontol Geriatr, 66：198-204, 2016.

14) Hooper L, et al：Effects of fluid and drinking on pneumonia mortality in older adults：a systematic review and meta-analysis. Clin Nutr ESPEN, 47：96-105, 2022.

15) Ahmed S, et al：Risk factors for incident delirium among older people in acute hospital medical units：a systematic review and meta-analysis. Age Ageing, 43：326-333, 2014.

16) Nosè M, et al：Antipsychotic drug exposure and risk of pneumonia：a systematic review and meta-analysis of observational studies. Pharmacoepidemiol Drug Saf, 24：812-820, 2015.

17) Wang K, et al：Anticholinergics and clinical outcomes amongst people with pre-existing dementia：a systematic review. Maturitas, 151：1-14, 2021.

18) Macedo AF, et al：Unintended effects of statins from observational studies in the general population：systematic review and meta-analysis. BMC Med, 12：51, 2014.

19) Liu C, et al：Oral care measures for preventing nursing home-acquired pneumonia. Cochrane Database Syst Rev, 9：CD012416, 2018.

7

20) Pop-Vicas A, et al：Estimating the effect of influenza vaccination on nursing home residents' morbidity and mortality. J Am Geriatr Soc, 63：1798-1804, 2015.

21) Pontiroli AE, et al：Vaccination against influenza viruses reduces infection, not hospitalization or death, from respiratory COVID-19：a systematic review and meta-analysis. J Med Virol, 96：e29343, 2024.

22) Kawakami K, et al：Effectiveness of pneumococcal polysaccharide vaccine against pneumonia and cost analysis for the elderly who receive seasonal influenza vaccine in Japan. Vaccine, 28：7063-7069, 2010.

23) Maruyama T, et al：Efficacy of 23-valent pneumococcal vaccine in preventing pneumonia and improving survival in nursing home residents：double blind, randomised and placebo controlled trial. BMJ, 340：c1004, 2010.

24) 日本呼吸器学会成人肺炎診療ガイドライン2017作成委員会：成人肺炎診療ガイドライン2017, 2017.

25) Chen S, et al：Interventions to prevent aspiration in older adults with dysphagia living in nursing homes：a scoping review. BMC Geriatr, 21：429, 2021.

26) Ebihara T：Comprehensive approaches to aspiration pneumonia and dysphagia in the elderly on the disease time-axis. J Clin Med, 11：5323, 2022.

27) Flynn E, et al：Modifying the consistency of food and fluids for swallowing difficulties in dementia. Cochrane Database Syst Rev, 9：CD011077, 2018.

28) Connors MH, et al：Non-pharmacological interventions for Lewy body dementia：a systematic review. Psychol Med, 48：1749-1758, 2018.

29) Beck AM, et al：Systematic review and evidence based recommendations on texture modified foods and thickened liquids for adults (above 17 years) with oropharyngeal dysphagia：an updated clinical guideline. Clin Nutr, 37：1980-1991, 2018.

30) Abdelhamid A, et al：Effectiveness of interventions to directly support food and drink intake in people with dementia：systematic review and meta-analysis. BMC Geriatr, 16：26, 2016.

31) Abbott RA, et al：Effectiveness of mealtime interventions on nutritional outcomes for the elderly living in residential care：a systematic review and meta-analysis. Ageing Res Rev, 12：967-981, 2013.

32) Saunders R, et al：The effect of volunteers' care and support on the health outcomes of older adults in acute care：a systematic scoping review. J Clin Nurs, 28：4236-4249, 2019.

33) Davies N, et al：Enteral tube feeding for people with severe dementia. Cochrane Database Syst Rev, 8：CD013503, 2021.

34) Lee YF, et al：The efficacy and safety of tube feeding in advanced dementia patients：a systematic review and meta-analysis study. J Am Med Dir Assoc, 22：357-363, 2021.

35) Namasivayam-MacDonald AM, et al：The burden of dysphagia on family caregivers of the elderly：a systematic review. Geriatrics (Basel), 3：30, 2018.

36) Ferreira-Neto CJB, et al：Solid oral dosage forms use in adults with neurological disorders and swallowing difficulties：a scoping review. Dysphagia, 37：909-922, 2022.

37) Nakham A, et al：Interventions to reduce anticholinergic burden in adults aged 65 and older：a systematic review. J Am Med Dir Assoc, 21：172-180, 2020.

38) Tada A, et al：Association between mastication and cognitive status：a systematic review. Arch Gerontol Geriatr, 70：44-53, 2017.

39) Whear R, et al：Effectiveness of mealtime interventions on behavior symptoms of people with dementia living in care homes：a systematic review. J Am Med Dir Assoc, 15：185-193, 2014.

40) Givens JL, et al：Survival and comfort after treatment of pneumonia in advanced dementia. Arch Intern Med, 170：1102-1107, 2010.

41) van der Steen JT, et al：Antibiotics and mortality in patients with lower respiratory infection and advanced dementia. J Am Med Dir Assoc, 13：156-161, 2012.

42) Stall NM, et al：Sex-specific differences in end-of-life burdensome interventions and antibiotic therapy in nursing home residents with advanced dementia. JAMA Netw Open, 2：e199557, 2019.

43) Konttila T, et al：Progress in advance care planning among nursing home residents dying with advanced dementia - Does it make any difference in end-of-life care？ Arch Gerontol Geriatr, 86：103955, 2020.

8 心不全

Q1 心不全と認知症は関係するか？

A
- 心不全患者は，非心不全患者と比較して，認知症の有病率が高く，認知症発症のリスクが高い．
- 心不全発症前における BNP，NT-proBNP などのバイオマーカーの上昇も認知機能障害発症の予測因子であり，心不全の重症度とともに関連が強くなる．
- 共通する背景因子（年齢，高血圧，糖尿病，喫煙歴，貧血，腎機能低下）および併存疾患（心房細動，脳血管障害，動脈硬化性疾患）が関与している可能性がある．

Q2 認知症に心不全が併存する場合，心不全の治療で注意すべき点は何か？

A
- 総死亡，心血管死亡，心不全入院だけではなく，心血管イベントの発症リスクも増加する．
- 心不全に対する治療により一時的には認知機能が改善する可能性はあるが，長期的には悪化する場合が多い．
- 心保護薬やスタチンによる認知機能低下の進行予防に関しても十分なエビデンスはない．
- セルフケアマネジメントプログラムや教育に対する多職種介入は，心不全に対する理解は改善するものの，予後の改善を示したエビデンスは少ない．

Q3 心不全が併存する場合，認知症の治療（薬物療法・非薬物療法）で注意すべき点は何か？

A
- 運動や栄養の改善が認知機能低下の進行予防に有用であるとする十分なエビデンスは少ない．
- コリンエステラーゼ（ChE）阻害薬の投与時には徐脈性不整脈や QTc 延長に注意する必要がある．

解 説

▶ 横断研究における心不全と認知症との関連

横断研究において，心不全患者は認知機能障害の有病率が高いとする研究論文[1-9] は多く報告されている[10]．心不全患者における認知機能障害の有病率は 25〜85％ であったと報告されてお

り[11,12]，メタ解析においても 25～75％に認められたことが報告されている[13]．心不全患者における認知症および認知機能障害の有病率は，年齢，認知症の診断基準，心不全の重症度によって異なり，Yap ら[14] の最近のメタ解析においては，心不全患者における認知機能障害の有病率は平均 41.4％で，認知症の有病率は平均 19.8％であり，メタ回帰解析において患者の年齢が 1 歳増加するごとに 0.082％の認知症のリスクが増加していた．

　認知機能の評価方法による違いについては，早期の認知機能低下の指標である Montreal Cognitive Assessment（MoCA）の 26 点未満の認知機能低下は，高齢心不全患者の 70％以上に認められ[15]，軽度認知障害（MCI）の有病率は 50～80％であったと報告されている[16,17]．ポルトガルの研究においては，心不全患者（平均 63 歳，男性 83％）において MCI（MoCA のカットオフ値は記載なし）が 92％にも認められたと報告されている[18]．その一方で，Mini Mental State Examination（MMSE）を用いて評価した研究においては，平均 60.8 歳（男性 80％）の心不全患者（左室駆出率（LVEF）35％以下，冠動脈病変を有する）においては，MMSE 24 点未満の患者が 3.1％に認められたことが報告されている[19]．

　地域一般住民における疫学研究においては，心不全発症前の段階で，心不全のバイオマーカーである BNP[20] や NT-proBNP[21] レベルが高かった対象者は認知機能が低かったことが報告されている．BNP は特に血管性認知症で高く，アルツハイマー型認知症では差がなかったとの報告も認められる[22]．その他のバイオマーカーとして，高感度トロポニン T 高値が認知機能障害と関連していたこと，NT-proBNP や心血管疾患とは独立して，将来の認知機能低下の予測因子であったことも報告されている[23]．また，心不全患者における認知機能低下のバイオマーカーとして，growth differentiation factor（GDF）15 が有用であったとの報告も認められた[24]．

　心不全の重症度が，認知機能低下の有病率に影響を与えていたとの報告が認められる[2,4,5,12,25]．高齢心不全患者における MoCA 26 点未満の認知機能低下は，NYHA 心機能分類Ⅲ～Ⅳ度の重症心不全患者や最近の入院のあった患者に多かったことが報告されている[15]．また，NYHA 心機能分類Ⅳ度の患者では，NYHA 心機能分類Ⅱ度の患者より認知機能低下が 2.94 倍多かったが，NT-proBNP レベルとは関連がなかったことも報告されている[26]．しかし，心不全の重症度は 18 ヵ月後の認知機能の変化とは関連しなかった[26]．認知症（MMSE 24 点未満）の有病率は，平均 80 歳，女性 53.2％の心不全患者において，軽度心不全 25.2％，中等度～重度心不全 21.6％で同程度であったとも報告されており[3]，意見が分かれている．潜在的な左室機能低下の指標である global longitudinal strain（GLS）を用いて左室機能を評価した研究においては，心血管リスク因子のいずれかを有するが心不全の既往のない対象者において，GLS の低下は MCI との有意な関連は認められなかった[27]．

▶ 心不全と認知機能障害で共通するリスク因子

　心不全患者が認知症を有するリスク因子は，高齢[8,28]，女性[28]，パーキンソン病[28]，末梢血管疾患[28,29]，脳卒中[8,28]，貧血[28]，高血圧[28,30]，心房細動[28]，糖尿病[30]，冠動脈疾患の既往[31] であるとの報告があり，メタ解析においても，高血圧，糖尿病，うつ，喫煙歴[32] と関連していたことが報告されている．血管性認知症は，高血圧，脂質異常症，心房細動，糖尿病がリスク因子であり[33,34]，血管病変が認知機能低下や進行のリスク増加と関連していたとも報告されている[35,36]．高血圧，糖

尿病，肥満，脂質異常症，喫煙，身体的な活動の低下といったリスク因子は，心不全と認知症のリスク因子として共通している[35-37]．

システマティックレビューにおいて心房細動と認知症との関連に脳卒中は関係していなかったことが報告されている[38]．心房細動に関しては脳卒中の既往のない患者においても，認知機能低下や認知症のリスクが1.26倍になるとの報告が認められる[39]．

▶ 心房細動と認知症

心不全患者に心房細動が合併すると認知機能障害のリスクが1.94倍になるとされている[40]．また，心房細動における心室レートレスポンスが認知機能低下に影響を与えているとの報告も認められた[41]．メタ解析において，心房細動があると認知症発症のリスクが1.42倍増加するとの報告も認められる[42]．心房細動の罹患期間も認知症発症と強く関連すること[43]，心房細動に対する抗凝固薬投与が認知機能低下の進行を抑制することが報告されている[44,45]．

▶ 心不全患者における認知機能低下のドメイン

心不全患者は同年代の人と比べて認知機能低下のリスクが高く，記憶[15,16,46,47]，精神運動速度[15,46]，注意[15,16,46,47]，高次機能[15,16,46,47]のドメインの障害に関する報告が多く，認知処理速度に障害があるとの報告も認められる[16,48,49]．

▶ 心不全患者における認知機能低下の機序

心不全患者における認知機能障害のメカニズムに関する論文が報告されているが[10]，決定的なものはない．心拍出量低下[50]，心係数の低下[51]，心駆出率低下[25]，心不全に伴う神経体液因子による炎症，脳の微小血管機能障害[52]，脳血流の低下，血圧レベルなどが関与している可能性が示されている．心駆出率の保たれた心不全（HFpEF）患者では拡張機能低下は認知機能低下に関連していたことが報告されている[53]．低血圧が認知機能の低下した心不全患者に多く，その結果として脳血流が低下していることを示唆した報告[2,25]や，心不全に伴う脳血流低下が認知機能と関連していたとの報告[54]もある．また心不全患者では，NYHA心機能分類や心駆出率と関連して脳血管の反応性低下が認められたとする報告[55]や，貧血や腎機能障害が認知機能低下と関連していたとする報告も認められる[56]．左房のサイズや機能が重要であるとの報告もあり[57]，地域一般住民における6年間の追跡データでは2Dストレインで評価した左房機能が認知症の新規発症の予測因子であったことが報告されている[58]．しかし，Hajdukら[32]のシステマティックレビューにおいては，心機能の変化や血圧の変化と認知機能の変化との関連は，論文によって意見が分かれており，不明な点が多いとされている．

心不全患者における神経解剖学的な局所の血流低下が認知機能低下に影響を与えていると考えられており[59]，脳の画像診断においては，灰白質の減少[11,44,60]，海馬の容量[61]や血流低下[11,62]，白質病変増加[44]，脳血管の調節機能低下[44]が認知機能低下と関連していたと報告されている．また，心不全患者においては認知機能，自律神経機能，感情と関連する脳の部位が頭部MRIで障害されていたとする論文も認められる[63]．フラミンガム研究における地域一般住民において，正常範囲の心係数の低下でも頭部MRIにおける脳容量が関連していた[64]．脳の機能的MRI（fMRI）を用いた研

究においては[65]，心不全患者では脳の楔前部（precuneus）の連結性が低下しており，心駆出率，BNP，認知機能低下，社会的および高次認知機能はこの神経ネットワークと関連していたことが報告されている．心脳連関のネットワークにおいては性差が認められ，高齢女性では男性よりも，HFpEF，認知機能低下，たこつぼ症候群などの発症率が高いことの原因の一つである可能性が示唆されている[66]．

心不全患者におけるPETを用いた研究においては，皮質や皮質下の神経炎症（neuroinflammation），脳代謝の低下が認知機能低下と関連していたと報告されている[44,67]．

アルツハイマー型認知症における心臓に関する問題のレビューにおいては，タンパク質のホメオスタシスの機能障害が心筋においても起こるのではないかと推測されている[68]．異常な折り畳み構造のタンパク質によるタンパク質毒性が関与している可能性があるとの報告も認められた[44]．しかし，心不全患者におけるPETで評価したアミロイドβの蓄積を評価した研究のメタ解析では[69]，認知機能低下の有無によってアミロイドβの蓄積に有意差が認められなかった．その一方で，心不全患者において，血清中のリン酸化タウ181（phosphorylated tau protein 181）やニューロフィラメント軽鎖（neurofilament light chain）が，年齢，腎機能，左房容積係数，NT-proBNPと関連し，認知機能低下だけでなく，白質の高吸収域の容量や脳や海馬の萎縮と関連していたことが報告されている[70]．

▶ 心不全による認知症の発症リスク

心不全があると認知機能低下の速度が早いと報告されており[15,46,71]，3つのランダム化比較試験（RCT）の統合解析における45,029人の対象者において，心不全の発症は認知機能の加齢変化を2.0歳進行させていた[72]．メタ解析において，心不全患者は認知症の発症リスクが28％高かったと報告されている[73]．また，一般住民に比べて心不全患者では認知症の発症リスクが21％高く，特に血管性認知症の発症リスクが高かったものの，アルツハイマー型認知症のリスク増加はなかったとする報告も認められる[74]．香港の202,121人の心不全患者を対象としたコホート研究（平均75.3±13.0歳，女性51.3％）では，中央値4.1年の追跡期間に11.0％が新規の認知症を発症したことが報告されている[28]．

BNP高値は，5年後の認知機能低下および新規認知症発症のリスクであることが報告されている[75]．

▶ 認知機能障害と総死亡リスクとの関連

認知機能低下（MMSE）と心血管イベント発症を検討したメタ解析（女性のみ）[76]において，ベースラインのMMSEが5点低下するごとに，心血管疾患12％，心不全37％，心血管死亡35％，総死亡24％のリスク増加が認められた．また，MMSEが1年で1点低下するごとに，心血管疾患4％，脳卒中または一過性脳虚血発作9％，心血管死亡17％，総死亡13％のリスク増加も認められた．

心不全患者に認知機能障害が併存すると死亡率が増加するとする論文はいくつか認められる[77-81]．メタ解析において，心不全患者に認知機能障害が併存すると死亡率が64％増加すると報告されている[82]．

心不全患者（平均85歳）に認知機能低下があると総死亡が，MMSE 24点未満で2.05倍，Mini-Cog 2点以下で2.57倍のリスクが増加したとの報告がある[83]．認知機能評価にMoCAを使用した

研究においては，総死亡に関しては，心不全患者に認知症が併存すると4.51倍の総死亡リスク増加が認められ[28]，心不全患者においてMoCAが1点上昇するごとに9.4％の主要心血管イベント（心血管疾患による再入院，心血管死亡）のリスク増加が認められたことも報告されている[18]．重度の認知機能障害を認めた患者は死亡率が1.53倍高かったことも報告されている[26]．

心不全患者に認知機能障害を認めると，院内死亡率が4.9倍増加していた[81]．

▶ 認知機能障害と心不全再入院リスクとの関連

心不全患者に認知機能障害が併存すると再入院のリスクが増加することを報告した論文が認められる[80,84]．Mini-Cogによる認知機能低下が退院後6ヵ月以内の死亡もしくは再入院の優れた予測指標であったとする報告[85]，MoCAによる認知機能低下（22点以下）が退院後30日以内の再入院もしくは死亡のリスク増加と関連していたとする報告が認められる[86]．

心不全患者に認知機能低下が併存すると30日間の再入院が63％増加し，認知症診断基準を満たさない範囲であっても認知機能検査で低下があると30日間の再入院が29％増加すると報告されている[87]．心不全患者において認知機能が低下すると6ヵ月以内の再入院や死亡が増加していた[3]．

その一方で，認知機能低下は高齢心不全患者の再入院のリスクではなかったとする論文も認められた[88,89]．重度の認知機能障害を認めた患者においても再入院のリスク増加を認めなかったとの報告もあり[26]，研究によって結果は一定していない．

▶ 認知機能障害と心血管イベント・新規心不全の発症リスクとの関連

認知機能低下が，脳卒中や脳卒中死亡のリスクであるとする論文はいくつか認められ[90,91]，メタ解析においても認知機能低下は脳卒中発症や脳卒中死亡のリスク増加と関連していると報告されている[92]．

糖尿病患者における研究においては，認知機能が保たれていた患者と比較して，MMSE 24点未満に認知機能が低下していた患者では主要心血管イベントが1.42倍，心血管死亡が1.56倍，総死亡が1.50倍，MMSE 24～27点の患者ではそれぞれ1.27倍，1.41倍，1.33倍であった[93]．地域一般住民においても，認知機能低下は，心血管疾患，心血管死亡，総死亡のリスク増加の予測因子であるとされている[94]．

心血管疾患の既往もしくは高リスクの糖尿病を有する30,959人の対象者（テルミサルタンの効果を評価した2つのRCTを統合したデータのサブ解析）において，MMSEで評価した認知機能低下が，複合心血管イベント（総死亡，脳卒中発症，心筋梗塞発症，心不全入院）のリスク増加と関連しており，新規心不全入院のリスクも増加させた．MMSE 30点の対象者の心不全入院のリスクは3.2％で，MMSE 24点以下の対象者で6.8％であった（$p<0.0001$）．MMSE 30点の対象者と比較して心不全の入院リスクは，MMSE 29～27点で1.16倍，MMSE 26～24点では1.24倍，MMSE 24点未満では1.38倍の増加が認められた．MMSEのドメインの中で場所のオリエンテーション，注意計算，書字が心不全入院と関連していた[95]．

▶ 心不全治療による認知機能低下の進行抑制

Hajdukら[32]のシステマティックレビューにおいて，心移植のような心機能の大きな改善が認め

られた研究では短期的に認知機能が改善する可能性があるが，心不全患者における認知機能は，12ヵ月以上の追跡を行うと認知機能が低下することが報告されている．軽度〜中等度の運動が，平均年齢65±10歳の心不全患者（69人）における研究において，通常治療に比べてMoCAスコアを増加させたことが報告されている[96]．

地域一般の75歳以上の高齢者では，心不全患者における降圧薬が認知機能に対して保護的に働く傾向があったが，心不全と拡張期血圧値が相加的に認知機能低下のリスクと関連していたことが報告されている[97]．心不全患者においては正常血圧であっても，心保護薬［β遮断薬，アンジオテンシン変換酵素阻害薬（ACEI），アンジオテンシンII受容体拮抗薬（ARB），ミネラルコルチコイド受容体拮抗薬など］が投与されることが多いが，過度の拡張期血圧低下に注意する必要があるものと思われる．心不全患者において，ACEIの投与が認知機能低下抑制に有用であった報告[98]もあるが，メタ解析においては，平均66歳で34%に認知機能障害が発症したが，心不全治療薬であるβ遮断薬，ACEI，ARB，利尿薬，アルドステロン拮抗薬の間で認知機能低下度は有意差に至らなかったことが報告されている[99]．3つのRCTの統合解析における45,029人の対象者において，スタチン投与が，脳卒中や心疾患の予防によって，認知機能の進行を0.15年遅らせることが推測されると報告されているが，有意差には至っていない[72]．

▶ セルフケア

認知機能障害を伴う心不全患者においては，医療に対するアドヒアランス低下[100,101]，セルフケア能力の低下[13,102-104]，疾患認識の低下[105]，生活の質の低下[104,106]があり，再入院[107]や心血管イベントが増加する[108]．セルフケア[104,109]，基本的ADL，服薬アドヒアランス[110]の低下が心不全と認知機能障害の悪循環に陥らせると考えられている．認知機能低下を伴う心不全患者では補助を求めることが少ない傾向にある[111]．心不全に対するセルフケアが不適切である理由として，動機づけやアドヒアランスが低下していることに起因していると考えられている[13]．

メタ解析においては，心不全患者に対するいくつかのセルフケアマネジメントプログラムが再入院を減少させたが，死亡率は減少できていない[112]．教育介入は，心不全に関する知識を改善させたが，セルフケアや再入院までは改善しなかったことが報告されている[113]．MCIを有する心不全入院患者においても，心不全自己管理や心不全に対する知識への介入による30日間の再入院率の減少は得られなかった[113]．MCIを有する心不全患者に対する看護師による介入（brain exercise）によって，認知機能や抑うつが改善し，中でも記憶，作業記憶，ADLを改善できたと報告されている[16]．

▶ 生活習慣

メタ解析[114]において，砂糖を含有する飲料水の消費，スナック，食事量が多いこと，貧血，低ナトリウム血症，低カリウム血症，高血糖，低アルブミン血症が認知機能低下と関連し，糖，カリウム，ヘモグロビンの改善が認知機能の維持もしくは改善と関連していたことが報告されている．ファストフード，砂糖を含む飲料水，加工食品，飽和脂肪の消費が多いこと，果物，野菜，赤肉の消費が少ないことが，前頭葉機能の低下と関連していた[115]．心不全患者における6分間歩行距離は，心駆出率やNYHA心機能分類よりも認知機能低下（MMSE 24点未満）[19]と関連していたことが報告されている[116]．認知機能低下を有する心不全患者においては，サルコペニア・フレイルに

対する運動や栄養の改善に注意する必要がある.

▶ 認知症治療薬の投与時の注意

ChE 阻害薬の投与時は, 徐脈性不整脈の出現に注意する必要がある. 心疾患 (心筋梗塞, 弁膜症, 心筋症など) を有する患者, 電解質異常 (低カリウム血症など) のある患者においては, QTc 延長, 心室頻拍 (Torsade de pointes を含む), 心室細動, 洞不全症候群, 洞停止, 高度徐脈, 心ブロック (洞房ブロック, 房室ブロック) などが現れることがある. また, 洞不全症候群, 心房内および房室接合部伝導障害などの心疾患のある患者においては, 迷走神経刺激作用により徐脈あるいは不整脈を起こす可能性がある.

モデル事例

85 歳, 女性. 呼吸困難にて救急搬送された. 胸部 X 線検査において肺うっ血, 心拡大を認めた. LVEF は 62% と保たれているが, BNP 538.9 pg/mL であり, 三尖弁逆流波の最大速度は 3.2 m/s と上昇していた. 血圧は 182/70 mmHg であるが, 心拍数 102 bpm の心房細動を認め, 酸素飽和度は 86% であった. 独居はしていたが, 最近は薬の飲み忘れが多く, 通院の自己中断が何度か認められた. この 1 年で 3 度目の心不全入院であり, 肺炎での入院歴もあった. 体重がこの 1 年間で 3 kg 減少しており, 歩行速度も低下してきていた.

本症例は, HFpEF を有する高齢女性で, 認知機能低下による内服の忘れ, 通院の自己中断によってクリニカルシナリオ 1 の心不全で緊急入院になった. 心房細動, 高血圧は HFpEF のリスク因子である. 高齢心不全患者においては, 認知機能低下の有病率が高く, 再入院や死亡率増加の原因となる. 本症例は, 独居は可能であったが, MMSE が 17 点であり, 認知症が疑われた. 本症例のように認知機能の低下が, 薬の飲み忘れで気づかれる場合も多く, 本症例においては, 内服薬を単純化するなどのポリファーマシー対策を行い, 訪問ヘルパーなどの在宅支援を用いて確実に内服するように指導を行った. 認知機能の低下とともにサルコペニアが進行し, 心不全にもかかわらず体重は徐々に減少傾向であった. 高齢心不全患者では体重減少が死亡率増加と関連していることも報告されており, 栄養指導や訪問看護により栄養状態の確認も行うこととした. 栄養状態の低下は, リンパ球の減少を生じ, 感染症のリスクも増加させる. 認知機能低下, サルコペニア, フレイルに対する総合的な介入を行い, 再入院を予防することが必要である.

文献

1) Cacciatore F, et al：Congestive heart failure and cognitive impairment in an older population. Osservatorio Geriatrico Campano Study Group. J Am Geriatr Soc, 46：1343-1348, 1998.
2) Zuccalà G, et al：Hypotension and cognitive impairment：selective association in patients with heart failure. Neurology, 57：1986-1992, 2001.
3) Dodson JA, et al：Cognitive impairment in older adults with heart failure：prevalence, documentation, and impact on outcomes. Am J Med, 126：120-126, 2013.
4) Hoth KF, et al：Cardiac dysfunction and cognition in older adults with heart failure. Cogn Behav Neurol, 21：65-72, 2008.
5) Trojano L, et al：Cognitive impairment：a key feature of congestive heart failure in the elderly. J Neurol, 250：1456-1463, 2003.

6) Zuccalà G, et al : Correlates of cognitive impairment among patients with heart failure : results of a multicenter survey. Am J Med, 118 : 496-502, 2005.

7) Athilingam P, et al : Montreal cognitive assessment and mini-mental status examination compared as cognitive screening tools in heart failure. Heart Lung, 40 : 521-529, 2011.

8) Gure TR, et al : Prevalence of cognitive impairment in older adults with heart failure. J Am Geriatr Soc, 60 : 1724-1729, 2012.

9) Abete P, et al : Cognitive impairment and cardiovascular diseases in the elderly. A heart-brain continuum hypothesis. Ageing Res Rev, 18 : 41-52, 2014.

10) Leto L, et al : Cognitive impairment in heart failure patients. J Geriatr Cardiol, 11 : 316-328, 2014.

11) Pressler SJ : Cognitive functioning and chronic heart failure : a review of the literature (2002-July 2007). J Cardiovasc Nurs, 23 : 239-249, 2008.

12) Kindermann I, et al : Cognitive function in patients with decompensated heart failure : the Cognitive Impairment in Heart Failure (CogImpair-HF) study. Eur J Heart Fail, 14 : 404-413, 2012.

13) Currie K, et al : The association between mild cognitive impairment and self-care in adults with chronic heart failure : a systematic review and narrative synthesis. J Cardiovasc Nurs, 30 : 382-393, 2015.

14) Yap NLX, et al : Prevalence and incidence of cognitive impairment and dementia in heart failure - a systematic review, meta-analysis and meta-regression. Hellenic J Cardiol, 67 : 48-58, 2022.

15) Harkness K, et al : Screening for cognitive deficits using the Montreal cognitive assessment tool in outpatients ≥65 years of age with heart failure. Am J Cardiol, 107 : 1203-1207, 2011.

16) Hickman L, et al : Key elements of interventions for heart failure patients with mild cognitive impairment or dementia : a systematic review. Eur J Cardiovasc Nurs, 19 : 8-19, 2020.

17) Vidán MT, et al : FRAIL-HF, a study to evaluate the clinical complexity of heart failure in nondependent older patients : rationale, methods and baseline characteristics. Clin Cardiol, 37 : 725-732, 2014.

18) Fino P, et al : Cognitive performance is associated with worse prognosis in patients with heart failure with reduced ejection fraction. ESC Heart Fail, 7 : 3059-3066, 2020.

19) Graham S, et al : Cognitive function in ambulatory patients with systolic heart failure : insights from the warfarin versus aspirin in reduced cardiac ejection fraction (WARCEF) trial. PLoS One, 9 : e113447, 2014.

20) van den Hurk K, et al : Heart failure and cognitive function in the general population : the Hoorn study. Eur J Heart Fail, 13 : 1362-1369, 2011.

21) Daniels LB, et al : Elevated natriuretic peptide levels and cognitive function in community-dwelling older adults. Am J Med, 124 : 670.e671-e678, 2011.

22) Kondziella D, et al : B-type natriuretic peptide plasma levels are elevated in subcortical vascular dementia. Neuroreport, 20 : 825-827, 2009.

23) Wijsman LW, et al : High-sensitivity cardiac troponin T is associated with cognitive decline in older adults at high cardiovascular risk. Eur J Prev Cardiol, 23 : 1383-1392, 2016.

24) Tung YC, et al : Cognitive impairment and its association with circulating biomarkers in patients with acute decompensated heart failure. J Geriatr Cardiol, 19 : 227-237, 2022.

25) Jurgens CY, et al : Phenotypic profiling of cognitive impairment risk among patients with heart failure : a literature review of the usefulness of cardiac-related variables. Eur J Cardiovasc Nurs, 12 : 109-131, 2013.

26) Huijts M, et al : Cognitive impairment in heart failure : results from the Trial of Intensified versus standard Medical therapy in elderly patients with Congestive Heart Failure (TIME-CHF) randomized trial. Eur J Heart Fail, 15 : 699-707, 2013.

27) Potter EL, et al : Associations of subclinical heart failure and atrial fibrillation with mild cognitive impairment : a cross-sectional study in a subclinical heart failure screening programme. BMJ Open, 11 : e045896, 2021.

28) Ren QW, et al : Incidence, clinical correlates, and prognostic impact of dementia in heart failure : a population-based cohort study. JACC Asia, 3 : 108-119, 2023.

29) Newman AB, et al : Dementia and Alzheimer's disease incidence in relationship to cardiovascular disease in the Cardiovascular Health Study cohort. J Am Geriatr Soc, 53 : 1101-1107, 2005.

30) Haring B, et al : Cardiovascular disease and cognitive decline in postmenopausal women : results from the Women's Health Initiative Memory Study. J Am Heart Assoc, 2 : e000369, 2013.

31) Rosengart TK, et al : Neurocognitive functioning in patients undergoing coronary artery bypass graft surgery or percutaneous coronary intervention : evidence of impairment before intervention compared with normal controls. Ann Thorac Surg, 80 : 1327-1334 ; discussion 1334-1325, 2005.

32) Hajduk AM, et al : Cognitive change in heart failure : a systematic review. Circ Cardiovasc Qual Outcomes, 6 : 451-460, 2013.

33) Korczyn AD, et al：Vascular dementia. J Neurol Sci, 322：2-10, 2012.

34) Anstey KJ, et al：Cholesterol as a risk factor for dementia and cognitive decline：a systematic review of prospective studies with meta-analysis. Am J Geriatr Psychiatry, 16：343-354, 2008.

35) Gorelick PB, et al：Vascular contributions to cognitive impairment and dementia：a statement for healthcare professionals from the American Heart Association/American Stroke Association. Stroke, 42：2672-2713, 2011.

36) Qiu C, et al：A major role for cardiovascular burden in age-related cognitive decline. Nat Rev Cardiol, 12：267-277, 2015.

37) DeCarli C：The role of cerebrovascular disease in dementia. Neurologist, 9：123-136, 2003.

38) Kalantarian S, et al：Cognitive impairment associated with atrial fibrillation：a meta-analysis. Ann Intern Med, 158：338-346, 2013.

39) Stefanidis KB, et al：The effect of non-stroke cardiovascular disease states on risk for cognitive decline and dementia：a systematic and meta-analytic review. Neuropsychol Rev, 28：1-15, 2018.

40) Myserlis PG, et al：Atrial fibrillation and cognitive function in patients with heart failure：a systematic review and meta-analysis. Heart Fail Rev, 22：1-11, 2017.

41) Cacciatore F, et al：Role of ventricular rate response on dementia in cognitively impaired elderly subjects with atrial fibrillation：a 10-year study. Dement Geriat Cogn Disord, 34：143-148, 2012.

42) Santangeli P, et al：Atrial fibrillation and the risk of incident dementia：a meta-analysis. Heart Rhythm, 9：1761-1768, 2012.

43) de Bruijn RF, et al：Association between atrial fibrillation and dementia in the general population. JAMA Neurol, 72：1288-1294, 2015.

44) Goh FQ, et al：Cognitive impairment in heart failure-a review. Biology (Basel), 11：179, 2022.

45) Volgman AS, et al：Management of atrial fibrillation in patients 75 years and older：JACC State-of-the-Art Review. J Am Coll Cardiol, 79：166-179, 2022.

46) Athilingam P, et al：Heart and brain matters in heart failure：a literature review. J N Y State Nurses Assoc, 38：13-19, 2007.

47) Almeida OP, et al：The mind of a failing heart：a systematic review of the association between congestive heart failure and cognitive functioning. Intern Med J, 31：290-295, 2001.

48) Hajduk AM, et al：Cognitive impairment and self-care in heart failure. Clin Epidemiol, 5：407-416, 2013.

49) Hjelm CM, et al：The association between cognitive function and self-care in patients with chronic heart failure. Heart Lung, 44：113-119, 2015.

50) Jefferson AL：Cardiac output as a potential risk factor for abnormal brain aging. J Alzheimers Dis, 20：813-821, 2010.

51) Jefferson AL, et al：Relation of left ventricular ejection fraction to cognitive aging (from the Framingham Heart Study). Am J Cardiol, 108：1346-1351, 2011.

52) Cermakova P, et al：Heart failure and Alzheimer's disease. J Intern Med, 277：406-425, 2015.

53) Faulkner KM, et al：Factors associated with cognitive impairment in heart failure with preserved ejection fraction. J Cardiovasc Nurs, 37：17-30, 2022.

54) Kure CE, et al：Relationships among cognitive function and cerebral blood flow, oxidative stress, and inflammation in older heart failure patients. J Card Fail, 22：548-559, 2016.

55) Georgiadis D, et al：Cerebrovascular reactivity is impaired in patients with cardiac failure. Eur Heart J, 21：407-413, 2000.

56) Pulignano G, et al：Chronic renal dysfunction and anaemia are associated with cognitive impairment in older patients with heart failure. J Cardiovasc Med (Hagerstown), 15：481-490, 2014.

57) Myers SJ, et al：Atrial cardiopathy and cognitive impairment. Front Aging Neurosci, 14：914360, 2022.

58) Wang W, et al：Association of echocardiographic measures of left atrial function and size with incident dementia. JAMA, 327：1138-1148, 2022.

59) Alves TC, et al：Localized cerebral blood flow reductions in patients with heart failure：a study using ^{99m}Tc-HMPAO SPECT. J Neuroimaging, 15：150-156, 2005.

60) Alosco ML, et al：Reduced gray matter volume is associated with poorer instrumental activities of daily living performance in heart failure. J Cardiovasc Nurs, 31：31-41, 2016.

61) Woo MA, et al：Regional hippocampal damage in heart failure. Eur J Heart fail, 17：494-500, 2015.

62) Suzuki H, et al：Hippocampal blood flow abnormality associated with depressive symptoms and cognitive impairment in patients with chronic heart failure. Circ J, 80：1773-1780, 2016.

63) Woo MA, et al：Brain injury in autonomic, emotional, and cognitive regulatory areas in patients with heart failure. J Card Fail, 15：214-223, 2009.

8

64) Jefferson AL, et al : Cardiac index is associated with brain aging : the Framingham Heart Study. Circulation, 122 : 690-697, 2010.

65) Schroeter ML, et al : Heart failure decouples the precuneus in interaction with social cognition and executive functions. Sci Rep, 13 : 1236, 2023.

66) Rossi A, et al : Heart-brain interactions in cardiac and brain diseases : why sex matters. Eur Heart J, 43 : 3971-3980, 2022.

67) Traub J, et al : Chronic neuroinflammation and cognitive decline in patients with cardiac disease : evidence, relevance, and therapeutic implications. Life (Basel) , 13 : 329, 2023.

68) Evangelisti A, et al : The heart of the Alzheimer's : a mindful view of heart disease. Front Physiol, 11 : 625974, 2021.

69) Starmans NLP, et al : Cerebral amyloid-β deposition in patients with heart disease or carotid occlusive disease : a systematic review and meta-analysis. J Neurol Sci, 445 : 120551, 2023.

70) Traub J, et al : Serum phosphorylated tau protein 181 and neurofilament light chain in cognitively impaired heart failure patients. Alzheimers Res Ther, 14 : 149, 2022.

71) Vogels RL, et al : Cognitive impairment in heart failure : a systematic review of the literature. Eur J Heart Fail, 9 : 440-449, 2007.

72) Offer A, et al : Assessment of vascular event prevention and cognitive function among older adults with preexisting vascular disease or diabetes : a secondary analysis of 3 randomized clinical trials. JAMA Netw Open, 2 : e190223, 2019.

73) Li J, et al : Associations between heart failure and risk of dementia : a PRISMA-compliant meta-analysis. Medicine (Baltimore) , 99 : e18492, 2020.

74) Adelborg K, et al : Heart failure and risk of dementia : a Danish nationwide population-based cohort study. Eur J Heart Fail, 19 : 253-260, 2017.

75) Kerola T, et al : B-type natriuretic peptide as a predictor of declining cognitive function and dementia--a cohort study of an elderly general population with a 5-year follow-up. Ann Med, 42 : 207-215, 2010.

76) Leng X, et al : Cognitive function and changes in cognitive function as predictors of incident cardiovascular disease : the Women's Health Initiative Memory Study. J Gerontol A Biol Sci Med Sci, 73 : 779-785, 2018.

77) Lan H, et al : Cognitive impairment predicts mortality in outpatient veterans with heart failure. Heart Lung, 47 : 546-552, 2018.

78) McLennan SN, et al : Prognostic importance of cognitive impairment in chronic heart failure patients : does specialist management make a difference ? Eur J Heart Fail, 8 : 494-501, 2006.

79) Murad K, et al : Burden of comorbidities and functional and cognitive impairments in elderly patients at the initial diagnosis of heart failure and their impact on total mortality : the Cardiovascular Health Study. JACC Heart Fail, 3 : 542-550, 2015.

80) Sokoreli I, et al : Prognostic value of psychosocial factors for first and recurrent hospitalizations and mortality in heart failure patients : insights from the OPERA-HF study. Eur J Heart Fail, 20 : 689-696, 2018.

81) Zuccalà G, et al : The effects of cognitive impairment on mortality among hospitalized patients with heart failure. Am J Med, 115 : 97-103, 2003.

82) Kewcharoen J, et al : Cognitive impairment associated with increased mortality rate in patients with heart failure : a systematic review and meta-analysis. J Saudi Heart Assoc, 31 : 170-178, 2019.

83) Saito H, et al : Cognitive impairment measured by Mini-Cog provides additive prognostic information in elderly patients with heart failure. J Cardiol, 76 : 350-356, 2020.

84) Agarwal KS, et al : Unrecognized cognitive impairment and its effect on heart failure readmissions of elderly adults. J Am Geriatr Soc, 64 : 2296-2301, 2016.

85) Patel A, et al : Mini-Cog performance : novel marker of post discharge risk among patients hospitalized for heart failure. Circ Heart Fail, 8 : 8-16, 2015.

86) Huynh QL, et al : Mild cognitive impairment predicts death and readmission within 30days of discharge for heart failure. Int J Cardiol, 221 : 212-217, 2016.

87) Kewcharoen J, et al : Cognitive impairment and 30-day rehospitalization rate in patients with acute heart failure : a systematic review and meta-analysis. Indian Heart J, 71 : 52-59, 2019.

88) Arslanian-Engoren C, et al : Cognitive dysfunction in older adults hospitalized for acute heart failure. J Card Fail, 20 : 669-678, 2014.

89) Sterling MR, et al : Numeracy, health literacy, cognition, and 30-day readmissions among patients with heart failure. J Hosp Med, 13 : 145-151, 2018.

90) Gale CR, et al : Cognitive impairment and mortality in a cohort of elderly people. BMJ, 312 : 608-611,

1996.

91) Ferrucci L, et al：Cognitive impairment and risk of stroke in the older population. J Am Geriatr Soc, 44：237-241, 1996.

92) Lee M, et al：Cognitive impairment and risk of future stroke：a systematic review and meta-analysis. CMAJ, 186：E536-E546, 2017.

93) de Galan BE, et al：Cognitive function and risks of cardiovascular disease and hypoglycaemia in patients with type 2 diabetes：the Action in Diabetes and Vascular Disease：Preterax and Diamicron Modified Release Controlled Evaluation (ADVANCE) trial. Diabetologia, 52：2328-2336, 2009.

94) Elkins JS, et al：Cognitive function predicts first-time stroke and heart disease. Neurology, 64：1750-1755, 2005.

95) O'Donnell M, et al：Cognitive impairment and risk of cardiovascular events and mortality. Eur Heart J, 33：1777-1786, 2012.

96) Redwine LS, et al：An exploratory randomized sub-study of light-to-moderate intensity exercise on cognitive function, depression symptoms and inflammation in older adults with heart failure. J Psychosom Res, 128：109883, 2020.

97) Qiu C, et al：Heart failure and risk of dementia and Alzheimer disease：a population-based cohort study. Arch Intern Med, 166：1003-1008, 2006.

98) Zuccalà G, et al：Use of angiotensin-converting enzyme inhibitors and variations in cognitive performance among patients with heart failure. Eur Heart J, 26：226-233, 2005.

99) Bratzke LC, et al：Evidence-based heart failure medications and cognition. J Cardiovasc Nurs, 31：62-68, 2016.

100) Mixon AS, et al：Characteristics associated with postdischarge medication errors. Mayo Clin Proc, 89：1042-1051, 2014.

101) Hawkins LA, et al：Cognitive impairment and medication adherence in outpatients with heart failure. Heart Lung, 41：572-582, 2012.

102) Harkness K, et al：Cognitive function and self-care management in older patients with heart failure. Eur J Cardiovasc Nurs, 13：277-284, 2014.

103) Dickson VV, et al：Cognitive influences on self-care decision making in persons with heart failure. Am Heart J, 154：424-431, 2007.

104) Cameron J, et al：Does cognitive impairment predict poor self-care in patients with heart failure？ Eur J Heart Fail, 12：508-515, 2010.

105) Dennison CR, et al：Adequate health literacy is associated with higher heart failure knowledge and self-care confidence in hospitalized patients. J Cardiovasc Nurs, 26：359-367, 2011.

106) Pressler SJ, et al：Cognitive deficits and health-related quality of life in chronic heart failure. J Cardiovasc Nurs, 25：189-198, 2010.

107) Wu JR, et al：Low literacy is associated with increased risk of hospitalization and death among individuals with heart failure. J GenIntern Med, 28：1174-1180, 2013.

108) Gelow JM, et al：Usefulness of cognitive dysfunction in heart failure to predict cardiovascular risk at 180 days. Am J Cardiol, 115：778-782, 2015.

109) Bauer LC, et al：Cognition in heart failure：an overview of the concepts and their measures. J Am Acad Nurse Pract, 23：577-585, 2011.

110) Alosco ML, et al：Cognitive impairment is independently associated with reduced instrumental activities of daily living in persons with heart failure. J Cardiovasc Nurs, 27：44-50, 2012.

111) Lovell J, et al：Self-management of heart failure in dementia and cognitive impairment：a systematic review. BMC Cardiovasc Disord, 19：99, 2019.

112) Jovicic A, et al：Effects of self-management intervention on health outcomes of patients with heart failure：a systematic review of randomized controlled trials. BMC Cardiovasc Disord, 6：43, 2006.

113) Davis KK, et al：Targeted intervention improves knowledge but not self-care or readmissions in heart failure patients with mild cognitive impairment. Eur J Heart Fail, 14：1041-1049, 2012.

114) Stewart MW, et al：Nutrition and cognition in older adults with heart failure：a systematic review. J Gerontol Nurs, 41：50-59, 2015.

115) Viveiros J, et al：Repeated recall as an intervention to improve memory performance in heart failure patients. Eur J Cardiovasc Nurs, 16：724-732, 2017.

116) Chialà O, et al：Relationships between exercise capacity and anxiety, depression, and cognition in patients with heart failure. Heart Lung, 47：465-470, 2018.

8

9　透析

Q1 透析と認知症は関係するか？

A ・透析患者における認知症の頻度は非透析患者と比較して，有病率，新規発症率ともに高い．

Q2 認知症者に透析する場合，透析で注意すべき点は何か？

A ・血液透析（HD）の場合はせん妄のリスクや脱血中の抜針，腹膜透析（PD）については腹膜炎のリスクなど加療中の安全の確保に注意すべきである．さらに，透析に伴う介護者側の負担にも留意すべきである．
・重度認知症者について，透析の開始や終了の判断は個々のケースごとに慎重な判断が求められる．導入前からのアドバンス・ケア・プランニング（ACP）の実施が非常に重要である．

Q3 認知症者に透析する場合，認知症の治療（薬物療法・非薬物療法）で注意すべき点は何か？

A ・心血管危険因子の管理や栄養療法などの多面的介入は，透析患者でも認知機能維持に働く可能性があり，実施を検討する．

解説

▶ 透析患者と認知症

　わが国の透析患者数は年々増加し，またその高齢化も進んでいる．日本透析医学会の年次調査によると，2021 年 12 月 31 日時点の日本における透析患者は 349,700 人，平均年齢は 69.7 歳で，最も割合の高い年齢層は男女とも 70〜74 歳であった．透析導入の原因となる原疾患としては多い順に糖尿病性腎症，慢性糸球体腎炎，腎硬化症などが挙げられ[1]，特に糖尿病性腎症や腎硬化症は高齢者に多い疾患である．また，患者の年齢層の推移をみると，わが国の慢性透析患者数の増加は 70 歳以上の患者数の増加によるものであるとされている[1]．

◼ 透析患者における認知症の有病率および発症率

　透析患者の増加と高齢化に際して，認知症は必ず留意すべき重要な併存疾患である．
　透析患者には認知症者が有意に多いことが広く知られている．台湾の医療保険請求に基づく研究

表 9-1 透析患者における年齢・性別ごとの認知症の併存割合

	65 歳未満	65〜74 歳	75 歳以上
男女計	1.8%	6.8%	22.7%
男性	1.7%	6.3%	19.4%
女性	1.9%	7.6%	27.7%

(文献 4 より作成)

用データベース（NHIRD）を用いた後ろ向きコホート研究によると，透析（HD）群の方が非透析群よりも認知障害の新規発症リスクが高いことが明らかになった（ハザード比（HR）：1.44［95%CI：1.29 to 1.60]）．また透析開始から認知障害発症までの間隔は，非透析群では98.7±46.4ヵ月，透析群では53.5±41.9ヵ月であり，群間差は有意であった[2]．

2000年から2015年の間に発表された英語論文を対象にしたスコープレビューでは，透析患者における認知障害の有病率は6.6〜51%と報告された[3]．また日本では75歳以上の透析患者の約20〜30%が認知症を有するとの報告もある（表9-1)[4]．新潟県佐渡市のトータルヘルス計画（PROST）によると，総合病院通院中の透析患者における検討で，MMSEが24点未満となる頻度は透析患者で有意に高く，多変量調整後のオッズ比（OR）は2.69［95%CI：1.49 to 4.88]であったことが報告されている[5]．

さらに，透析患者においては認知症だけでなくその前段階である軽度認知障害（MCI）を有する割合も一般集団より有意に高い．中国における横断研究では，維持透析群におけるMCIの有病率は60.9%と，一般集団の29.6%よりも有意に高かった[6]．MCIの場合，患者の高齢化による透析の長期化に伴い，経過中に認知症へと移行するケースも少なからず存在すると考えられる．MCIの段階のうちに適切な介入を行うことができれば認知症への移行を抑制することも可能と思われ，高齢透析患者の加療・介護にあたる際には常に認知機能の推移についても留意する必要がある．

透析患者の認知機能は，記憶，注意，実行機能，言語，知覚・運動機能などのうち，複数の領域にわたって障害されることが多いが[7]，北京の11のHDセンターの患者を含む前向きコホート研究では，認知領域のうち，特に記憶や実行機能の障害と死亡率との間に相関が示され，障害されている領域が多いほど死亡率は高かった[8]．また，米国における eGFR 20 mL/min/1.73 m^2 以下の患者を対象とした前向きコホート研究では，追跡調査中に透析に移行した参加者と透析に移行しなかった参加者を比較すると，透析開始群において実行機能が有意に低下していた[9]．

なお，透析患者は高齢，腎機能低下，多剤併用，長時間の拘束，複数の医療デバイスの使用など，せん妄リスクが非常に高い状態となる．そのため認知症の診断にあたっては，せん妄との鑑別が重要となる．日本で行われた75歳以上の透析患者を対象とする後ろ向きコホート研究では，259人中33人（12.7%）にせん妄を認め，せん妄のある群はない群と比較して有意に透析開始1年以内の死亡率が高く，独立して関連していた（調整後 HR：7.16［95%CI：3.49 to 14.7]）[10]．

また，透析患者において認知症が有意に増加する一方で，認知機能低下と慢性腎臓病（CKD）の重症度には有意な関連は認められなかった[11]．

2 認知機能障害の原因

CKDは心血管疾患の独立したリスク因子である．透析患者は腎不全の末期病態であり，認知機

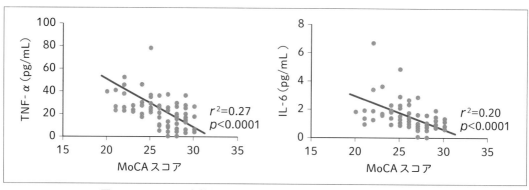

図 9-1　MoCA の点数低下は血中 TNF-α，IL-6 の上昇と相関する

（文献 20 より引用）

能障害の原因は血管性因子と非血管性因子に大別できる．血管性因子としては，年齢，高血圧，動脈硬化，脳血流低下・脳血管障害，糖尿病など，非血管性因子としては，貧血，慢性炎症，栄養障害，抑うつ症状，身体機能の低下などが挙げられる．

a 動脈硬化

透析患者における動脈硬化の進行と認知機能の低下の関連については複数の研究で報告されている[12-14]．このうち，ルーマニアの透析センターにおいて 72 人の HD 患者（平均年齢 56.5±14.0 歳）を対象に行われた前向きコホート研究では，脈波伝播速度（PWV）は認知機能の低下と有意に関連していた[15]．

b 脳血流低下・脳血管障害

HD を使用している患者は，年齢をマッチさせた健常群と比較して脳白質損傷と認知障害が有意に多かったと報告されている[16]．また，英国における 97 人の透析患者を対象とした前向きコホート研究では，HD により平均脳血流は一過性に低下し，透析中の認知機能障害と相関していた．脳血管障害の進行は透析を継続する患者にはみられたが腎移植患者にはみられず，腎移植後に認知機能および脳血流は改善した[17]．PD 患者でも同様に，脳小血管障害（CSVD）と認知機能障害が高い頻度でみられた[18]．

c 貧血

米国における CKD コホート研究（Chronic Renal Insufficiency Cohort（CRIC）study）において，貧血の進行と認知機能低下は強く関連しており，その機序としては慢性貧血による不顕性の脳虚血や，エリスロポエチン産生増加による血管血栓症の促進，一酸化窒素（NO）による活性酸素増加などが考えられている[19]．

d 慢性炎症

腎不全の進行に伴い生じる慢性炎症は，認知症を含む種々の老年疾患の原因となることが知られている．中国の単一施設において実施された前向きコホート研究では，HD 患者において，認知機能の低下と炎症性サイトカインの一種である TNF-α，IL-6 の値の間に有意な相関を認めた（**図 9-1**）[20]．

e 代謝異常，栄養障害

HD患者においては，いわゆる尿毒症をはじめ複数の代謝異常が存在しており，それが認知機能低下と関連していると考えられている．CKD患者を対象にした横断研究において，認知機能はヘモグロビン，血清補正カルシウム，eGFRと統計的に有意な正の相関があり，血液尿素，血清クレアチニン，血清尿酸，血清リン酸，血清カリウム，CKDステージと統計的に有意な負の相関があった[21]．そのほかにも，低ナトリウム血症[22]，25 (OH) D低値[23]，インドール酢酸の上昇[24]などが透析患者における認知機能低下と関連することが報告されている．

また同様に，栄養状態の悪化も透析患者における認知機能低下との関連を指摘されている[25]．中国における多施設共同前向きコホート研究では，PD患者における血清アルブミン値の低下は，遅延再生，視空間能力，言語能力の悪化，および一般的な認知機能の低下と関連していた[26]．

f 抑うつ症状

透析患者においてうつ病はよくみられる併存疾患である．ドイツにおけるHD患者を対象とした多施設共同前向きコホート研究では，うつ病は，遅延再生および老人斑スコア（CERAD）と独立した負の相関を示した[27]．PD患者においても同様に，うつ病は認知機能低下の有意なリスク因子であった[26,28,29]．

g 身体機能の低下

サルコペニアは加齢に伴う筋肉量の減少とそれに伴う機能低下を指し，現在，わが国で広く使われているAsian Working Group for Sarcopenia（AWGS）2019の基準では，筋力，身体機能，骨格筋量の3指標が診断に使われている[30]．サルコペニアには加齢以外に明確な原因のない一次性と，原疾患に伴って起きる二次性があり，腎機能低下は二次性サルコペニアの原因の一つである．これは，腎不全患者においては慢性炎症，代謝異常，栄養障害といった慢性的な異化状態だけでなく，心血管イベントの高い有病率などの要因があり，これらすべてが最終的にサルコペニアにつながっていると考えられる．

透析患者の身体能力と認知機能については複数の研究で検討されている．日本における多施設共同後ろ向きコホート研究では，維持期HD患者421人のMCIの有病率を評価し，握力の低下が認知機能の低下と関連するかを検討した．HD患者においては，MCIの有病率が高く，手指の握力も低下しており，MoCA-J低下と関連していることが観察された[31]．サルコペニアの指標のうち，骨格筋量よりも筋力の方が認知機能低下の指標として優れているという報告もあった[32]．

3 透析方法（HDとPD）による差

わが国における透析患者の90％以上がHD患者である．このうち，2012年以降，血液透析濾過（HDF）患者数は急増しており，2021年末では176,601人で，維持透析患者全体の50.5％を占めた．PD患者数は10,501人であり，2017年から増加傾向にある．PD患者のうち20.3％はHDやHDFとの併用療法であり，この比率はほぼ一定していた．2021年末の在宅HD患者数は748人であった[1]．

HDとPDのいずれにおいても非透析群と比較して認知症のリスクは高いとされるが，透析方法により認知症のリスクに差があるかどうかについては意見が分かれている．米国で2006年から2008年にかけてUnited States Renal Data System（USRDSレジストリ）に登録された患者を対象に行われた後ろ向きコホート研究では，PD患者はHD患者よりも認知症の累積発生率が低かっ

た[33]．15のコホートもしくは横断研究を対象としたメタ解析でも同様にPD患者の方がHD患者よりも良好な認知機能を示した[34]．

このような結果となる理由はいくつか考えられる．まず，HDのプロセスそのものが認知機能低下により強く寄与しているという仮説である．HD中は血圧，血液量，電解質，浸透圧が急激に変化するため，これらの変化が脳損傷に寄与する可能性があるが，PDではこのような急激な変化は起こらない．一方で，認知機能が低下傾向にある患者に対してはPDよりもHDを優先的に導入するようバイアスがかかったり[35]，HD患者は看護師による介入の頻度が高く，PD患者より認知機能低下が発見されやすいなど，治療そのもの以外の要因が影響した可能性も考えられる．

一方で，1998年1月1日から2007年12月31日までの間に台湾縦断健康保険データベースに登録された40歳以上のHD患者52,332人，PD患者3,292人を対象とした競合リスク解析では，人口統計学的特性，傾向スコア，競合死亡リスクを調整すると，HDがPDと比較して高かった認知症のHRは消失し（粗HR：1.24 [95％CI：1.07 to 1.44]，部分分布HR：1.09 [95％CI：0.94 to 1.26]），HDとPDで認知症リスクに差がないことが示唆された[36]．

４ 認知症が透析患者の予後に及ぼす影響

認知症を有する透析患者は，認知症ではない患者と比較して死亡率が高いとする複数の報告がある．英国における前向きコホート研究によると，認知機能低下に関連する死亡リスクは社会人口統計学的，臨床的，心理学的要因の調整後も有意に上昇しており（調整後HR：2.53 [95％CI：1.03 to 6.22]），透析患者の死亡率の独立した予測因子であった[37]．この結果は認知症の診断後に透析導入となった患者においても同様であった[38,39]．

また，認知症は透析患者における大腿骨頸部骨折のリスクを上昇させ，これが死亡率上昇の一因となっている可能性も考えられる．2011〜2013年のフランス国立病院データベースから60歳以上の大腿骨頸部骨折，透析，認知症の集団をそれぞれ検出し，多重ロジスティック回帰モデルを用いて骨折リスクを算出したところ，認知症を有する透析患者では，認知症のない患者と比較して大腿骨頸部骨折のリスクが有意に高かった（男性：OR：2.4 [95％CI：1.8 to 3.1]，女性：OR：2.6 [95％CI：2.0 to 3.3]）[40]．

このように，認知症は透析患者が予後不良となる大きな要因の一つであり，透析患者においては早期に認知症を発見しその後のフォローにつなげることが必要である．

認知症者への透析における注意点とその対策

認知症者に透析する場合，最も危惧されることは透析中の安全の確保についてである．HDでは大量の血液を体外に循環させる必要があるため，透析中の抜針は致命的な出血につながる上，事故が発生した際も患者本人が医療者に対して適切に申告ができない可能性がある．実際，日本透析医会透析医療事故調査報告[41]によると，自己抜針60件のうちアクシデント群に分類された18件中16件が認知症者で，インシデント群に分類された42件のうち25件が認知症者であった．このような危険性から，透析療法開始時に認知症者に対して静脈カテーテルが使用される頻度は非認知症者に比して少ない傾向がある[35]．デバイスの抜去事故は挿入直後と夜間に多く発生するという報告もあり，これらの時間帯には特に注意する必要がある[42]．HD施行中に患者の協力が得られない場

合は身体拘束をせざるを得ない場合もあるが，それがさらにせん妄の悪化を招くというジレンマにもつながっている．

PD においては HD のような重大な合併症の可能性は低下するが，認知症者については，適切な透析施行のために介護者によるより多くの支援が必要となる[43]．また認知機能低下がある患者は腹膜炎のリスクが有意に高かった[44,45]．

認知機能低下および透析の経過は長期にわたることも多く，患者本人だけでなく周囲の介護者の負担についても十分に留意する必要がある．

重度認知症者について，透析の開始や終了の判断は個々のケースごとに慎重な判断が求められる．2020 年 4 月に発表された『透析の開始と継続に関する意思決定プロセスについての提言』[46]においては，必ずしも疾病の診断と治療だけを目的とするのではなく，患者自身の医学的状況，人生観，家族の考え方などがより重視されている．2021 年の全国実態調査では，17.7％の透析施設が透析を見合わせた経験があり，見合わせた患者の 94.3％が高齢者で，66.3％に認知機能低下を認めた[47]．

特に透析患者は経過が長く，前述の通り認知症のリスクが高いことから，あらかじめ本人が自身の望む生き方について家族等や医療・ケアチームと事前に繰り返し話し合うプロセスである ACP を実施しておくことが非常に重要である．

▶ 認知機能低下への対策

透析患者における認知症の原因は多岐にわたっており，その改善には多面的なアプローチが必要である．フィンランドにおいて実施された二重盲検 RCT（FINGER 研究）では，参加者を 2 年間の多因子介入群（食事，運動，認知トレーニング，心血管危険因子の管理（ガイドラインに基づく受診勧奨））と対照群（一般的な健康アドバイス）にランダムに割り付け，認知機能の変化について解析した．その結果，介入群における認知機能は対照群と比較して 25％の改善を認めた[48]．

また腎不全患者においてはしばしばタンパク質制限食が選択されるが，これは栄養障害，さらにはフレイルの原因となり，認知機能低下を招く可能性がある．透析導入後のタンパク質摂取量基準[49]は 0.9〜1.2 g/kg と透析導入前よりやや高く設定されており，推奨基準を満たすよう注意する必要がある．栄養についてはこの他にも，L-カルニチンの長期投与が HD 患者の脳白質障害および認知障害を緩和したという報告もある[50]．

モデル事例

85 歳，女性．独居．ヘルパーによる介護に加え，近隣に住む息子が毎日様子を見に訪ねてきていた．高血圧，骨粗鬆症，腎機能低下で近所のクリニックに 2 ヵ月に 1 度通院していたが，徐々に時間，場所の見当識障害を認めるようになり，歩行機能も低下傾向となった．主治医が息子に事情を聴取したところ，以前から物忘れは多かったもののここ数ヵ月で著しく悪化したとのことだった．認知機能検査では HDS-R 14 点であり，アルツハイマー型認知症が疑われた．同時期の血液検査で eGFR 18 mL/min/1.73 m^2 と低下を認め，主治医は今後透析導入になる可能性があること，透析を導入した場合としない場合の両者について本人・家族に説明を行った．多職種の医療・介護スタッフを交えた話し合いの結果，必要時には透析を導入する

が，人工呼吸や経管栄養などの処置が必要になった際には透析を見合わせる方針となった．その後，肺炎の発症を契機に腎機能が悪化し，透析導入となった．1年間週3回の維持HDを行い，患者は運動療法・栄養療法を併用しながら自宅で穏やかな暮らしを楽しむことができた．その後，脳梗塞を発症し，経口摂取が不可能となったため，透析は見合わせとなり緩和ケアに移行した．

本症例では外来受診時に認知機能低下が発見され，透析導入前に患者の意思をよく把握している家族と共に十分な時間をかけてACPを実施することができたため，結果として認知機能が低下している患者であってもその意思を最大限尊重した治療選択を行うことができた．特に高齢患者においては認知機能低下について常に注意を払うべきであり，また認知症者における透析の開始や終了の判断は，『透析の開始と継続に関する意思決定プロセスについての提言』[46] なども参考にしながら，医学的根拠のみならず患者本人の希望や人生観に基づいて慎重に行うべきである．

文 献

1) 花房規男ほか：わが国の慢性透析療法の現況（2021年12月31日現在）．透析会誌，55：665-723, 2022.

2) Chien CW, et al：A population-based study of the association between hemodialysis and cognitive impairment. Asia Pac Psychiatry, 12：e12404, 2020.

3) San A, et al：Screening of cognitive impairment in the dialysis population：a scoping review. Dement Geriatr Cogn Disord, 44：182-195, 2017.

4) 新田孝作ほか：わが国の慢性透析療法の現況（2018年12月31日現在）．透析会誌，52：679-754, 2019.

5) Watanabe Y, et al：Association between dialysis treatment and cognitive decline：a study from the Project in Sado for Total Health (PROST), Japan. Geriatr Gerontol Int, 17：1584-1587, 2017.

6) Pei X, et al：Mild cognitive impairment in maintenance hemodialysis patients：a cross-sectional survey and cohort study. Clin Interv Aging, 14：27-32, 2018.

7) van Zwieten A, et al：Associations of cognitive function and education level with all-cause mortality in adults on hemodialysis：findings from the COGNITIVE-HD Study. Am J Kidney Dis, 74：452-462, 2019.

8) Guo Y, et al：Cognitive domain impairment and all-cause mortality in older patients undergoing hemodialysis. Front Endocrinol (Lausanne), 13：828162, 2022.

9) Kurella Tamura M, et al：Loss of executive function after dialysis initiation in adults with chronic kidney disease. Kidney Int, 91：948-953, 2017.

10) Arai Y, et al：Delirium is independently associated with early mortality in elderly patients starting hemodialysis. Clin Exp Nephrol, 24：1077-1083, 2020.

11) Kurella Tamura M, et al：Cognitive impairment and progression of CKD. Am J Kidney Dis, 68：77-83, 2016.

12) Cho NJ, et al：Association of intracranial artery calcification with cognitive impairment in hemodialysis patients. Med Sci Monit, 25：5036-5043, 2019.

13) Yi C, et al：Association of brachial-ankle pulse wave velocity with cognitive impairment in peritoneal dialysis patients. Ren Fail, 43：934-941, 2021.

14) Angermann S, et al：Pulse wave velocity is associated with cognitive impairment in hemodialysis patients. Clin Sci (Lond), 131：1483-1493, 2017.

15) Tasmoc A, et al：Increased arterial stiffness predicts cognitive impairment in hemodialysis patients. Hemodial Int, 20：463-472, 2016.

16) Eldehni MT, et al：Brain white matter microstructure in end-stage kidney disease, cognitive impairment, and circulatory stress. Hemodial Int, 23：356-365, 2019.

17) Findlay MD, et al：Investigating the relationship between cerebral blood flow and cognitive function in hemodialysis patients. J Am Soc Nephrol, 30：147-158, 2019.

18) Zheng K, et al：Malnutrition-inflammation is a risk factor for cerebral small vessel diseases and cognitive decline in peritoneal dialysis patients：a cross-sectional observational study. BMC Nephrol, 18：366, 2017.

19) Kurella Tamura M, et al：Vascular risk factors and cognitive impairment in chronic kidney disease：the Chronic Renal Insufficiency Cohort (CRIC) study. Clin J Am Soc Nephrol, 6：248-256, 2011.

20) Zhu B, et al：Differential expression of serum biomarkers in hemodialysis patients with mild cognitive decline：a prospective single-center cohort study. Sci Rep, 8：12250, 2018.

21) Aggarwal HK, et al：Cognitive dysfunction in patients with chronic kidney disease. Saudi J Kidney Dis Transpl, 31：796-804, 2020.

22) Fan SS, et al：Effects of lower past-year serum sodium and hyponatremia on depression symptoms and cognitive impairments in patients with hemodialysis. Ther Apher Dial, 24：169-177, 2020.

23) Sakuma M, et al：Low serum 25-hydroxyvitamin D increases cognitive impairment in elderly people. J Bone Miner Metab, 37：368-375, 2019.

24) Lin YT, et al：Indole-3 acetic acid increased risk of impaired cognitive function in patients receiving hemodialysis. Neurotoxicology, 73：85-91, 2019.

25) Yang Y, et al：The impact of malnutrition, inflammation on cognitive impairment in hemodialysis patients：a multicenter study. Kidney Blood Press Res, 47：711-721, 2022.

26) Zhang YH, et al：Cognitive changes in peritoneal dialysis patients：a multicenter prospective cohort study. Am J Kidney Dis, 72：691-700, 2018.

27) Karakizlis H, et al：Assessment of cognitive impairment and related risk factors in hemodialysis patients. J Nephrol, 35：931-942, 2022.

28) Gamage I, et al：Frequency and risk factors for cognitive dysfunction in peritoneal dialysis patients. Nephrology (Carlton), 27：945-952, 2022.

29) Nie XD, et al：Depression at baseline is an independent risk factor for cognitive decline in patients on peritoneal dialysis：a multicenter prospective cohort study. Perit Dial Int, 39：465-471, 2019.

30) Chen LK, et al：Asian Working Group for Sarcopenia：2019 consensus update on sarcopenia diagnosis and rreatment. J Am Med Dir Assoc, 21：300-307.e2, 2020.

31) Hidaka S, et al：Prevalence of mild cognitive impairment and its association with handgrip strength in patients on hemodialysis. Sci Rep, 12：3850, 2022.

32) Zha Y, et al：Muscle strength performed better than muscle mass in identifying cognitive impairment risk in maintenance hemodialysis patients. Eat Weight Disord, 27：2533-2540, 2022.

33) Wolfgram DF, et al：Risk of dementia in peritoneal dialysis patients compared with hemodialysis patients. Perit Dial Int, 35：189-198, 2015.

34) Tian X, et al：The comparison of cognitive function and risk of dementia in CKD patients under peritoneal dialysis and hemodialysis：a PRISMA-compliant systematic review and meta-analysis. Medicine (Baltimore), 98：e14390, 2019.

35) Harhay MN, et al：Cognitive impairment in non-dialysis-dependent CKD and the transition to dialysis：findings from the Chronic Renal Insufficiency Cohort (CRIC) study. Am J Kidney Dis, 72：499-508, 2018.

36) Lin YT, et al：Comparison of dementia risk between end stage renal disease patients with hemodialysis and peritoneal dialysis--a population based study. Sci Rep, 5：8224, 2015.

37) Griva K, et al：Cognitive impairment and 7-year mortality in dialysis patients. Am J Kidney Dis, 56：693-703, 2010.

38) Rakowski DA, et al：Dementia as a predictor of mortality in dialysis patients. Clin J Am Soc Nephrol, 1：1000-1005, 2006.

39) Molnar MZ, et al：Pre-ESRD dementia and post-ESRD mortality in a large cohort of incident dialysis patients. Dement Geriatr Cogn Disord, 43：281-293, 2017.

40) Maravic M, et al：Dementia is a major risk factor for hip fractures in patients with chronic kidney disease. Osteoporos Int, 27：1665-1669, 2016.

41) 篠田俊雄ほか：平成25年度日本透析医会透析医療事故調査報告［改訂版］. 日透析医会誌, 31：72-89, 2016.

42) Kojima S, et al：Accidental removal of dialysis central venous catheter inserted for blood purification therapy：a single-center study. Clin Exp Nephrol, 26：1218-1222, 2022.

43) Farragher JF, et al：PD assistance and relationship to co-existing geriatric syndromes in incident peritoneal dialysis therapy patients. Perit Dial Int, 39：375-381, 2019.

44) Shea YF, et al：Prevalence of cognitive impairment among peritoneal dialysis patients, impact on peritonitis and role of assisted dialysis. Perit Dial Int, 36：284-290, 2016.

45) Shea YF, et al：Self-care peritoneal dialysis patients with cognitive impairment have a higher risk of peritonitis in the second year. Perit Dial Int, 39：51-58, 2019.

46) 透析の開始と継続に関する意思決定プロセスについての提言作成委員会：透析の開始と継続に関する意思決定プロセスについての提言. 透析会誌, 53：173-217, 2020.

47) 岡田一義：日本透析医学会「維持血液透析の開始と継続に関する意思決定プロセスについての提言」—その後の実態調査—. 日透析医会誌, 34：110-116, 2019.

9

48）Ngandu T, et al：A 2 year multidomain intervention of diet, exercise, cognitive training, and vascular risk monitoring versus control to prevent cognitive decline in at-risk elderly people (FINGER)：a randomised controlled trial. Lancet, 385：2255-2263, 2015.

49）日本透析医学会学術委員会ガイドライン作成小委員会栄養問題検討ワーキンググループ：慢性透析患者の食事療法基準. 透析会誌, 47：287-291, 2014.

50）Ueno T, et al：Possible neuroprotective effects of l-carnitine on white-matter microstructural damage and cognitive decline in hemodialysis patients. Nutrients, 13：1292, 2021.

10 胃・食道癌手術

Q1 胃・食道癌手術と認知症は関係するか？

A
- 胃切除（胃全摘，幽門側胃切除）はアルツハイマー型認知症の新規発症のリスクとなり，その傾向は胃全摘術で強いという報告がある．
- 食道癌手術と認知症発症の関連は不明である．
- 中等度〜重度認知症のある胃癌患者は認知症なしの胃癌患者と比較して，進行癌で発見されやすく，根治的手術を受ける割合が低く，予後が不良である．

Q2 認知症者が胃・食道癌手術をする場合，胃・食道癌手術で注意すべき点は何か？

A
- 『高齢者に対する消化器外科手術診療指針2023』に則り管理することが重要である．
- 患者の意思決定能力を適切に評価し，手術を含めた治療方針決定に際して患者の意向を十分に尊重する必要がある．
- 術後せん妄，運動機能低下，日常生活活動度（ADL）低下，誤嚥性肺炎の予防に努める．

Q3 胃・食道癌手術をする場合，認知症の治療（薬物療法・非薬物療法）で注意すべき点は何か？

A
- 周術期の経口摂取不能期間に応じて，再開時の認知症治療薬（コリンエステラーゼ（ChE）阻害薬，メマンチン）の減量が必要である．
- 非薬物治療は周術期も継続することが望ましい．

解説

胃癌・食道癌の診断と認知症の関連

　最近のメタ解析[1]では，非癌対照群と比較して癌生存者の認知症およびアルツハイマー型認知症の新規発症のリスクは低下すると報告されている（リスク比（RR）：0.89 [95％CI：0.82 to 0.97]，0.89 [95％CI：0.83 to 0.95]）．胃癌の検討では以下の3つの論文[2-4]が引用され，認知症およびアルツハイマー型認知症の新規発症リスク（RR [95％CI]）は0.78 [0.56 to 1.02]，0.78 [0.65 to 0.95]と報告されている．胃癌の解析に引用された3論文[2-4]ついて以下に記載する．

　米国のメディケアとSEERのデータを用いた研究では，癌と診断された66歳以上の患者が10年以内にアルツハイマー型認知症と新規に診断されるハザード比（HR）[95％CI]は，非癌対照群と比較して胃癌0.83 [0.67 to 1.02]，食道癌0.93 [0.69 to 1.26]であると報告された[2]．米国の退役軍

83

人医療制度を用いた研究では，65歳以上で癌と診断された後のアルツハイマー型認知症と非アルツハイマー型認知症それぞれの新規発症のHR［95%CI］は，非癌対照群と比較して胃癌0.86［0.62 to 1.20］および1.40［1.22 to 1.61］，食道癌0.74［0.52 to 1.05］および1.14［0.98 to 1.32］であり，胃癌患者において非アルツハイマー型認知症のリスクが上昇すると報告された[3]．スウェーデンの癌登録と退院時登録を用いた研究では，認知症新規発症の標準化罹患比（SIR）［95%CI］を癌の診断後0〜4年，5〜9年，10年以上で調べており，胃癌0.47［0.36 to 0.61］，0.74［0.49 to 1.07］，1.05［0.66 to 1.59］，食道癌0.33［0.17 to 0.57］，0.31［0.03 to 1.15］，0.55［0.05 to 2.04］と報告された[4]．以上3論文は，胃癌・食道癌の診断とその後の認知症新規発症の関連について調べたものであり，胃癌・食道癌に対してどのような治療がなされたかは記載がなく，手術との関連は不明である．

▶ 胃癌手術と認知症の関連

　胃癌手術と認知症との関連については韓国からの報告がある．韓国健康保険データベースを用いた研究で，認知症治療薬の新規処方を認知症発症と定義し，50歳以上の胃癌患者に対して胃切除（胃全摘＋幽門側切除）を施行した63,998人と非癌対照群203,276人を比較している．胃切除を施行した患者のアルツハイマー型認知症新規発症のHR［95%CI］は1.08［1.03 to 1.14］，特に胃全摘群でHR 1.39［1.25 to 1.54］であった．一方，血管性認知症新規発症のHRは0.85［95%CI：0.73 to 0.98］であり，対照群と比較して胃切除の術式に関わらず有意に低リスクであった．さらに胃全摘後にビタミンB_{12}補充を継続的に受けている患者では対照群と比較してアルツハイマー型認知症のHRは0.71［95%CI：0.54 to 0.92］であり，有意に低かった[5]．わが国からは胃全摘後10年経過後に意識障害・認知機能障害が出現し，経静脈的なビタミンB_{12}投与により精神症状の改善と，その後の長期的なビタミンB_{12}投与により認知機能の改善を認めたという症例報告があり[6]，胃全摘後のビタミンB_{12}欠乏と認知症発症の関連が示唆される．

▶ 認知症が胃癌治療に及ぼす影響

　併存する認知症が胃癌の治療にどのような影響を及ぼすかについては，胃癌診断時に認知症なし，軽度認知症，中等度〜重度認知症の3群に分類して検討したわが国から報告がある[7]．胃癌発見時に進行癌で発見されるオッズ比（OR）［95%CI］は，認知症なしの患者と比較して軽度認知症1.49［1.13 to 1.97］，中等度〜重度認知症1.79［1.10 to 2.89］であり，進行癌で発見される割合が高く，胃癌に対する何かしらの治療を受けるOR［95%CI］は軽度認知症0.86［0.60 to 1.22］，中等度〜重度認知症0.17［0.09 to 0.30］であり，中等度〜重度認知症で治療を受ける割合が低かった．腫瘍の切除を受けるOR［95%CI］は軽度認知症1.02［0.65 to 1.59］，中等度〜重度認知症0.12［0.06 to 0.24］であり，認知症が中等度〜重度になると根治的手術を受けていないことが示唆された．薬物治療を受けるOR［95%CI］は軽度認知症0.50［0.22 to 1.13］，中等度〜重度認知症0.41［0.11 to 1.49］であり，認知症なしと差を認めなかった．癌の診断後3年以内に死亡するOR［95%CI］は軽度認知症1.85［1.54 to 2.22］，中等度〜重度認知症3.17［2.43 to 4.12］であり，認知症なしと比較して上昇すると報告された．この報告からは，中等度〜重度の認知症があると，標準治療を受けず，予後が悪いことが示唆される．

　総じて，胃癌診断後のアルツハイマー型認知症発症のリスクはメタ解析の結果と韓国からの報告

は相反している．食道癌手術と認知症の関連を検討した論文はない．認知症の診断基準，アルツハイマー型認知症か血管性認知症か，患者集団の年齢，性別，認知症のリスク因子，胃癌に対する治療法，周術期化学療法の有無，癌の診断からのフォローアップ期間など，さまざまな因子を考慮した検討が今後必要である．

▶ 認知症者が胃癌・食道癌手術を受ける際の注意点

一般的に，認知症者の癌は，非認知症者と比較して進行した状態で発見され，標準的な癌治療を受けにくく，癌と診断された後の予後が悪いとされ[8]，胃癌についても同様である[7]．待機的消化管手術を受ける患者において，認知症は在院死亡の独立リスク因子であることが報告されている[9]．『認知症診療ガイドライン 2017』[10]，『胃癌治療ガイドライン第 6 版』[11]，『食道癌診療ガイドライン 2022 年版』[12]，『高齢者に対する消化器外科手術診療指針 2023』[13] には，認知症者に対する胃癌・食道癌手術の注意点についての記載はない．さらに PubMed および医学中央雑誌での文献検索において認知症者が胃癌・食道癌手術を受ける際の注意点に言及した論文は検索できなかった．すなわち，**Q2** に対して回答するにあたり文献的根拠はないが，『高齢者に対する消化器外科手術診療指針 2023』[13] を参考に言及する．

胃癌・食道癌に限らず，認知症者が癌に対する治療を受ける際には，患者の意思決定能力が十分かどうかの判断が重要である．認知機能低下があるからといって意思決定能力が欠如していると判断してはならず，治療方針決定の際には患者の意向を十分に尊重する必要がある．切除可能な胃癌・食道癌に対する治療方針を決定する際には，根治を目指して手術を受けるのか，手術以外の治療法を選択するのか，そもそも癌の治療を受けずに経過観察とするのか，患者および家族・介護者の意向に沿って慎重に判断する必要がある．手術を受ける際には，術前の多職種カンファレンスで，予定される治療の適応，リスク，利点について再評価し，方針を文書化して患者とその家族や介護者に伝達することが重要である．

70 歳以上の高齢者胃癌を対象とした最近のシステマティックレビューでは，開腹手術と比較して低侵襲手術が術後合併症を軽減すること，D2 リンパ節郭清を支持するエビデンスは限られていると報告されている[14]．実臨床においては，高齢者や重篤な併存疾患を有する患者に対しては，手術侵襲・合併症軽減のため，手術侵襲と根治性のバランスを勘案し，切除範囲やリンパ節郭清範囲を縮小した手術を行うことがあるが，縮小手術のエビデンスはなく，認知症者に食道切除・胃切除を行う際には，認知症だけではなくその他併存疾患を考慮することが重要である．

高齢者消化器癌術では，術後せん妄が問題となることが多い．術後せん妄は高齢者非緊急手術において，術後死亡率上昇[15]や長期的認知機能低下[16]と関連すると報告がある．わが国からの報告で術後せん妄のリスク因子として，認知機能の低下，食道切除再建術・胃全摘術を含む高侵襲術式が示されており[17]，認知症者に対する胃全摘や食道切除は，術後せん妄のハイリスクな術式と言える．知覚サポート，運動サポート，疼痛コントロール，情報刺激，栄養水分管理，十分な睡眠などの，術後せん妄予防が重要である．また術後の運動機能低下の予防，ADL 低下の予防のために，術後 1 日目からの離床，ドレーン・輸液ルート・カテーテル・モニターコード類の整理，転倒予防，褥瘡の有無の評価を常に行うことが重要である．栄養管理の観点からは早期の経口摂取が望ましいが，胃癌・食道癌の術後には縫合不全や反回神経麻痺による誤嚥，嚥下障害のなどの経口摂取

10

を中止せざるを得ない合併症が生じる可能性がある．経口摂取が難しい場合に備えて，ルート類が増えることになるが，腸瘻造設を行っておくメリットもあると考える．また高齢，重度認知症，嚥下障害は高齢者誤嚥性肺炎のリスク因子であり[18]，反回神経周囲のリンパ節郭清および頸部操作を伴う食道癌手術自体が嚥下障害の合併症を引き起こしうるため，経口摂取する前に嚥下機能評価が推奨される．退院前には認知機能，せん妄リスク，ADL，運動機能，栄養状態を再評価し，入院中に発生した機能低下を明らかにし，安全な自宅退院または急性期後のケア施設への転院を促進することが重要である．

▶ 胃癌・食道癌手術における認知症治療の注意点

認知症に対する薬物治療を行っている患者の術前・術後の内服薬・貼付薬の周術期に継続・休薬するかについてはエビデンスがなく，**Q3** に対する回答に文献的根拠はない．胃癌・食道癌手術においては通常，一定期間の経口摂取不能期間があり，認知症治療薬（ChE 阻害薬，メマンチン）には休薬期間の長さによっては再開時に減量が必要な薬物もあり，注意を要する．一方，認知症に対する非薬物治療としての認知機能訓練，認知刺激，運動療法，ADL 訓練については，周術期も継続することが望ましいと思われる．

モデル事例

76 歳，男性．改訂長谷川式簡易知能評価スケール（HDS-R）5 点．併存疾患に高血圧，糖尿病，脂質異常症．右総腸骨動脈瘤に対しグラフト置換，右内頸動脈狭窄に対しステント留置，前立腺癌に対する放射線治療の既往あり．認知症に対して当院老年病内科フォロー中であり，以前ガランタミンを内服していたが，薬物有害事象により中止中であった．胸部食道癌 cT3N0M0 cStageⅡに対して，患者家族の希望により，標準治療に則り術前化学療法後食道切除の方針とした．3 回の術前化学療法入院中は個室・妻の付き添い，自宅での生活様式に近づけるため，および転倒・転落予防のため，ベッドではなく床にマットを敷いて病床とした．手術は定型的に低侵襲食道亜全摘，リンパ節郭清，胃管再建，腸瘻造設を施行した．術直後からせん妄を認め，デクスメデトミジンでコントロールが不十分であり，プロポフォールを併用してコントロールした．事故（自己）抜去リスク軽減のため動脈圧ラインは ICU 入室直後に抜去し，胸腔ドレーンも可及的速やかに抜去した．術後，妻の付き添いは ICU 入室期間を除いて実施した．誤嚥による肺炎を認めたが，抗菌薬で軽快した．術翌日よりリハビリ再開．妻に腸瘻からの栄養指導を行い，経口摂取と併用して術後 30 日目に自宅退院となった．

認知症に併存した進行食道癌症例．姑息的治療になることなく，患者家族および入院病棟スタッフの協力により，標準治療を完遂することが可能であった．

文献

1) Zhang DD, et al：Risk of dementia in cancer survivors：a meta-analysis of population-based cohort studies. J Alzheimers Dis, 89：367-380, 2022.
2) Freedman DM, et al：Associations between cancer and Alzheimer's disease in a U.S. Medicare population.

Cancer Med, 5：2965-2976, 2016.

3) Frain L, et al：Association of cancer and Alzheimer's disease risk in a national cohort of veterans. Alzheimers Dement, 13：1364-1370, 2017.

4) Sun M, et al：The association between cancer and dementia：a national cohort study in Sweden. Front Oncol, 10：73, 2020.

5) Choi YJ, et al：Risk of dementia in gastric cancer survivors who underwent gastrectomy：a nationwide study in Korea. Ann Surg Oncol, 26：4229-4237, 2019.

6) 樫林哲雄ほか：ビタミンB$_{12}$の経静脈的投与により，精神症状，意識障害および認知機能障害が著明に改善した2例．老年精神医学雑誌, 20：1287-1295, 2009.

7) Morishima T, et al：Patterns of staging, treatment, and mortality in gastric, colorectal, and lung cancer among older adults with and without preexisting dementia：a Japanese multicentre cohort study. BMC Cancer, 23：67, 2023.

8) Caba Y, et al：The impact of dementia on cancer treatment decision-making, cancer treatment, and mortality：a mixed studies review. JNCI Cancer Spectr, 5：pkab002, 2021.

9) Li M, et al：Association between preoperative dementia and hospital mortality in old old patients undergoing elective gastrointestinal surgery. Aging Clin Exp Res, 34：2381-2386, 2022.

10) 日本神経学会 監：認知症診療ガイドライン2017, 医学書院, 2017.

11) 日本胃癌学会 編：胃癌治療ガイドライン 医師用 2021年7月改訂 第6版, 金原出版, 2021.

12) 日本食道学会 編：食道癌診療ガイドライン 2022年版, 第5版, 金原出版, 2022.

13) 丸橋 繁 監：高齢者に対する消化器外科手術診療指針2023, へるす出版, 2023.

14) Argillander TE, et al：Outcomes of surgical treatment of non-metastatic gastric cancer in patients aged 70 and older：a systematic review and meta-analysis. Eur J Surg Oncol, 48：1882-1894, 2022.

15) Ansaloni L, et al：Risk factors and incidence of postoperative delirium in elderly patients after elective and emergency surgery. Br J Surg, 97：273-280, 2010.

16) Austin CA, et al：Association between postoperative delirium and long-term cognitive function after major nonemergent surgery. JAMA Surg, 154：328-334, 2019.

17) Kofunato Y, et al：Geriatric risk prediction models for major gastroenterological surgery using the National Clinical Database in Japan：a multicenter prospective cohort study. Ann Surg, 275：1112-1120, 2022.

18) van der Maarel-Wierink CD, et al：Risk factors for aspiration pneumonia in frail older people：a systematic literature review. J Am Med Dir Assoc, 12：344-354, 2011.

10

11 大腿骨近位部骨折

Q1 大腿骨近位部骨折と認知症は関係するか？

A
- 認知症者は大腿骨近位部骨折を受傷しやすい．
- 認知症の併存は，大腿骨近位部骨折の生命予後・機能予後ともに悪化させる．
- 大腿骨近位部骨折が認知症の発生を増やす可能性もあるが，まだ十分な報告はない．

Q2 認知症に大腿骨近位部骨折が併存する場合，骨折の治療で注意すべき点は何か？

A
- 多職種連携による早期手術・早期リハビリテーション・せん妄予防・二次骨折予防が生命予後や機能予後に影響する．
- 早期にリハビリテーションが可能になる手術を行うことが重要である．
- 二次骨折予防が必要であるが，薬物治療アドヒアランスに注意が必要である．

Q3 認知症に大腿骨近位部骨折が併存する場合，認知症の治療（薬物療法・非薬物療法）で注意すべき点は何か？

A
- 大腿骨近位部骨折の患者に対する入院時の認知機能の評価が必要である．
- 認知症では周術期にせん妄を起こしやすい．適切な評価を行い，せん妄発症を予防することが重要である．
- 二次骨折予防のために転倒を誘発する薬物の整理や減量が必要である．

解説

▶ 大腿骨近位部骨折

　大腿骨近位部骨折は，骨粗鬆症のある高齢者が軽微な外力（立った姿勢からの転倒か，それ以下の外力）によって受傷する脆弱性骨折の一つである．脆弱性骨折の好発部位として，ほかに脊椎圧迫骨折，橈骨遠位端骨折がある．脆弱性骨折の中で，大腿骨近位部骨折は，生命予後にも機能予後にも影響することが知られている[1]．

　大腿骨近位部骨折は耐術能がある限り基本的に手術が行われる．大腿骨近位部骨折は関節包内の骨折である頸部骨折と関節包外の骨折である転子部骨折に分類される．頸部骨折は非転位型と転位型に分けられ，非転位型は骨接合術が行われる．転位型は骨癒合しにくいため，骨接合術ではなく人工骨頭置換術が行われる．転子部骨折は髄内釘などによる骨接合術が行われる．頸部骨折と転子

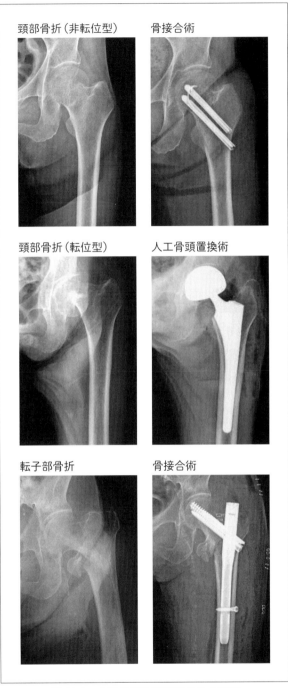

頸部骨折（非転位型）　　骨接合術

頸部骨折（転位型）　　人工骨頭置換術

転子部骨折　　骨接合術

図 11-1　大腿骨近位部骨折の主な手術

部骨折の手術治療の実際を**図 11-1**に示す.

　術後の合併症として，骨接合術を行った非転位型の頸部骨折では骨癒合不全や骨頭壊死が，人工骨頭置換術後には脱臼が，転子部骨折では髄内釘などの骨頭に挿入したスクリュー（ラグスクリュー）が骨頭を突き破ってしまうカットアウトや髄内釘などのインプラントの周囲での大腿骨の

表 11-1 大腿骨頸部骨折と大腿骨転子部骨折の比較

	受傷原因	年齢	癒合不全	骨頭壊死
頸部骨折	転倒	高齢	多い	高率
転子部骨折	転倒	より高齢	少ない	ほぼない

	治療（基本的に手術適応）		合併症	
頸部骨折	非転位型→骨接合 転位型→人工骨頭		骨接合：癒合不全・骨頭壊死 人工骨頭：脱臼	
転子部骨折	骨接合		カットアウト（インプラント の骨頭穿破） 二次的大腿骨骨折	

骨折などがある．頸部骨折と転子部骨折の特徴を**表 11-1**に示す．

　大腿骨近位部骨折は早期に手術することで，生命予後と機能予後が改善することが知られている[2]．また，大腿骨近位部骨折の術前・術後に老年科医を中心とした多職種連携チームが介入することで，手術待機期間や入院期間の短縮，術後の合併症の減少，入院中の死亡率の低下，長期死亡率の低下，医療費の削減など，多くの有用性が報告されている[3-5]．英国は 2010 年から早期手術・老年科医の介入・老年科医主導のリハビリテーションチーム・二次骨折予防（転倒評価と骨粗鬆症治療）を推奨する制度を導入している（Best Practice Tariff for Fragility Hip Fracture Care）[6]．

　日本でも，2022（令和 4）年度の診療報酬改定で二次性骨折予防継続管理料と緊急整復固定加算・緊急挿入加算が保険収載された．二次性骨折予防継続管理料は，大腿骨近位部骨折の患者に対して関係学会のガイドラインに沿って継続的に骨粗鬆症の評価を行い，必要な治療を実施した際に算定できる．緊急整復固定加算・緊急挿入加算は，75 歳以上の大腿骨近位部骨折患者に対し，適切な周術期の管理を行い，骨折後 48 時間以内に手術を行った場合に算定できる．

▶ 認知症と大腿骨近位部骨折

　認知症と大腿骨近位部骨折の関係については多くの報告がある．認知症は大腿骨近位部骨折の生命予後も機能予後も悪化させることが報告されている[7-9]．大腿骨近位部骨折の生命予後に関して，1 年以内の死亡率は 10～30％と報告されている[10,11]．死亡率を高める因子として，高齢，男性，認知症，受傷前の歩行能力などが知られている[12]．また，機能予後に関しては，転倒前の歩行能力を獲得するのは全体の半数とされる[13]．歩行能力回復には，受傷前の歩行能力と年齢が大きく影響し，認知症の程度も影響することが知られている[14]．自宅に退院した症例が施設に入所した症例よりも歩行能力が高かったと報告されている[9]．

　認知症者はサルコペニアになりやすく，低栄養であることも多いため骨粗鬆症の併存が多く，ビタミン D の摂取も少ないことも影響して転倒による骨折のリスクが高いことが予想される．台湾の全国規模のデータベースの解析では，認知症は大腿骨近位部骨折を増やすが，その他の脆弱性骨折（脊椎圧迫骨折と橈骨遠位端骨折）は増やさないと報告されている．この結果は，基本的に全例手術になる大腿骨近位部骨折に比べ，脊椎圧迫骨折と橈骨遠位端骨折は全例を把握できていない可能性がある[15]．

　大腿骨近位部骨折患者は認知症になりやすいと報告されている[16]．65 歳以上の患者の，大腿骨

近位部骨折を含むあらゆる骨折の受傷後 12 年間の追跡調査により，骨折受傷後に認知症の発生率が上がるとする報告がある．同報告では大腿骨近位部骨折はその他の骨折よりもわずかではあるが，より認知症になりやすかったと報告されている[17]．

▶ 手術手技

転位型の大腿骨頸部骨折には人工骨頭置換術（**図 1**）が行われ，合併症として脱臼が挙げられる．広く行われている後方アプローチでは，股関節を屈曲・内転・内旋すると脱臼する．この脱臼肢位をとらないようにリハビリテーションで教育を行うが，認知症者の教育は難しい．そのため，共同腱温存後方（Conjoined Tendon Preserving Posterior：CPP）アプローチによる手術など，より脱臼しにくい術式を考慮する[18]．

大腿骨転子部骨折では，術後の整復位が悪いと数週間の免荷期間や荷重制限を設けなければならなくなる．しかし，認知症者が免荷や部分荷重を行うことは難しい．そのため，通常よりも一層早期荷重が可能な整復位を得ることに尽力し，早期の立位歩行訓練を可能にする手術が必要となる．

▶ 二次骨折予防

大腿骨近位部骨折を受傷した患者は，対側の大腿骨近位部骨折や他部位の脆弱性骨折（脊椎圧迫骨折や橈骨遠位端骨折など）を受傷しやすい[19]．認知症では転倒リスクが高いため，骨折のリスクは一層高まる[20]．そのため，二次骨折予防が重要である．『骨折リエゾンサービス（FLS）クリニカルスタンダード』や『骨粗鬆症の予防と治療ガイドライン』に沿った適切な評価・治療が望ましい．『骨折リエゾンサービス（FLS）クリニカルスタンダード』の二次骨折リスクの評価では，転倒リスク評価に加え，認知機能評価も行うことが推奨されている．転倒予防と骨粗鬆症治療薬の投与が行われるが，骨粗鬆症治療薬を導入しても，認知症者は薬物治療アドヒアランスが低いため，治療継続のためには，家族の協力など環境整備が重要である[21]．

▶ せん妄予防

せん妄は 65 歳以上の高齢者の入院の 10〜40％ に起こるといわれている．認知症では周術期にせん妄を起こしやすいことが知られており，約 2/3 にせん妄が起こると報告されている[22]．せん妄では睡眠覚醒サイクルの障害と注意力の障害がみられる[23]．せん妄は術後のリハビリテーションを妨げ，日常生活活動度（ADL）獲得の障害となることが知られており，せん妄の予防は認知症のある大腿骨頸部骨折患者にとって重要である[24]．周術期のせん妄を予防するためには，入院時の高齢者総合機能評価などによる認知機能評価が重要である．認知機能低下やせん妄の既往のあるリスクの高い患者を認識し，入院後は，患者の見当識，睡眠状態，注意力を適切にモニタリングし，原因となりうる薬物や身体抑制や疼痛などの身体への負荷を可能な限り取り除き，せん妄発症を予防することが大切である[25,26]．メラトニン受容体作動薬やオレキシン受容体拮抗薬はせん妄予防効果が報告されている[27,28]．海外では大腿骨近位部骨折のせん妄予防のために，入院時に局所麻酔による疼痛管理を推奨するガイドラインもある[29]．せん妄が起こった場合，再度，原因となっている身体異常，環境因子，薬物を評価し対応する．せん妄に対しては多職種で関わることが大切かつ有効であると報告されている[30]．器質性疾患に伴うせん妄・精神運動興奮状態・易怒性せん妄に対して，ク

11

エチアピン，ハロペリドール，ペロスピロン，リスペリドンの4剤について適応外使用を認めるという通知が2011年9月に厚生労働省から出されている．これらの抗精神病薬を使用する際は，半減期や薬物有害事象に注意が必要である．

▶ 転倒予防

二次骨折予防には転倒予防と骨粗鬆症治療薬投与が重要である．催眠鎮静薬，抗精神病薬，抗うつ薬，ベンゾジアゼピン系薬物は高齢者の転倒リスクを上げることが知られている[31]．認知症者は多剤投与されていることが多く，これらの薬物が処方されていることも多い．二次骨折予防のために転倒を誘発する薬物の整理や減量が必要である．

認知症併存例は介護施設への入所となりやすく，認知症非併存例では自宅退院となりやすい傾向が報告されている[32]．認知症併存例で，歩行能力が比較的よく保たれて自宅退院となった場合には，家族や介護者による適切な環境維持が必要である．また，屋内の段差をなくしたり，寝室とトイレまでの経路を改良したりするなどの転倒予防のための環境整備も大切である．

モデル事例

74歳，女性．認知症の診断でドネペジル5mgを内服している．自宅で転倒し救急搬送され，左大腿骨頸部骨折と診断された．多職種連携チームである骨折リエゾンチームに患者入院の連絡がなされた．術前に理学療法士による転倒前のADLや歩行能力の聴取が行われた．入院翌日に整形外科医により人工骨頭置換術が行われた．術翌日の夜，せん妄となり，ベッドから降りて床にいるところを看護師に発見された．精神科リエゾンチームが介入し，クエチアピン25mg，ラメルテオン8mgが開始された．翌日から，日中の家族の面会も行われた．リハビリテーションは通常通り行われ，術後数日で平地での歩行は安定した．入院時採血での25OHビタミンD，TRACP-5b，P1NPの結果から老年科医によりビスホスホネート製剤の内服が開始された．術後2週間で回復期リハビリテーション病床に転院した．

本症例は認知症が併存した大腿骨近位部骨折の患者が，術後せん妄になった事例である．多職種連携チームである骨折リエゾンチームが術前から介入した．脱臼しにくいとされるCPPアプローチによる手術を整形外科医が選択していたこともあり，幸い脱臼には至らなかった．せん妄は術後のリハビリテーションを妨げ，ADL獲得の障害となることが多いが，精神科リエゾンチームによる介入のもと，家族による面会などの環境調整と薬物療法を行い，順調な経過をたどった．老年科医による二次骨折予防のための投薬も開始された．

文献

1) Bukata SV, et al：Short-term and long-term orthopaedic issues in patients with fragility fractures. Clin Orthop Relat Res, 469：2225-2236, 2011.
2) Bhandari M, et al：Management of acute hip fracture. N Engl J Med, 377：2053-2062, 2017.
3) Vidán M, et al：Efficacy of a comprehensive geriatric intervention in older patients hospitalized for hip fracture：a randomized, controlled trial. J Am Geriatr Soc, 53：1476-1482, 2005.
4) Friedman SM, et al：Impact of a comanaged Geriatric Fracture Center on short-term hip fracture out-

comes. Arch Intern Med, 169：1712-1717, 2009.

5) Leung AH, et al：An orthogeriatric collaborative intervention program for fragility fractures：a retrospective cohort study. J Trauma, 71：1390-1394, 2011.

6) Khan SK, et al：The Best Practice Tariff helps improve management of neck of femur fractures：a completed audit loop. Br J Hosp Med (Lond), 74：644-647, 2013.

7) Tolppanen AM, et al：Incident hip fractures among community dwelling persons with Alzheimer's disease in a Finnish nationwide register-based cohort. PLoS One, 8：e59124, 2013.

8) Olofsson E, et al：Association of depressive disorders and dementia with mortality among older people with hip fracture. BMC Geriatr, 23：135, 2023.

9) Martinez-Carranza N, et al：Factors associated with non-walking 4 months after hip fracture. A prospective study of 23,759 fractures. Injury, 53：2180-2183, 2022.

10) Takayama S, et al：Rate of mortality with hip fracture and its prognostic factors in an elderly Japanese population. Environ Health Prev Med, 5：160-166, 2001.

11) Tsuboi M, et al：Mortality and mobility after hip fracture in Japan：a ten-year follow-up. J Bone Joint Surg Br, 89：461-466, 2007.

12) Leung MTY, et al：Hip fracture incidence and post-fracture mortality in Victoria, Australia：a state-wide cohort study. Arch Osteoporos, 18：56, 2023.

13) Morris AH, et al：National consensus conference on improving the continuum of care for patients with hip fracture. J Bone Joint Surg Am, 84：670-674, 2002.

14) Hagino T, et al：A simple scoring system to predict ambulation prognosis after hip fracture in the elderly. Arch Orthop Trauma Surg, 127：603-606, 2007.

15) Wang HK, et al：Increased risk of hip fractures in patients with dementia：a nationwide population-based study. BMC Neurol, 14：175, 2014.

16) Hsu WWQ, et al：Hip fracture as a predictive marker for the risk of dementia：a population-based cohort study. J Am Med Dir Assoc, 23：1720.e1-1720.e9, 2022.

17) Tsai CH, et al：Fracture as an independent risk factor of dementia：a nationwide population-based cohort study. Medicine (Baltimore), 93：e188, 2014.

18) Nakamura T, et al：Conjoined tendon preserving posterior approach in hemiarthroplasty for femoral neck fractures：a prospective multicenter clinical study of 322 patients. J Orthop Surg (Hong Kong), 29：23094990211063963, 2021.

19) Ho AWH, et al：Second hip fracture in Hong Kong - Incidence, demographics, and mortality. Osteoporos Sarcopenia, 6：71-74, 2020.

20) Komatsu T：Fall risk and fracture. Falls in patients with dementia. Clin Calcium, 23：731-738, 2013.

21) El-Saifi N, et al：Medication adherence in older patients with dementia：a systematic literature review. J Pharm Pract, 31：322-334, 2018.

22) 日本総合病院精神医学会せん妄指針改訂班編：せん妄の臨床指針—せん妄の治療指針 第2版　日本総合病院精神医学会治療指針1, 星和書店, 2015.

23) Meagher DJ, et al：Phenomenology of delirium. Assessment of 100 adult cases using standardised measures. Br J Psychiatry, 190：135-141, 2007.

24) Hawley S, et al：Risk factors and 120-day functional outcomes of delirium after hip fracture surgery：a prospective cohort study using the UK National Hip Fracture Database (NHFD). J Am Med Dir Assoc, 24：694-701, 2023.

25) Lee DH, et al：Postoperative delirium in patients receiving hip bipolar hemiarthroplasty for displaced femoral neck fractures：the risk factors and further clinical outcomes. J Arthroplasty, 38：737-742, 2023.

26) 北川雄一：高齢手術患者における術後せん妄. 日外科系連会誌, 38：28-35, 2013.

27) Hatta K；DELIRIA-J Group：Preventive effects of ramelteon on delirium：a randomized placebo-controlled trial. JAMA Psychiatry, 71：397-403, 2014.

28) Hatta K, et al；DELIRIA-J Group：Preventive effects of suvorexant on delirium：a randomized placebo-controlled trial. J Clin Psychiatry, 78：e970-e979, 2017.

29) Griffiths R, et al：Guideline for the management of hip fractures 2020：guideline by the Association of Anaesthetists. Anaesthesia, 76：225-237, 2021.

30) Holt R, et al：Effectiveness of a multi-component intervention to reduce delirium incidence in elderly care wards. Age Ageing, 42：721-727, 2013.

31) Woolcott JC, et al：Meta-analysis of the impact of 9 medication classes on falls in elderly persons. Arch Intern Med, 169：1952-1960, 2009.

32) 久保田敬也ほか：大腿骨頸部骨折の術後の経過に及ぼす因子の検討. 東日本整災会誌, 21：81-84, 2009.

11

12 骨粗鬆症

Q1 骨粗鬆症と認知症は関係するか？

A
- 認知機能の低下は，将来の骨密度低下・骨折リスクと関連する．
- 骨密度の低下は，将来の認知機能低下と関連する．

Q2 認知症に骨粗鬆症が併存する場合，骨粗鬆症の治療で注意すべき点は何か？

A
- 経口ビスホスホネート製剤の服薬管理においては，服用方法・服用間隔の遵守に注意が必要である．
- デノスマブは，治療中断による骨密度の急激な低下が起こるため，通院の中断に特に注意が必要である．
- 生活機能低下に伴う口腔内衛生の悪化は，骨吸収抑制薬使用時の顎骨壊死の危険因子となるため，注意が必要である．
- ビタミンD，ビタミンK不足は，認知機能の低下と関連するという報告がある．
- 認知症者は，骨折後の予後が悪く，リハビリテーションや二次予防において特別な配慮が必要である．

Q3 認知症に骨粗鬆症が併存する場合，認知症の治療（薬物療法・非薬物療法）で注意すべき点は何か？

A
- 認知機能の低下は，判断力の低下，運動機能障害，行動・心理症状（BPSD）などにより転倒リスクを上昇させる．
- 認知症治療薬の転倒リスクに及ぼす影響に留意する必要がある．

解説

▶ 認知機能低下と骨粗鬆症の相互関連性

■1 認知機能低下は骨密度低下・骨折リスクと関連する

　骨粗鬆症および認知症は加齢に伴い増加する疾患であり，両者を併せ持つ患者は加齢とともに増加する．そのため本項においては，年齢の影響を除いた場合に，骨粗鬆症と認知症が関連するかどうかを考察する．

　これまで報告されている観察研究の結果からは，骨密度低下・骨折リスクと認知症は，年齢の影響を除いても関連していることが示唆されている．英国で行われた後ろ向きコホート研究において

は，アルツハイマー型認知症者と年齢・性別を一致させたコントロール群を比較した際に，大腿骨頸部骨折のハザード比（HR）が 2.8 [95% CI：2.3 to 3.7] と有意に高く，併存疾患・喫煙・内服薬を交絡因子として補正した場合には HR が 3.2 [95% CI：2.4 to 4.2] であった[1]．さらに，カナダにおける前向きコホート研究では，女性において認知機能の低下が大腿骨頸部の骨密度の低下と関連しており，年齢・教育・併存疾患・喫煙などを補正した際に，5 年間で 1% 相当の Mini Mental State Examination（MMSE）の低下が，10 年間の大腿骨頸部の骨密度 6.5% [95% CI：3.2 to 9.9] の低下と有意に関連していた[2]．また，同じ研究において，女性の認知機能の低下は骨折リスク（すべての骨折を含めたもの）と関連しており，年齢・教育・併存疾患・喫煙などを補正した際に，5 年間で 1% 相当の MMSE の低下が，10 年間の骨折リスク 1.6 倍 [95% CI：1.1 to 2.3] に相当していた[2]．このように，認知機能の低下は，年齢などの因子を補正した際においても，骨密度低下および骨折リスクの上昇と関連していることが示唆される．

❷ 骨密度の低下は認知機能低下と関連する

一方で，逆向きの推論を行っている研究も存在する．つまり，骨密度が認知機能に影響を及ぼすかという研究である．イタリアにおける縦断研究では，女性において脛骨の皮質部の骨密度が低いほど，3 年後の新たな認知機能低下（MMSE≦23 点）および 3 年後の認知機能の低下（MMSE の 1 点以上の低下）が起こりやすく，年齢・教育・喫煙・服薬などで補正した際に，それぞれのリスク（オッズ比（OR））は 0.93 倍 [95% CI：0.88 to 0.98]，0.96 倍 [95% CI：0.92 to 0.98] であり，独立して関連していた[3]．韓国における横断研究においては，女性において骨量減少および骨粗鬆症は，認知機能低下（MMSE≦23 点）と関連しており，年齢・教育・併存疾患・喫煙で補正した際に，骨量減少のリスク（OR）は 1.69 倍 [95% CI：1.00 to 2.84]，骨粗鬆症のリスクは 2.94 倍 [95% CI：1.73 to 4.92] であった[4]．

❸ 骨粗鬆症と認知症に推測される共通メカニズム

上記の疫学研究から，骨粗鬆症と認知症には，加齢以外にも何か共通するメカニズムが存在することが推測されている．上記の疫学研究においては，女性において有意差があり，男性では有意差が認められない研究が複数含まれており，このことから女性ホルモンがその共通メカニズムの候補である可能性が指摘されている．エストロゲンは，破骨細胞の作用を抑制することが臨床的には知られており，エストロゲンの補充は骨折リスクを低下させる[5]．また，エストロゲンは認知機能の維持に対してもよい影響を与えることが推測されており，ヒトを対象とした臨床研究においてエストロゲンの投与は海馬の灰白質体積を増加させるという報告も存在する[6]．それ以外にも，活動性の低下，ビタミン（ビタミン B12，葉酸，ビタミン D，ビタミン K など）摂取不足，サルコペニア，全身性の炎症などが骨粗鬆症および認知症の共通のリスク因子となることが推測される．さらに，アルツハイマー型認知症に関連するアミロイド β 前駆体タンパク質（APP）[7]や，レビー小体型認知症に関連する α シヌクレイン[8]が，骨代謝にも関わっているという報告も存在する．

▶ 認知症が併存する骨粗鬆症患者治療の留意点

1 服用方法に留意が必要な骨粗鬆症治療薬

　認知症が併存する骨粗鬆症の治療においては，認知症が併存する他の疾患同様，正しい服薬ができない可能性に注意をすることが重要である．正しくない服用には，本来服用すべき薬を服薬しない場合（アドヒアランスの低下），および本来よりも高頻度に服用してしまう場合，服用方法の遵守が難しい場合に注意する必要がある．例えば，デノスマブの皮下注射（半年に1回）に併用されることの多いカルシウム・天然型ビタミンD_3・マグネシウム配合錠は，デノスマブの薬物有害事象としての低カルシウム血症を予防するために重要である．他の骨粗鬆症治療薬も本来，骨折予防のために処方されているはずであるが，それらの内服が行われないことにより骨折リスクが高まる．一方で，ビスホスホネート製剤の中には，週1回，月1回といった製剤が存在し，きちんとした周期での内服が重要である．内服忘れ，および過剰摂取はいずれも危険である．ビスホスホネート製剤は，起床時に十分な水で内服し，内服後30分は横にならず，食事もしてはいけないというやや複雑な服用方法を要する．認知機能の低下した患者にこれを守らせるのは，困難である可能性もある．いずれにしても，介護者による適切な服薬管理，見守りが必要になる場合が多いと思われる．

2 通院中断によりリバウンドの危険がある骨粗鬆症治療薬

　通院の途切れに関しても，留意すべき事柄である．通院の途切れは服薬の途切れにつながるとともに，デノスマブ治療中の患者においては，半年の注射インターバルが過ぎると，急速に骨保護効果を失い，リバウンドに伴う骨折リスクが急激に高まることが知られている[9]．認知症の進行に伴い，通院が不可能になる可能性も考慮して，デノスマブの使用は慎重に行い，介護者にもデノスマブ中断のリスクを伝えておくことが重要である．

3 認知機能低下と関わる骨粗鬆症治療薬の薬物有害事象

　ビスホスホネート製剤使用中の患者においては，まれな薬物有害事象として顎骨壊死が存在する．顎骨壊死は，ビスホスホネート製剤を長期に内服中の患者が抜歯を受けた際に，歯茎の骨の露出が続き，回復しにくくなる状態であるが，本態は骨髄の炎症と考えられている．近年ではビスホスホネート以外の骨粗鬆症治療薬でも顎骨壊死が報告されており，薬物関連顎骨壊死（medication-related osteonecrosis of the jaw：MRONJ）として注目されている[10]．顎骨壊死の危険因子の一つとして，口腔内の衛生状態の不良が知られる[11]．認知症に伴う生活機能の低下において，歯磨きなどの習慣が影響を受けることが懸念され，介護者による促しや，定期的な歯科的な診察が望ましい．

4 認知機能の維持に役立つ可能性のある骨粗鬆症治療薬

　ビタミンDは，骨折予防効果が示されているビタミンであり，転倒リスクの低下[12]やCOVID-19の重症化予防効果[13]も示唆されている．ビタミンD_3の投与により認知機能改善効果を示唆する報告も存在し[14]，認知症と骨粗鬆症の併存患者には，検討が望ましい治療である．高カルシウム血症，高カルシウム尿症に気をつけながら使用する必要がある点に留意していただきたい．また，ビタミンKも骨折を予防する効果が示唆されているビタミンであり，日本を含めたアジア諸国で骨

粗鬆症治療薬として使用されている．ビタミン K は，COVID-19 の重症化予防効果を示唆する報告も存在する[15]．ビタミン K 投与に伴う認知機能改善効果は不明であるが，日本の都市部の地域在住高齢者においてビタミン K の充足状態の低下と軽度認知障害（MCI）レベルの認知機能低下が関連していたという報告があり[16]，認知症と骨粗鬆症を併存する患者の治療選択の参考になると思われる．

5 骨折を有する認知症併存患者への留意点

骨粗鬆症は骨の脆弱性で定義される疾患であり，骨密度に関わらず，椎体骨および大腿骨近位部の脆弱性骨折の既往があれば診断できる．したがって，脆弱性骨折歴のある認知症者は，骨密度を測定しなくても骨粗鬆症と認知症の両者を有する患者である．認知症を有する大腿骨近位部骨折患者は，認知症を持たない大腿骨近位部骨折患者と比較し，入院期間が長く，合併症が多く，リハビリテーションの効果を得にくく，退院後の移動能が低く，死亡率も高いことが報告されている[17-20]．このことは認知症併存患者においては，骨折後の治療に何らかの特別な配慮が必要であることを示唆している．ADL の非常に低下した患者に対しては，自身の動きで骨折することはないため，介護に気をつけることにより骨折予防を行うことで十分であるという考え方もある．一方で，介護に伴う骨折の予防のために治療を行うという選択肢もある．ラロキシフェンおよびバゼドキシフェンは，深部静脈血栓症の有害事象があるため，ADL の低下した患者において使用すべきではない．認知症者も含めた大腿骨骨折後の患者にゾレドロン酸の年 1 回の静脈注射の再骨折に対する予防効果をみたランダム化比較試験において，ゾレドロン酸治療は，認知症併存患者においても，認知症を有さない患者と同等の骨折予防効果を認めた[21]．しかし，この研究においても，認知症併存患者は，認知症を有さない患者と比べ有意に高い死亡率を呈し，認知症を有さない患者で認めたゾレドロン酸による生存率の有意な改善が，認知症併存患者においては認められなかった．骨折後の二次予防に関しては，生活機能の回復度合いや生命予後を考慮し，本人，家族を含めた多職種での検討が望ましい．状況によっては，二次予防を行わないという選択肢も含めた検討が行われる場合もありうる．治療の目的は何か，患者本人および家族は何を重要と考えているのか，それぞれの価値観に寄り添う医療・ケアを心がけることが大切である．

▶ 骨粗鬆症が併存する場合の認知症治療の留意点

1 認知機能低下は転倒リスクの上昇と関連する

骨粗鬆症が併存する場合の認知症の治療においては，転倒リスクに注意する必要がある．認知症者は，認知機能が正常な人に比べ転倒しやすいことが報告されている[22]．その原因として，脳の病変による運動機能障害，BPSD による危険行動，周囲の環境の認識不足，判断力の低下，薬物有害事象などが考えられる．

2 中核症状の治療薬と転倒リスク

認知症の中核症状に対する薬物療法では，コリンエステラーゼ（ChE）阻害薬がしばしば用いられる．MCI を対象とした ChE 阻害薬の安全性に関するメタ解析において，ChE 阻害薬使用時には，有意に転倒しにくくなるという報告があるが[23]，認知症者に対する転倒抑制効果に関してはエ

12

ビデンスが不足している（項「13. 転倒」（p101）を参照）．一方で，ChE 阻害薬は，心電図上の QTc 延長が起こるという薬物有害事象が報告されており，それが失神の原因となり，転倒・骨折に至ったという症例報告もされており[24]，注意が必要である．中核症状に用いることのできるもう一種の薬物であるメマンチンに関しても，転倒に関するエビデンスは乏しい．日本の介護施設の入所者を対象とした症例対照研究において，メマンチンにより転倒リスクが高まると報告している[25]．

3 BPSD の治療薬と転倒リスク

BPSD に対する薬物療法においても，やはり転倒リスクが問題となる（項「11. 転倒」を参照）．一般的に，認知症者に限らない場合，BPSD に用いられるような抗精神病薬は高齢者において転倒リスクを高めることが報告されている[26]．しかし，BPSD 自体も骨折のリスクになることを考慮すると，認知症者に関しては，抗精神病薬の BPSD 抑制は，むしろ骨折抑制に働く可能性も考慮する必要がある[27]．BPSD に対して日本で使用される抑肝散は，転倒リスクを上昇させないと考えられる[28]．

4 非薬物療法と転倒リスク

認知症に対する非薬物療法の中には，骨粗鬆症の転倒予防にも関連する治療があり，検討したい治療法である．残念ながら，転倒防止プログラム（運動療法など）の研究において，認知症者のみを対象として，有意な効果を示した報告は存在しない[29]．しかし，十分な観察期間や対象者を用いて研究を行うことで，今後有効性を示すことができる可能性はあるとされる[29]．薬物に伴う潜在的な転倒リスクやポリファーマシーの問題を考慮した際に，骨粗鬆症が併存する認知症者において，薬物療法よりも非薬物療法を優先することが望ましいと考えられる．

モデル事例

アルツハイマー型認知症にて外来通院していた 75 歳，女性．夜間にトイレに行った際に転倒し，動けなくなったところを家族に発見され，救急搬送された．大腿骨頸部骨折と診断され，入院翌日に手術が行われ，すぐにリハビリテーションも開始された．立位は可能となったが，自宅に戻れるほどの ADL までは回復せず，リハビリテーション病院に転院となった．本人，家族は再度骨折しにくくなるような骨粗鬆症の治療を希望．入院中の採血にて，血清 25 (OH) ビタミン D_3 濃度は 10 ng/dL とビタミン D 不足であった．腎機能の軽度低下があり，退院後の血中・尿中 Ca の確認を行いにくく，入院中の活性型ビタミン D 製剤の使用は見送った．歯科に口腔内の状態を確認してもらったところ，齲歯や動揺歯は認めず，ビスホスホネート製剤も内服できると思われた．腎機能低下はあるが，ビスホスホネート製剤を使用できないほどではなく，介護者である家族にビスホスホネート製剤の服用方法を伝え，リハビリテーション病院への診療情報提供書を作成し骨折二次予防の継続を依頼した．認知症に対するドネペジルは継続，降圧薬は転倒の原因になった可能性を考え中止した．入院中に時折せん妄状態となり，リスペリドンを頓用したが，抑肝散の内服も加え，穏やかに過ごせるようになった．

　本症例は，認知症を背景に脆弱性骨折を生じた症例である．大腿骨近位部の脆弱性骨折により，骨密度に関わらず，骨粗鬆症の診断基準を満たす．本症例はそれに加えて，認知症に伴う生命予後の短縮も推測され，残された人生の QOL を総合的に考え，患者および家族の価値観に沿った治療を行うことが大切と考えられる．一方で，認知症を併存する骨粗鬆症患者は，認知症のない患者に比べ骨折リスクが高いにもかかわらず，適切な治療が行われていない率が高いという報告も存在する．結果的に，本症例では本人，家族と相談の上，治療を行うこととした．活性型ビタミン D 製剤はビタミン D 不足がある場合に投与しやすい薬物であるが，腎機能の低下がある場合は高カルシウム血症に気をつける必要がある．また尿中の Ca 排泄が亢進している場合は，尿管結石のリスクとなり，尿中 Ca 排泄（尿中 Ca/クレアチニン比）を測定しておくことが望ましい．急性期病院退院後に血中・尿中 Ca をきちんと確認できる体制が整っているか，確認が重要である．ビスホスホネート製剤は，腎機能によっては禁忌になる場合があるので注意が必要である．また顎骨壊死の有害事象を予防するための歯科による口腔内の診察，介護者に対する口腔内衛生指導も重要である．降圧薬や睡眠導入薬など，転倒リスクになる薬物の必要性の確認も入院中に行っておきたい．認知症を有する場合，大腿骨骨折後は生活機能の回復が十分ではなく，リハビリテーション病院への転院となる割合が高いと考えられる．転院後，自宅（もしくは介護施設）に退院する際に，骨折の二次予防が中断してしまう場合があるため，転院先および家族に，骨折予防の必要性を伝えておくことが重要である．

文 献

1) Baker NL, et al：Hip fracture risk and subsequent mortality among Alzheimer's disease patients in the United Kingdom, 1988-2007. Age Ageing, 40：49-54, 2011.
2) Bliuc D, et al：Cognitive decline is associated with an accelerated rate of bone loss and increased fracture risk in women：a prospective study from the Canadian Multicentre Osteoporosis Study. J Bone Miner Res, 36：2106-2115, 2021.
3) Laudisio A, et al：Bone mineral density and cognitive decline in elderly women：results from the InCHIANTI study. Calcif Tissue Int, 98：479-488, 2016.
4) Kang HG, et al：Bone mineral loss and cognitive impairment：the PRESENT project. Medicine(Baltimore), 97：e12755, 2018.
5) Rossouw JE, et al：Risks and benefits of estrogen plus progestin in healthy postmenopausal women：principal results from the Women's Health Initiative randomized controlled trial. JAMA, 288：321-333, 2002.
6) Albert K, et al：Estrogen enhances hippocampal gray-matter volume in young and older postmenopausal women：a prospective dose-response study. Neurobiol Aging, 56：1-6, 2017.
7) Stapledon CJM, et al：Relationships between the bone expression of Alzheimer's disease-related genes, bone remodelling genes and cortical bone structure in neck of femur fracture. Calcif Tissue Int, 108：610-621, 2021.
8) Calabrese G, et al：Network analysis implicates alpha-synuclein (Snca) in the regulation of ovariectomy-induced bone loss. Sci Rep, 6：29475, 2016.
9) Anastasilakis AD, et al：Clinical features of 24 patients with rebound-associated vertebral fractures after denosumab discontinuation：systematic review and additional cases. J Bone Miner Res, 32：1291-1296, 2017.
10) 顎骨壊死検討委員会：薬剤関連顎骨壊死の病態と管理：顎骨壊死検討委員会ポジションペーパー2023, 2023.
11) Kim HY：Review and update of the risk factors and prevention of antiresorptive-related osteonecrosis of the jaw. Endocrinol Metab (Seoul) , 36：917-927, 2021.
12) Wei FL, et al：Association between vitamin D supplementation and fall prevention. Front Endocrinol (Lausanne), 13：919839, 2022.
13) Munshi R, et al：Vitamin D insufficiency as a potential culprit in critical COVID-19 patients. J Med Virol,

12

93：733-740, 2021.

14) Annweiler C, et al：Cognitive effects of vitamin D supplementation in older outpatients visiting a memory clinic：a pre-post study. J Am Geriatr Soc, 60：793-795, 2012.

15) Dofferhoff ASM, et al：Reduced vitamin K status as a potentially modifiable risk factor of severe coronavirus disease 2019. Clin Infect Dis, 73：e4039-e4046, 2021.

16) Azuma K, et al：Association of vitamin K insufficiency with cognitive dysfunction in community-dwelling older adults. Front Nutr, 8：811831, 2022.

17) Heruti RJ, et al：Cognitive status at admission：does it affect the rehabilitation outcome of elderly patients with hip fracture？ Arch Phys Med Rehabil, 80：432-436, 1999.

18) Seitz DP, et al：Effects of dementia on postoperative outcomes of older adults with hip fractures：a population-based study. J Am Med Dir Assoc, 15：334-341, 2014.

19) Tanaka S, et al：The Fracture and Immobilization Score (FRISC) for risk assessment of osteoporotic fracture and immobilization in postmenopausal women--a joint analysis of the Nagano, Miyama, and Taiji Cohorts. Bone, 47：1064-1070, 2010.

20) Hou M, et al：The effects of dementia on the prognosis and mortality of hip fracture surgery：a systematic review and meta-analysis. Aging Clin Exp Res, 33：3161-3172, 2021.

21) Prieto-Alhambra D, et al：Fracture prevention in patients with cognitive impairment presenting with a hip fracture：secondary analysis of data from the HORIZON Recurrent Fracture Trial. Osteoporos Int, 25：77-83, 2014.

22) Allan LM, et al：Incidence and prediction of falls in dementia：a prospective study in older people. PLoS One, 4：e5521, 2009.

23) Matsunaga S, et al：Efficacy and safety of cholinesterase inhibitors for mild cognitive impairment：a systematic review and meta-analysis. J Alzheimers Dis, 71：513-523, 2019.

24) Jackson EG, et al：Lesson of the month 1：prolonged QT syndrome due to donepezil：a reversible cause of falls？ Clin Med (Lond), 19：80-81, 2019.

25) Park H, et al：Medications and fall risk：a case-control study in nursing home residents in Japan. Aging Clin Exp Res, 32：885-892, 2020.

26) Rigler SK, et al：Fracture risk in nursing home residents initiating antipsychotic medications. J Am Geriatr Soc, 61：715-722, 2013.

27) Katz IR, et al：Risperidone and falls in ambulatory nursing home residents with dementia and psychosis or agitation：secondary analysis of a double-blind, placebo-controlled trial. Am J Geriatr Psychiatry, 12：499-508, 2004.

28) Iwasaki K, et al：A randomized, observer-blind, controlled trial of the traditional Chinese medicine Yi-Gan San for improvement of behavioral and psychological symptoms and activities of daily living in dementia patients. J Clin Psychiatry, 66：248-252, 2005.

29) Racey M, et al：Fall prevention in community-dwelling adults with mild to moderate cognitive impairment：a systematic review and meta-analysis. BMC Geriatr, 21：689, 2021.

13 転倒

Q1 転倒と認知症は関係するか？

A
- 認知症者は転倒しやすい.
- レビー小体型認知症のように歩行・バランス障害を呈する疾患では転倒リスクが高い.

Q2 認知症者が転倒しやすい場合，転倒の予防・治療で注意すべき点は何か？

A
- エビデンスは十分ではないが，運動は認知症者の転倒予防に有用と考えられる.
- 転倒しにくい環境づくりや，転倒リスクを高める処方の見直しも重要である.

Q3 認知症者が転倒しやすい場合，認知症の治療（薬物療法・非薬物療法）で注意すべき点は何か？

A
- 非薬物療法を優先的に行う.
- 転倒リスクを上昇させる薬物（抗精神病薬，ベンゾジアゼピン系薬物，抗うつ薬など）は慎重に投与する.
- 転倒に対するコリンエステラーゼ（ChE）阻害薬とメマンチンの影響については，エビデンスが乏しい.

解説

▶ 認知症者は転倒しやすい

転倒は骨折などの外傷，身体障害，転倒に対する恐怖につながり，高齢者の身体機能やQOLに大きな影響を及ぼす[1].

認知機能障害そのものが転倒と関連するかについての知見は一定していない. 転倒と軽度認知障害（MCI）を含む初期段階の認知機能障害との関連を調べたシステマティックレビューでは，後ろ向きの横断研究の37件の比較のうち有意な関連を認めたのは15件（38%）にとどまった[2].

一方，認知症では注意力と遂行機能の障害により歩行速度低下や不安定性をきたし，転倒リスクが上昇するとの報告もある[3,4]. 実際，臨床においてはしばしば認知症者の転倒を経験し，特に進行した認知症者では転倒が多い. 転倒には認知機能だけでなく身体機能の低下も関与すると考えられる. システマティックレビューで，認知症者ではフレイルとサルコペニアの有病率が高いことが示唆されている[5]. 認知症者はアパシーや閉じこもりにより運動量が低下しやすいことが原因と考

えられる.

認知症の原因疾患と転倒リスク

認知症の原因疾患はさまざまであるが，疾患によっては高い転倒リスクを伴うものがある.

血管性認知症では，障害部位によって認知機能障害以外の症状も生じる．麻痺や小脳失調，感覚障害などを伴う場合には転倒リスクが高まると考えられる.

レビー小体型認知症者は高率にパーキンソニズムを認めてしばしば転倒し[6]，転倒回数はアルツハイマー型認知症者より多いことが報告されている[7].

前頭側頭型認知症やその関連症候群では歩行障害やバランス障害を認めることがあり，転倒リスクが高い[8]．認知症を合併することが多い神経変性疾患であるパーキンソン病や進行性核上性麻痺では早期から転倒が高頻度に認められており，転倒防止対策の介入が重要である[9,10].

転倒リスクを高める薬物

薬物の中には転倒リスクを高めるものもある．向精神薬（抗精神病薬，抗うつ薬，ベンゾジアゼピン系薬物）が転倒リスクを上昇させることについてのエビデンスは確立しており，利尿薬，降圧薬，抗不整脈薬と転倒との関連も報告されている[11,12]．転倒リスクが高い認知症者がこれらの薬物を処方されている場合，中止や変更ができないか検討する.

運動とリハビリテーション

運動が高齢者の転倒を減らすことはメタ解析で明らかにされている[13,14]．また，身体運動を行いながら認知機能も働かせるデュアルタスクトレーニングが，身体機能および認知機能改善に有用であったとする報告もある[1]．レジスタンストレーニング（筋力トレーニング）やバランストレーニングは，転倒を予防する効果が期待できる．認知症者においても身体機能に応じた運動を行うことは妥当と考えられる．わが国では介護保険により通所リハビリテーション，訪問リハビリテーションを受けることができるため，認知症者はこれらを利用して機能維持を目指すことが望ましい.

その他の転倒予防策

環境要因も転倒の原因となりうる[15]．そのため，段差を解消する，踵まで覆う靴を使用する，部屋を明るくするなどの環境調整も，転倒の予防には重要である.

自律神経障害，うつ病，視力障害（白内障など）のような，転倒リスクを高める併存疾患の治療は転倒予防につながる可能性がある[16,17].

治療に用いられる薬物とそのリスク

認知症者では行動・心理症状（BPSD）を認め，しばしば介護者の負担となる．BPSD に対しては，薬物療法より先に非薬物療法を行うべきである．便秘症などの身体疾患が BPSD を誘発する場合は，原因疾患の治療により改善する場合もある．非薬物療法でコントロールが不十分な場合は薬物療法を検討する.

妄想，幻覚，易怒性，暴力などの陽性 BPSD の治療では抗精神病薬が選択肢となるが，転倒リ

スクを上昇させ[11]，過鎮静，認知機能低下などの薬物有害事象も生じうる．日本老年医学会の『高齢者の安全な薬物療法ガイドライン2015』では，認知症者に対して定型抗精神病薬の使用はできるだけ控え，非定型抗精神病薬は必要最小限の使用にとどめることを推奨している[18]．

不眠に対しては，ベンゾジアゼピン系睡眠薬は転倒リスクを増やすのでなるべく避ける[12]．非ベンゾジアゼピン系睡眠薬（ベンゾジアゼピン受容体作動薬）は筋弛緩作用が弱いため比較的使いやすいが，転倒リスクとの関連が示唆されているため漫然と長期投与しないことが望ましい[18]．

認知症者の抑うつに対して用いられることのある抗うつ薬も，転倒リスクを上昇させる[12]．メタ解析では，転倒のリスク（オッズ比（OR））は三環系抗うつ薬で1.41倍［95% CI：1.07 to 1.86］，選択的セロトニン再取り込み阻害薬（SSRI）で2.02倍［95% CI：1.85 to 2.20］と，いずれも有意に高かった[19]．地域住民において，三環系抗うつ薬投与による転倒または転倒による骨折のリスク（OR）は2.13倍［95% CI：1.62 to 2.83］であった[20]．SSRIはフレイルの有無をはじめとする交絡因子を調整後も，独立した転倒のリスク因子であった[21]．

アルツハイマー型認知症の中核症状の治療には，ドネペジルをはじめとするChE阻害薬やメマンチンが用いられる．転倒，失神やその関連事象に関する薬物の効果を検証したメタ解析で，ChE阻害薬の投与は失神のリスクを有意に上昇させたが，転倒リスクの有意な変化はなかった．また，メマンチン投与は転倒に対して有意な効果を示さなかったが，骨折リスクを有意に低下させた[22]．アルツハイマー型認知症者にドネペジルを投与したRCTでは，プラセボ群と比較して歩行速度の上昇は認められたが，有意な転倒率の減少は認められなかった[23,24]．日本の介護施設の入所者を対象とした症例対照研究では，メマンチン投与により転倒リスクが高まると報告されている[25]．以上のように，転倒に対するChE阻害薬とメマンチンの影響についてはさらなる研究が必要である．

陽性BPSDに対して用いられる抑肝散は転倒リスクを上昇させないことが示されており[26]，治療選択肢として考慮される．

レビー小体型認知症や認知症を伴うパーキンソン病では，パーキンソニズムに対する薬物療法により転倒リスクを減らせる可能性がある[3]．

13

モデル事例

84歳，女性．レビー小体型認知症，糖尿病などで通院していた．夕方から夜にかけて人物の幻視を認め，恐怖を感じるようになった．幻視の頻度が増加してきたため，薬物療法を検討した．抑肝散5g分2朝夕食前を開始し，その後ドネペジル5mg分1朝食後に切り替えたが，明らかな改善を認めなかった．抗精神病薬のクエチアピンは糖尿病のため禁忌であり，リスペリドンもパーキンソニズムを悪化させる可能性があることから，アリピプラゾールを開始した．しかしその後，歩行が不安定となり，転倒リスクが高いと判断したため中止し，抑肝散7.5g分3毎食前とした．家族には，照明により部屋を明るくする，患者が幻視を訴えた際は家族が幻視を振り払う，人物と見間違えることを防ぐためハンガーにかけた服を見えない所にしまう，などの対応も試してもらった．幻視の完全な消失は困難であったが，以上の対応によって幻視や易転倒性に対する家族のケアが円滑になったため，抑肝散のみを継続する方針とした．

レビー小体型認知症では生々しい幻視を認める．幻視は抑肝散やドネペジルにより軽減できる場合がある．抗精神病薬の中では，パーキンソニズムを悪化させにくいクエチアピンが比較的使いやすいが，糖尿病がある場合は禁忌である．

漢方薬の抑肝散はエビデンスが限られるが，易怒性や妄想などの陽性 BPSD に対する選択肢となる．上述の通り，抑肝散が転倒を増加させるという報告はない．ただし，抑肝散に含まれる甘草の有害事象として偽性アルドステロン症があり，低カリウム血症により筋力低下や麻痺が生じることがある．そのため血清カリウム濃度を確認する必要がある．また，効果がない場合は中止を検討する必要がある．

事例に挙げたような非薬物療法も，幻視の頻度を減らせる可能性がある．

文 献

1) Lord SR, et al：New horizons in falls prevention. Age Ageing, 47：492-498, 2018.

2) Leroy V, et al：The nebulous association between cognitive impairment and falls in older adults：a systematic review of the literature. Int J Environ Res Public Health, 20：2628, 2023.

3) Montero-Odasso M, et al：Falls in cognitively impaired older adults：implications for risk assessment and prevention. J Am Geriatr Soc, 66：367-375, 2018.

4) Chantanachai T, et al：Risk factors for falls in older people with cognitive impairment living in the community：systematic review and meta-analysis. Ageing Res Rev, 71：101452, 2021.

5) Waite SJ, et al：Sarcopenia and frailty in individuals with dementia：a systematic review. Arch Gerontol Geriatr, 92：104268, 2021.

6) Naharci MI, et al：Assessment of clinical features and coexisting geriatric syndromes in newly diagnosed dementia with Lewy bodies：a retrospective study in a tertiary geriatrics setting in Turkey. Eur Geriatr Med, 14：19-27, 2023.

7) Soysal P, et al：Functional loss and worsening geriatric assessment parameters are more common in dementia with Lewy bodies than Alzheimer's disease. Psychogeriatric, 23：77-85, 2023.

8) Burrell JR, et al：Falls in frontotemporal dementia and related syndromes. Handb Clin Neurol, 159：195-203, 2018.

9) Giagkou N, et al：Progressive supranuclear palsy. Int Rev Neurobiol, 149：49-86, 2019.

10) Allen NE, et al：Interventions for preventing falls in Parkinson's disease. Cochrane Database Syst Rev, CD011574, 2022.

11) Osman A, et al：Fall risk-increasing drugs and gait performance in community-dwelling older adults：a systematic review. Ageing Res Rev, 77：101599, 2022.

12) Woolcott JC, et al：Meta-analysis of the impact of 9 medication classes on falls in elderly persons. Arch Intern Med, 169：1952-1960, 2009.

13) Sherrington C, et al：Exercise to prevent falls in older adults：an updated systematic review and meta-analysis. Br J Sports Med, 51：1750-1758, 2017.

14) Gillespie LD, et al：Interventions for preventing falls in older people living in the community. Cochrane Database Syst Rev, 2012：CD007146, 2012.

15) Ungar A, et al：Fall prevention in the elderly. Clin Cases Miner Bone Metab, 10：91-95, 2013.

16) Casey CM, et al：The intersection of falls and dementia in primary care：evaluation and management considerations. Med Clin North Am, 104：791-806, 2020.

17) Allan LM, et al：Incidence and prediction of falls in dementia：a prospective study in older people. PLoS One, 4：e5521, 2009.

18) 日本老年医学会, 日本医療研究開発機構研究費・高齢者の薬物治療の安全性に関する研究研究班 編：高齢者の安全な薬物療法ガイドライン 2015, 2015.

19) Seppala LJ, et al：Fall-risk-increasing drugs：a systematic review and meta-analysis：II. Psychotropics. J Am Med Dir Assoc, 19：371.e11-371.e17, 2018.

20) Na I, et al：Risk of falls associated with long-acting benzodiazepines or tricyclic antidepressants use in community-dwelling older adults：a nationwide population-based case-crossover study. Int J Environ Res Public Health, 19：8564, 2022.

21) Lin SM, et al：Serotonin receptor inhibitor is associated with falls independent of frailty in older adults.

Aging Ment Health, 25：219-224, 2021.

22) Kim DH, et al：Dementia medications and risk of falls, syncope, and related adverse events：meta-analysis of randomized controlled trials. J Am Geriatr Soc, 59：1019-1031, 2011.

23) Montero-Odasso M, et al：Donepezil for gait and falls in mild cognitive impairment：a randomized controlled trial. Eur J Neurol, 26：651-659, 2019.

24) Montero-Odasso M, et al：Donepezil improves gait performance in older adults with mild Alzheimer's disease：a phase II clinical trial. J Alzheimers Dis, 43：193-199, 2015.

25) Park H, et al：Medications and fall risk：a case-control study in nursing home residents in Japan. Aging Clin Exp Res, 32：885-892, 2020.

26) Iwasaki K, et al：A randomized, observer-blind, controlled trial of the traditional Chinese medicine Yi-Gan San for improvement of behavioral and psychological symptoms and activities of daily living in dementia patients. J Clin Psychiatry, 66：248-252, 2005.

13

14 便秘

Q1 便秘と認知症は関係するか？

A
- レビー小体型認知症や血管性認知症では，便秘が併存する割合が高い．アルツハイマー型認知症では非認知症者と変わらない．レビー小体型認知症において便秘は記憶障害より先行して出現することが多い．
- 50 代以降の非認知症者における便秘は，認知症発症のリスクとなる．
- 認知症者における便秘は，行動・心理症状（BPSD）のリスクとなる．

Q2 認知症に便秘が併存する場合，便秘の治療で注意すべき点は何か？

A
- 薬物性便秘，症候性便秘，器質的便秘を除外する．
- 非薬物療法として，食事療法と運動療法に加えて，定期的なトイレ誘導と排便時の前傾姿勢指導を行う．効果不十分の場合は薬物療法を行う．
- 薬物療法の有効性と安全性について，認知症者を対象とした研究は少ないものの，非認知症者と同様と考えられる．

Q3 認知症に便秘が併存する場合，認知症の治療（薬物療法・非薬物療法）で注意すべき点は何か？

A
- コリンエステラーゼ（ChE）阻害薬の薬物有害事象に下痢があるが，便秘を改善させるとの報告はない．
- BPSD に対して薬物療法を行う場合，抗コリン作用のある薬物による便秘の悪化に注意する．
- 認知症に対する運動療法は，便秘に対しても有効な可能性がある．

解説

▶ 認知症と便秘の関連

わが国の『便通異常症診療ガイドライン 2023（慢性便秘症）』において，便秘とは「本来排泄すべき糞便が大腸内に滞ることによる兎糞状便・硬便，排便回数の減少や，糞便を快適に排泄できないことによる過度な怒責，残便感，直腸肛門の閉塞感，排便困難感を認める状態」と定義されている[1]．

認知症者における便秘の併存率（prevalence）について，便秘は認知症全体の 19.2％，非健忘型軽度認知障害（non-amnestic MCI）の 19.1％にみられ，正常（13.8％）や健忘型軽度認知障害

(amnestic MCI：14.4%）よりも多い[2]．英国バイオバンクを用いた研究で，定期的な緩下剤の使用は認知症発症のリスクと報告されていることからも，認知症の病型別に便秘の併存率を調べた研究では，非認知症高齢者での併存率が2%であったのに対して，パーキンソン病に伴う認知症で43%，レビー小体型認知症で28%，血管性認知症で26%と高かった．一方，アルツハイマー型認知症では3%と有意な差を認めなかった[3]．レビー小体型認知症において便秘は，記憶障害よりも3〜5年程度先行して出現することが多い[4,5]．レビー小体型認知症者の6割で便秘があるとの報告もあり[4,5]，レビー小体型認知症，パーキンソン病，多発性硬化症などのαシヌクレイノパチーでは便秘をきたしやすいことが知られている．これは，消化管全体の腸管神経系にαシヌクレインが集積することで，腸管運動が抑制されたり直腸肛門機能が低下したりするためと考えられている[6]．

便秘が認知症発症（incidence）のリスクとなるかどうかについては，54〜84歳の男女計42,255人を対象としたわが国のコホート研究において，排便頻度が週3回以下の人では，毎日排便がある人と比較して認知症発症（排便に関する調査から3〜16年後，平均約10年）についてのハザード比が男性で1.79［95% CI：1.34 to 2.39］，女性で1.29［95% CI：1.08 to 1.55］と有意に高く，また硬便である人は普通便の人よりも認知症発症リスクが高かった[7]．英国バイオバンクを用いた研究で，定期的な緩下剤の使用は認知症発症のリスクであると報告されていることからも，便秘と認知症発症が関連していることが示唆される[8,9]．

高齢者のADLやQOL，および認知症者のBPSDと便秘との関連

健常な高齢者に比べてフレイルな高齢者では便秘がある割合が高く，便秘がある高齢者ではQOLスコアが低い[10]．また，便秘があると認知症者が攻撃的になりやすくなる[11]など，便秘はBPSDと関連することが知られている．

便秘の治療目的と便秘診療の際の注意点

前述のように，便秘があるとQOLが低下する．便秘を治療する目的は，単に定期的に排便させるためだけではなく，便秘によって本人のQOLが損なわれないようにするためである．便秘の診療にあたっては，便形状，排便頻度，怒責を伴うか，摘便しているか，糞便塞栓があるか，便の滲出や便失禁があるかなどを聴取する[12]．必要に応じて直腸診を行い，直腸の知覚障害や便意の有無など，便の排出障害の有無を確認する．主訴が下痢であっても，硬便の周りから水様便が滲出している場合があることに注意する[12]．

薬物性便秘，器質的便秘，症候性便秘の評価

便秘の原因として，まず薬物性便秘を検討する．薬物性便秘の原因となる代表的な薬物として，徐脈，頻尿，消化管運動亢進，パーキンソン病などに対して用いられるムスカリン性コリン受容体拮抗薬（抗コリン薬），および三環系抗うつ薬，抗精神病薬，第一世代抗ヒスタミン薬などの抗コリン作用を持つ薬物，その他オピオイド，カルシウム拮抗薬，利尿薬などがある[12-14]．これらの薬物のうち，必要性が低いか代替可能なものがあれば中止・変更する．

また，大腸癌，イレウスなどの器質的疾患による便秘や，高カルシウム血症，甲状腺機能低下症などの治療可能な症候性便秘を除外する．認知症高齢者において，大腸癌などの便秘の原因となる

14

器質的疾患をどのように精査すべきかについてのエビデンスは乏しい．米国がん協会（American Cancer Society）のガイドライン[15]では，生命予後が10年以上期待される75歳以下の健康な成人で平均的なリスクであれば，定期的な大腸癌のスクリーニング検査を推奨している．76歳から85歳までの高齢者に対して大腸癌のスクリーニング検査を行うかどうかは，患者の意向と，予想される生命予後，健康状態，これまでの検査歴などから個別に判断することを推奨している．85歳以上の高齢者では，定期的な大腸癌スクリーニング検査は推奨されていない．このガイドラインでも認知症高齢者については言及されていない．認知症高齢者においては，体重減少や，簡便で侵襲の少ない血液検査（鉄欠乏性貧血の評価），便潜血検査などから検査前確率が高い場合には，大腸癌評価のための大腸内視鏡検査や大腸CT検査を考慮するのが適切と考えられる．認知症の重症度によっては，前処置としての下剤内服が困難な場合があり，大腸内視鏡検査において認知症は前処置不十分のリスクとなることが報告されている[16,17]．また，仮に大腸癌があってもADLや併存症によっては根治的治療の適応でないことがある．どこまで検査を行うかについては，これらの内容や予想される生命予後に加えて，本人または代理決定者の意向を踏まえて個別に判断する．

▶ 機能性便秘の治療

1 概要

　慢性便秘症のうち，薬物性便秘，症候性便秘，器質的便秘を除外したものが機能性便秘である．機能性便秘の病態評価のために，大腸通過時間検査（保険適用外）や排便造影検査などの検査がある[12,18]．これらは有用であるものの実施できる施設は限られ，慢性便秘症のある認知症高齢者全員に行うことは現実的ではない．以下に述べる非薬物療法と薬物療法を行っても排便コントロール困難であれば，専門施設での評価と治療を考慮する．

2 非薬物療法

　機能性便秘による慢性便秘症に対しては，まず非薬物療法として食事療法と運動療法を行う．
　食事療法については，食物繊維を多く含む食事が便秘に有効であるとの報告はあるがエビデンスレベルは高くなく，便秘と相関がないとの報告もある[19]．認知症者を対象とした研究ではないものの，乳酸菌食品が便秘に有効であるとの報告は複数あり，ヨーグルトなどの乳酸菌食品や乳酸菌製剤を便秘の治療として提案する[1,19,20]．
　高齢者病院入院患者，高齢者施設入所者，デイホスピタル通院者を対象として便秘と運動の関連を調べた研究では，毎日500メートル以上歩行しなかった群では，歩行した群と比較して便秘のリスクが1.7倍上昇した[21]．高齢者を対象として便秘に対する運動療法の有効性を調べた研究としては，介護施設で生活している高齢者（対照群の平均MMSE 9.6点，介入群の平均MMSE 12.9点）に対して，トイレ誘導と運動（立ち上がり動作と，歩行または車いす走行）と間食の3つを組み合わせた介入を週5日間で12週間行うことで排便回数が改善したとの報告がある[22]．一方，介護施設で生活する歩行可能な高齢者に対して週2回のレジスタンス運動，または週2回のファンクショナルトレーニング，およびその両方による介入を6ヵ月行ったが，便秘がある人の割合は変化しなかったとの報告もある[23]．したがって，認知症者の便秘に対する運動療法は，対象者のADLや運動の種類，他の介入と組み合わせることなどによっては有効である可能性があるが，さらなる検討

が必要である.

　認知症者を対象としたRCTで,適切な排便時間と間隔でトイレに誘導し排便時には前傾姿勢をとらせるケアを行うことで,残便感のない自発的排便の回数が増加したとの報告もある[24].トイレまでの移動が可能であれば,定期的にトイレに誘導して前傾姿勢での排便を促すことが有効である.

3 薬物療法

　慢性便秘に対する薬物療法としては,酸化マグネシウムなどの浸透圧性下剤や,センノシド,ピコスルファートなどの刺激性下剤が用いられてきた.これらに加えてルビプロストン,エロビキシバット,リナクロチド,ポリエチレングリコール製剤,ナルデメジンなどの新規薬物が登場したり,ラクツロースのゼリー製剤が慢性便秘症に対して保険適用になったりしている(ナルデメジンはオピオイド誘発性便秘症が適応).認知症高齢者において,これらの便秘薬同士で有効性や安全性を直接比較した研究はない.なお,認知症高齢者に限定してプラセボと有効性を比較した研究も少ないが,αシヌクレイノパチーを対象としたプラセボとの比較では,パーキンソン病においてルビプロストンやポリエチレングリコール製剤が便秘を改善させたとの報告はある[25,26].したがって,認知症高齢者に対する浸透圧性下剤およびこれらの新規緩下剤について,有効性の点から優劣を述べるのは難しいが,いずれの緩下剤も発売以降,認知症者に対しても広く用いられている.薬価の点からは,古くから使用されている酸化マグネシウムは安価であるという利点がある.服薬管理の点からは,食後内服で他の薬物と同時に内服できるルビプロストンが利用しやすい.剤形の点からは,ラクツロースはゼリーのため,嚥下障害があっても内服しやすい.その他の薬物として,エビデンスレベルの高い報告は限られるが,麻子仁丸,桃核承気湯,大黄甘草湯,大建中湯などの漢方薬も認知症者を含む高齢者の便秘に対して広く用いられている[27].小規模な研究だが,パーキンソン病または多系統萎縮症患者に対して,大建中湯で便秘が改善したとの報告がある[28].麻子仁丸と大建中湯は甘草を含まないため,偽性アルドステロン症を起こすリスクを懸念せず使用できる.

　薬物療法における注意点として,認知症者に限らないが,高齢者では腎機能が低下していることが多い.腎機能低下がある場合に酸化マグネシウムを使用する際は,血清マグネシウム濃度を定期的に測定するべきである.刺激性下剤の長期連用は耐性を生じるため,頓用での使用が望ましい[13].

14

▶ 便秘を有する認知症者の薬物療法の注意点

　MCIを対象としたメタ解析によれば,ChE阻害薬のうちドネペジルとガランタミンは薬物有害事象として下痢を起こす[29].リバスチグミンの貼付剤については,下痢を起こしやすいことを示すエビデンスレベルの高い研究は見当たらないが,リバスチグミン貼付剤が下痢の原因となったとの症例報告はあるため,いずれの薬物も消化器症状に注意が必要である[30].ChE阻害薬の薬物有害事象は,導入または増量の際に起こりやすいといわれており,導入または増量した時は特に注意する[31].なお,ChE阻害薬が便秘を改善させたとの報告はない.NMDA受容体拮抗薬であるメマンチンは,薬物有害事象として便秘の頻度が増えるとの報告もあるものの[32],2017年に発表されたメタ解析ではメマンチンとプラセボで便秘の頻度に差はなかったことから[33],便秘を理由にメマンチンの使用を避ける必要はないと考える.

また，BPSDの誘因が便秘であることがある[11]．認知症高齢者が興奮して攻撃的になる場合，抗精神病薬などで薬物療法を行う前に，便秘に対する治療を行って興奮が改善するかどうか観察する．BPSDの薬物療法について，適応外使用ではあるが，興奮・攻撃性や不穏に対してリスペリドン，アリピプラゾール，クエチアピン，オランザピンなどの抗精神病薬が用いられることがある．リスペリドンとアリピプラゾールは抗コリン作用を持たない一方，文献によって異なるが，クエチアピンとオランザピンは抗コリン作用を持つとの報告がある[34,35]．また，抑うつ状態に対して用いられる薬物では，三環系抗うつ薬は選択的セロトニン再取り込み阻害薬（SSRI）やセロトニン・ノルアドレナリン再取り込み阻害薬（SNRI）よりも抗コリン作用が強い[35]．便秘のある患者に対して抗コリン作用を持つ薬物を使用する場合は，できるだけ少量で投与して，投与中止できないかを常に検討する．

▶ 便秘を有する認知症者の非薬物療法の注意点

前述のように，エビデンスレベルは高くないが，運動療法は便秘を改善させる可能性がある．ADLや認知機能の維持・改善，BPSDの軽減を目的として行われる運動療法は，便秘改善の点からも行うことを考慮する．

モデル事例

79歳，女性．認知機能低下を主訴に同居の娘と外来受診した．問診，身体診察と検査を行いアルツハイマー型認知症と診断した．排泄動作を含めて基本的ADLは自立しており，食事摂取量は良好であった．腎機能障害はなかった．過活動膀胱に対して他院でソリフェナシン5 mgを処方されていた．便秘に対してセンノシド12 mgを就寝前に毎日内服していたが，排便困難で残便感があるとの訴えがあった．排便頻度は3日に1回で，便性状はブリストル便形状スケールで1と硬便であった．食事指導，運動指導の上で酸化マグネシウムを1回330 mg，1日2回で内服開始して，センノシドは頓用での使用にするように指示した．過活動膀胱の治療は，β_3受容体作動薬で抗コリン作用のないミラベグロン50 mgに変更した．排便頻度は2日に1回となり，便性状はブリストル便形状スケール4に改善して，残便感も改善した．高マグネシウム血症がないか，3ヵ月に1回の血液検査で確認している．

硬便のために排便困難であった状態に，ムスカリン性コリン受容体拮抗薬（抗コリン薬）であるソリフェナシンの薬物有害事象が加わって便秘を起こしていると考えられた．薬物性便秘が考えられる場合は，できるだけ原因となる薬物を中止または減量する．センノシドなどの刺激性下剤は連用を避け，頓用での使用にとどめる．

文 献

1) 日本消化管学会 編：便通異常症診療ガイドライン2023―慢性便秘症，南江堂，2023.
2) Wang F, et al：Prevalence of constipation in elderly and its association with dementia and mild cognitive impairment：a cross-sectional study. Front Neurosci, 15：821654, 2022.
3) Allan L, et al：The prevalence of autonomic symptoms in dementia and their association with physical activity, activities of daily living and quality of life. Dement Geriatr Cogn Disord, 22：230-237, 2006.

4) Hu W, et al：Autonomic symptoms are predictive of dementia with Lewy bodies. Parkinsonism Relat Disord, 95：1-4, 2022.

5) Fujishiro H, et al：Dementia with Lewy bodies：early diagnostic challenges. Psychogeriatrics, 13：128-138, 2013.

6) Coon EA：Autonomic dysfunction in the synucleinopathies. Semin Neurol, 40：492-501, 2020.

7) Shimizu Y, et al：Bowel movement frequency, stool consistency, and risk of disabling dementia：a population-based cohort study in Japan. Public Health, 221：31-38, 2023.

8) Yang Z, et al：Association between regular laxative use and incident dementia in UK Biobank participants. Neurology, 100：e1702-e1711, 2023.

9) Feng J, et al：Association of laxatives use with incident dementia and modifying effect of genetic susceptibility：a population-based cohort study with propensity score matching. BMC Geriatr, 23：122, 2023.

10) Arco S, et al：Functional constipation in older adults：prevalence, clinical symptoms and subtypes, association with frailty, and impact on quality of life. Gerontology, 68：397-406, 2022.

11) Leonard R, et al：Potentially modifiable resident characteristics that are associated with physical or verbal aggression among nursing home residents with dementia. Arch Intern Med, 166：1295-1300, 2006.

12) Lucak S, et al：Evaluation and treatment of constipation in the geriatric population. Clin Geriatr Med, 37：85-102, 2021.

13) Lindberg G, et al：World Gastroenterology Organisation global guideline：constipation--a global perspective. J Clin Gastroenterol, 45：483-487, 2011.

14) 日本老年医学会ほか編：高齢者の安全な薬物療法ガイドライン2015, 2015.

15) Wolf AMD, et al：Colorectal cancer screening for average-risk adults：2018 guideline update from the American Cancer Society. CA Cancer J Clin, 68：250-281, 2018.

16) Yee R, et al：Optimizing bowel preparation for colonoscopy：what are the predictors of an inadequate preparation？ Am J Surg, 209：787-792, 2015.

17) Agrawal R, et al：Predictors of poor bowel preparations and colonoscopy cancellations in inpatient colonoscopies, a single center retrospective study. Transl Gastroenterol Hepatol, 7：4, 2022.

18) 味村俊樹ほか：慢性便秘症の診断と治療. 日本大腸肛門病学会雑誌, 72：583-599, 2019.

19) 高野正太：慢性便秘症に対する食事療法, 運動療法, 理学療法. 日本大腸肛門病学会雑誌, 72：621-627, 2019.

20) 水城 啓ほか：生活指導, 食事指導, プロバイオティクスは本当に有効か？ 日内会誌, 108：22-28, 2019.

21) Kinnunen O：Study of constipation in a geriatric hospital, day hospital, old people's home and at home. Aging (Milano), 3：161-170, 1991.

22) Schnelle JF, et al：A controlled trial of an intervention to improve urinary and fecal incontinence and constipation. J Am Geriatr Soc, 58：1504-1511, 2010.

23) Chin A Paw MJ, et al：Effects of resistance and functional-skills training on habitual activity and constipation among older adults living in long-term care facilities：a randomized controlled trial. BMC Geriatr, 6：9, 2006.

24) Naito T, et al：Effects of bowel training and defecation posture on chronic constipation in older adults with dementia：a randomized controlled trial. Am J Gastroenterol, 118：531-538, 2023.

25) Ondo WG, et al：Placebo-controlled trial of lubiprostone for constipation associated with Parkinson disease. Neurology, 78：1650-1654, 2012.

26) Zangaglia R, et al：Macrogol for the treatment of constipation in Parkinson's disease. A randomized placebo-controlled study. Mov Disord, 22：1239-1244, 2007.

27) Iizuka N, et al：Constipation and herbal medicine. Front Pharmacol, 6：73, 2015.

28) Sakakibara R, et al：Dietary herb extract dai-kenchu-to ameliorates constipation in parkinsonian patients (Parkinson's disease and multiple system atrophy). Mov Disord, 20：261-262, 2005.

29) Matsunaga S, et al：Efficacy and safety of cholinesterase inhibitors for mild cognitive impairment：a systematic review and meta-analysis. J Alzheimers Dis, 71：513-523, 2019.

30) Pagliuca R, et al：Atypical presentation of acetylcholinesterase inhibitor-induced diarrhea in older adults with cognitive decline：an aspect not to be underestimated. Ann Geriatr Med Res, 27：83-86, 2023.

31) Cummings JL：Use of cholinesterase inhibitors in clinical practice：evidence-based recommendations. Am J Geriatr Psychiatry, 11：131-145, 2003.

32) Rossom R, et al：Efficacy and tolerability of memantine in the treatment of dementia. Am J Geriatr Pharmacother, 2：303-312, 2004.

33) Kishi T, et al：Memantine for Alzheimer's disease：an updated systematic review and meta-analysis. J Alzheimers Dis, 60：401-425, 2017.

34) Mulsant BH, et al：Correlates of anticholinergic activity in patients with dementia and psychosis treated with risperidone or olanzapine. J Clin Psychiatry, 65：1708-1714, 2004.

14

35) Salahudeen MS, et al：Anticholinergic burden quantified by anticholinergic risk scales and adverse outcomes in older people：a systematic review. BMC Geriatr, 15：31, 2015.

15 下部尿路症状

Q1 下部尿路症状（lower urinary tract symptoms：LUTS）と認知症は関係するか？

A
- 認知症者では尿失禁・過活動膀胱をはじめとする LUTS の有症率が高い.
- 認知機能の低下に伴い尿失禁が増加するとの報告もある.

Q2 認知症に LUTS が併存する場合，LUTS の治療で注意すべき点は何か？

A
- 抗コリン薬は認知機能障害のリスクから慎重な投与を要する薬物に分類され，経口オキシブチニンは可能な限り使用を控えることが推奨されている.
- 認知症者は排尿に関する症状を訴えることが難しいため，介護者や医療者の注意深い観察と個々に合わせた対応をしていくことが必要である.

Q3 認知症に LUTS が併存する場合，認知症の治療（薬物療法・非薬物療法）で注意すべき点は何か？

A
- 抗精神病薬や抗不安薬，三環系抗うつ薬は尿排出症状を起こす可能性がある. 特に男性は前立腺肥大症を有していることがあり注意が必要である.
- コリンエステラーゼ（ChE）阻害薬と抗コリン薬の併用は，ChE 阻害薬単剤のみの場合と比較して，日常生活活動度（ADL）の低下を引き起こす可能性がある.

解 説

▶ 認知症と LUTS との関連

　認知症と LUTS は有意な関連があり，重度な尿失禁は認知機能低下と関連するとされている[1]. Offermans らによる介護施設入所高齢者の尿失禁との関連因子を検討したシステマティックレビューでは，認知機能が評価された 10 論文のすべてで認知機能低下は尿失禁と有意な関連があると報告されている[2]. 訪問看護サービスを受けている高齢者 923 人の ICIQ-Urinary Incontinence Form での評価で尿失禁は 62.5％に認めたが，認知症者では 84％に尿失禁を認め，認知症のない対照者と比較して有意に尿失禁の保有率が高かった（オッズ比（OR）：2.59［95％CI：1.46 to 4.57］）[3]. 地域在住の認知症・認知機能低下者における尿失禁の有症率に関するメタ解析では，週に 1 度以上の尿失禁の保有率は 11％，1 日 1 回以上の尿失禁保有率は 24％で，Mini Mental State Examination（MMSE）＜24 点では有意に尿失禁が多く（OR：2.03［95％CI：1.73 to 2.36］），訪問介護を受けている認知症・認知機能低下者の尿失禁の保有率は 10〜38％であったとの報告もあ

る[4]．LUTS が認知機能障害のリスク因子になるかを検討した台湾でのランダム化比較試験（RCT）
では，LUTS を有するグループの方が LUTS を有さないグループより認知症発症リスク高いと報
告された[5]．榊原らは膀胱機能検査において，アルツハイマー型認知症では 40～58％，血管性認知
症では 70～91％，レビー小体型認知症では 71％で排尿筋過活動を認めたと報告している[6]．認知
症者の LUTS の管理について検討したシステマティックレビューでは，アルツハイマー型認知症
者では病状の進行と尿失禁に相関があり，レビー小体型認知症と血管性認知症では LUTS が認知
機能低下に先行すると報告されている[7]．夜間頻尿と認知機能障害との関連について検討したシス
テマティックレビューでは，1,023 文献から抽出された 8 文献中 6 文献で認知機能障害と夜間頻尿
は明らかな関連があると報告されている[8]．わが国の報告では，65～85 歳でアルツハイマー型認知
症または健忘型軽度認知障害（MCI）と診断された 461 人（平均 77.2±5.1 歳，女性 69.0％）を対象
とした検討において，認知機能障害と過活動膀胱治療薬服用に有意な関連性（OR：3.35 [95％CI：
1.71 to 6.57]）が示されている[9]．

以上から認知症と LUTS は有意な関連があり，尿失禁は認知機能低下と関連すると考えられる．

▶ 認知症者に対する過活動膀胱治療

非高齢者と同様に，生活指導などを含む行動療法などの保存療法は，高齢者の過活動膀胱に対す
る初期治療の第一選択として行われるべき治療である．運動機能低下や協調運動不全などの過活動
膀胱以外の要因も関与していることが少なくないため，定時排尿や排尿誘導，排尿動作の補助など
の治療を薬物療法以外にも行うことが推奨される．その上で十分な効果が得られない場合には，抗
コリン薬あるいはβ_3受容体作動薬といった薬物療法を考慮することとなる[1,10-12]．

過活動膀胱に対する薬物治療は，『過活動膀胱診療ガイドライン第 3 版』においても抗コリン薬，
β_3受容体作動薬が標準選択薬として推奨されている[13]．β_3受容体作動薬の過活動膀胱に対する有
効性については十分なエビデンスがあり，近年は 75 歳以上の高齢者に対しても同様の有効性が示
されており[14]，『フレイル高齢者・認知機能低下高齢者の下部尿路機能障害に対する診療ガイドラ
イン 2021』において，フレイル高齢者，軽度認知機能低下高齢者の過活動膀胱の薬物治療において
も推奨されている[1]．現在，わが国ではミラベグロンとビベグロンの 2 剤が保険適用となっている．
65 歳以上の過活動膀胱患者に対して，ミラベグロンとプラセボを 12 週間投与し認知機能を
Montreal Cognitive Assessment（MoCA）で評価した RCT では，治療前と比較して認知機能の有
意な変化はなかったと報告している[15]．高齢者においても薬物有害事象は軽微であるとされている
が，高血圧や QT 延長，心室頻拍などの有害事象があるため，心血管系の併存症を有する者への使
用は，抗不整脈薬の服用の確認など注意が必要である．

抗コリン薬の過活動膀胱に対する有効性については十分なエビデンスがあるが，認知機能への影
響についてはさまざまである．過活動膀胱を有する高齢者（年齢中央値 77 歳）へ抗コリン薬を
12 ヵ月投与した群と，抗コリン薬を投与しない群の MoCA を比較した試験では，両群に有意差は
認めなかったと報告されている[16]．わが国での報告では投与期間 12 週の評価で，MMSE を用いて
検討し，有意な認知機能の変化はなかったと報告している[17,18]．1 年間の観察研究では，MCI を有
する過活動膀胱患者 187 人にイミダフェナシンを投与し，MMSE による認知機能の評価で有意な
変化は認めず，また MCI から認知症への移行率は 3.6％であり，認知症への自然移行率（6.8～

16.1％/年）を超えなかったと報告されている[19]．一方，経口オキシブチニンは認知機能低下に影響が考えられるため，可能な限り使用を控えることが推奨されている．Wagg らは MCI を有する 75 歳以上の 26 人に対して，ソリフェナシン，オキシブチニン，プラセボを投与し，投与後の認知機能への影響を検討したランダム化クロスオーバー試験で，オキシブチニンは一部の認知機能においてプラセボと比較し有意な低下を示したと報告している[20]．高齢者の過活動膀胱に対する抗コリン薬での治療による認知機能について評価したシステマティックレビューでは，オキシブチニンは MMSE スコアを最も下げたと報告している[21]．また，別の抗コリン薬と認知機能についてのシステマティックレビューでもオキシブチニン，トルテロジンは認知機能を下げると報告されている[22]．抗コリン薬と β_3 受容体作動薬との比較について Welk らは，ミラベグロンと比較して抗コリン薬の方が認知症の新規発症のリスクが高い（ハザード比：1.23［95％CI：1.12 to 1.35]）と報告している[23]．わが国の報告では，75 歳以上の過活動膀胱患者 15 人に対して抗コリン薬（ソリフェナシン，イミダフェナシン，トルテロジン徐放剤）を投与し，長谷川式簡易知能評価スケール，MMSE を用いて投与前後に認知機能を評価したところ 2 人（トルテロジン徐放剤，イミダフェンシン）で認知機能低下がみられ，β_3 受容体作動薬であるミラベグロンへの変更によって改善したことが報告されている[24]．高齢者では複数の抗コリン作用を有する薬物の内服により，総抗コリン負荷が高まる可能性がある．Yoshida らは過活動膀胱治療と Anticholinergic Cognitive Burden score（ACB スコア）との関連を調べ，過活動膀胱患者では ACB スコアが 3.2±1.3 で非過活動膀胱患者の ACB スコア 1.6±1.1 に比べて高く，過活動膀胱患者で抗コリン薬が処方されている患者では ACB スコアは 3.3±1.2 であったのに対し，ミラベグロンのみが処方されている患者では ACB スコアは 1.7±1.1 と低かったと報告している．ミラベグロンを抗コリン薬に代わって使用することは抗コリン負荷を減らすと考えられている[25]．2015 年に過活動膀胱治療薬の FORTA 分類が公表された[26]．過活動膀胱の治療薬としてはフェソテロジンのみが Class B（高齢者における有効性は明らかであるが安全性に懸念がある薬物）に分類された．また日本版 FORTA（JAPAN-FORTA）も公表され，同様の結果となっている[27]．

わが国で難治性過活動膀胱に対する保険適用が認められているボツリヌス毒素膀胱注入療法については，慢性脳血管障害やパーキンソン病，認知症を有する過活動膀胱に対するボツリヌス毒素膀胱壁内注入療法の有効性と安全性について検討した報告で，100 U の注入で過活動膀胱に対する効果は認められ，急性尿閉や尿路感染の有害事象は一般過活動膀胱患者と同等であったと報告されている[28]．ボツリヌス毒素膀胱壁内注入療法は安全で有効な治療法であるが，注入後の残尿量増加，急性尿閉などの有害事象の発生時には清潔間欠導尿を必要とするため，MCI を有する患者においては慎重に適応を検討する必要がある．

前立腺肥大症を合併する過活動膀胱の場合には，重度の残尿が顕在化することがある．尿閉や尿路感染症，血尿，膀胱結石などの合併症がある場合には手術療法も考慮される．また，女性の場合には骨盤底の解剖学的性差，分娩・加齢に伴う骨盤底の脆弱化を背景に骨盤臓器脱が存在していることがある．骨盤臓器脱を有する女性の 37％に過活動膀胱を併発すると報告がある．臓器下垂が進行すると腟壁のびらんや出血，排尿困難，尿閉，水腎症など日常生活に支障をきたす．専門医による適切な処置，必要に応じて手術が必要な状況もあるが，認知症併存患者では患者の自覚症状に乏しいことが少なくなく，介護者による注意深い観察が必要である．

15

高齢者は発汗機能や体温調節機能が低下し口渇を感じにくく水分を摂取しないという傾向があり，介護者は脱水症を恐れて過剰な水分量を提供し夜間頻尿を誘発する場合がある．患者の食事や水分摂取状況を把握し，体重を目安に1日尿量を推測した上で，個々の患者に適した水分量を指導することが大切である[29]．

認知症を有する高齢者の場合には，過活動膀胱の病態や検査の必要性，治療の内容を理解してもらうことが困難な場合もみられる．『過活動膀胱診療ガイドライン第3版』においても，高齢者の過活動膀胱治療のゴールは治癒ではなくQOLの向上とされている[13]．薬物療法に執着せずに行動療法などで対応するなど，個々の患者に応じた慎重な対応が必要である[30]．

▶ LUTS と認知症治療

表15-1にLUTSを起こす可能性のある薬物を示す[31]．抗精神病薬や抗不安薬，三環系抗うつ薬は排尿症状を起こす可能性がある．特に三環系抗うつ薬は排尿障害がある男性患者には可能な限り使用を控えた方がよい[32]．脳血管障害，神経疾患は過活動膀胱の原因となる可能性があるが，同時に低活動膀胱（underactive bladder）の可能性もある．蓄尿症状である尿意切迫感，頻尿だけでなく排尿困難感や残尿感などの排尿症状を伴っている場合には，排尿筋低活動（低活動膀胱）や下部尿路閉塞が考えられ，多量の残尿を伴っていることがある．多量の残尿は上部尿路の拡張もきたし，腎後性腎不全の原因ともなる．男性の場合には前立腺肥大症，女性の場合には骨盤臓器脱が尿排出症状，蓄尿症状の原因の一つであり，健常人では自覚症状の訴えから想定できるが，認知症者では自身で訴えることができないことが多く，原因を同定することに時間を要することがある．残尿量の測定は排尿後に下腹部に超音波を当てることで測定が可能であり，非侵襲的である．残尿が

表15-1　LUTS を起こす可能性のある薬物

排尿症状を起こす可能性のある薬物	蓄尿症状を起こす可能性のある薬物
抗精神病薬	アルツハイマー型認知症治療薬
抗不安薬	抗不安薬
三環系抗うつ薬	中枢性筋弛緩薬
抗パーキンソン病薬	抗がん薬
抗めまい・メニエール病薬	抗アレルギー薬
中枢性筋弛緩薬	交感神経α受容体遮断薬
気管支拡張薬	狭心症治療薬
総合感冒薬	コリン作動薬
オピオイド	
筋弛緩薬	
ビンカアルカロイド系薬物	
頻尿・尿失禁，過活動膀胱治療薬	
鎮痙薬	
消化性潰瘍治療薬	
抗不整脈薬	
抗アレルギー薬	
低血圧治療薬	
抗肥満薬	

（出典：日本排尿機能学会・日本泌尿器科学会『女性下部尿路症状診療ガイドライン 第2版』リッチヒルメディカル，2019）

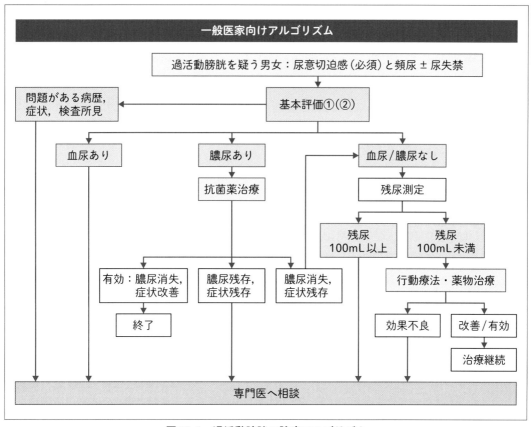

図 15-1　過活動膀胱の診療アルゴリズム
(出典：日本排尿機能学会・日本泌尿器科学会『過活動膀胱診療ガイドライン 第 3 版』リッチヒルメディカル , 2022)

100 mL 以上の場合には専門的診療を考慮する.

　図 15-1 は『過活動膀胱診療ガイドライン第 3 版』で示されている一般医家向けアルゴリズムである[13].「基本評価①」は自覚症状の問診，排尿・排尿後症状，過活動膀胱症状スコア，病歴，既往歴，合併症，服薬歴，水分摂取習慣，身体所見，神経学的所見，検尿，残尿測定,「基本評価②」は症状質問票，排尿記録，尿細菌検査，超音波検査，血清クレアチニン，前立腺特異抗原（PSA）（男性），台上診（女性），直腸診（男性）である.「基本評価①」は一般医家に必須な評価であるが，過活動膀胱の診断に必須である尿意切迫感の有無の判定は認知症者では困難であり，身体所見や検尿，画像所見で尿路の異常を評価し適切な処置をすることが必要である.

　ChE 阻害薬と抗コリン薬の併用は，ChE 阻害薬単剤のみの場合と比較して，ADL の有意な低下を引き起こすとの報告もあり[33]，服薬内容を確認することは重要である．認知機能低下高齢者と共にフレイル高齢者においては，一般高齢者と比べ尿失禁の併存率が多いとされており，その中でもトイレを認識できない，手足が不自由なためにトイレに行くまでに時間がかかったり衣服を脱ぐのに時間がかかるなどの機能性尿失禁が他の尿失禁と混在していることが多い．また，夜間頻尿があると転倒や骨折，死亡のリスクが高くなるとの報告もある[34,35]．特にフレイルが併存する認知機能低下高齢者では，認知機能・身体機能に合わせた環境整備をする対策も必要である.

15

モデル事例

84歳，男性．アルツハイマー型認知症で内服加療中．ベランダや道路など場所を構わず排尿をしてしまうことがあり，トイレに行った際にはなかなか出てこなく，出てきた直後にまたトイレに行くなどの行動がみられた．夜間も6〜8回トイレに行っていることから同居する息子が受診を希望し泌尿器科を受診した．

既往歴：糖尿病，大腸癌術後

内服薬：メマンチン，アムロジピン，エソメプラゾール

息子と妻と3人暮らし

患者本人は自覚症状の訴えはなく，排尿の自覚症状を問う質問票を用いての評価は不可能であった．MMSE 17点．尿沈渣では血膿尿なし，直腸指診で前立腺は表面平滑・弾性硬で硬結は認めず，超音波検査で膀胱には結石や腫瘍などの病変は認めず前立腺体積60 mL，排尿後の残尿80 mLであった．前立腺肥大症による排尿困難と頻尿が考えられ，それに伴う過活動膀胱の存在も疑われた．前立腺肥大が高度であるため，血圧異常がないことを確認した上でα_1遮断薬の内服を開始．2週間後の診察で，家族からは排尿時間が短くなり，夜間頻尿も4〜5回程度になったが，場所を構わない排尿行動には変化ないとのことであった．排尿後の残尿は0 mLだった．過活動膀胱による尿意切迫感が強いと考えられ，ミラベグロン25 mgを併用開始．その後から場所を構わない排尿行動はなくなり，尿失禁は認めず夜間頻尿もさらに軽減したと家族から報告された．

認知症の加療を開始してから3年後の受診である．患者自身で過活動膀胱に必須な尿意切迫感などの症状を訴えることは困難であったが，介護者の観察と医療側の客観的な評価により前立腺肥大症と診断し，過活動膀胱が想定され専門的な加療により症状の改善を認めた．高齢男性の場合には，前立腺肥大症や低活動膀胱を伴っていることもあり，残尿量の確認をせずに過活動膀胱に対する治療を開始することは危険である．一方，α_1遮断薬は起立性低血圧をきたすこともあり，フレイル高齢者には特に注意が必要である．認知症者は自身で症状を訴えることが難しいため，介護者の観察と医療者の客観的な評価が重要と考えられる．

文献

1) 日本サルコペニア・フレイル学会, 国立長寿医療研究センター 編：フレイル高齢者・認知機能低下高齢者の下部尿路機能障害に対する診療ガイドライン 2021, 2021.

2) Offermans MPW, et al：Prevalence of urinary incontinence and associated risk factors in nursing home residents：a systematic review. Neurourol Urodyn, 28：288-294, 2009.

3) Suhr R, et al：Urinary incontinence in home care：a representative multicenter study on prevalence, severity, impact on quality of life, and risk factors. Aging Clin Exp Res, 30：589-594, 2018.

4) Drennan VM, et al：The prevalence of incontinence in people with cognitive impairment or dementia living at home：a systematic review. Neurourol Urodyn, 32：314-324, 2013.

5) Chiang CH, et al：Lower urinary tract symptoms are associated with increased risk of dementia among the elderly：a nationwide study. Biomed Res Int, 2015：187819, 2015.

6) Sakakibara R, et al：Lower urinary tract function in dementia of Lewy body type. J Neurol Neurosurg Psychiatry, 76：729-732, 2005.

7) Averbeck MA, et al：Management of LUTS in patients with dementia and associated disorders. Neurourol Urodyn, 36：245-252, 2017.

8) Haddad R, et al：Nocturia in patients with cognitive dysfunction：a systematic review of the literature. BMC Geriatr, 20：230, 2020.

9) Ogama N, et al：Frontal white matter hyperintensity predicts lower urinary tract dysfunction in older adults with amnestic mild cognitive impairment and Alzheimer's disease. Geriatr Gerontol Int, 16：167-174, 2016.

10) Natalin R, et al：Management of OAB in those over age 65. Curr Urol Rep, 14：379-385, 2013.

11) Lucas MG, et al；European Association of Urology：EAU guidelines on surgical treatment of urinary incontinence. Actas Urol Esp, 37：459-472, 2013.

12) Averbeck MA, et al：Management of LUTS in patients with dementia and associated disorders. Neurourol Urodyn, 36：245-252, 2017.

13) 日本排尿機能学会, 日本泌尿器科学会 編：過活動膀胱診療ガイドライン 第3版, リッチヒルメディカル, 2022.

14) Yoshida M, et al：Safety and effectiveness of mirabegron in patients with overactive bladder aged ≥75 years：analysis of a Japanese post-marketing study. Low Urin Tract Symptoms, 11：30-38, 2019.

15) Griebling TL, et al：Effect of mirabegron on cognitive function in elderly patients with overactive bladder：MoCA results from a phase 4 randomized, placebo-controlled study (PILLAR). BMC Geriatr, 20：109, 2020.

16) Iyer S, et al：Cognitive changes in women starting anticholinergic medications for overactive bladder：a prospective study. Int Urogynecol, 31：2653-2660, 2020.

17) 榊原隆次ほか：神経疾患に伴う過活動膀胱(OAB)と認知機能に対するイミダフェナシンの安全性と効果. 臨泌, 66：775-781, 2012.

18) 町田恵子ほか：過活動膀胱に対するコハク酸ソリフェナシン(ベシケア®)投与例における認知機能障害への影響の検討―「ベシケア®錠認知機能障害患者に対する特定使用成績調査」結果報告―. 泌尿器外科, 25：199-208, 2012.

19) Sakakibara R, et al：Cognitive safety and overall tolerability of imidafenacin in clinical use：a long-term, open-label, post-marketing surveillance study. Low Urin Tract Symptoms, 6：138-144, 2014.

20) Wagg A, et al：Randomised, multicentre, placebo-controlled, double-blind crossover study investigating the effect of solifenacin and oxybutynin in elderly people with mild cognitive impairment：the SENIOR study. Eur Urol, 64：74-81, 2013.

21) Rangganata E, et al：Effect of antimuscarinic drugs on cognitive functions in the management of overactive bladder in elderly. Acta Med Indones, 52：255-263, 2020.

22) Duong V, et al：A systematic review of neurocognitive dysfunction with overactive bladder medications. Int Urogynecol J, 32：2693-2702, 2021.

23) Welk B, et al：Increased risk of dementia among patients with overactive bladder treated with an anticholinergic medication compared to a beta-3 agonist：a population-based cohort study. BJU Int, 126：183-190, 2020.

24) 塩田隆子ほか：後期高齢者における過活動膀胱治療薬(抗コリン薬)服薬中の認知機能モニタリング. 日排尿会誌, 25：322-326, 2014.

25) Yoshida M, et al：Anticholinergic burden in the Japanese elderly population：use of antimuscarinic medications for overactive bladder patients. Int J Urol, 25：855-862, 2018.

26) Oelke M, et al：Appropriateness of oral drugs for long-term treatment of lower urinary tract symptoms in older persons：results of a systematic literature review and international consensus validation process (LUTS-FORTA 2014). Age Ageing, 44：745-755, 2015.

27) Pazan F, et al：The JAPAN-FORTA (Fit fOR The Aged) list：consensus validation of a clinical tool to improve drug therapy in older adults. Arch Gerontol Geriatr, 91：104217, 2020.

28) Jiang YH, et al：Efficacy and safety of Intravesical onabotulinumtoxinA injection on elderly patients with chronic central nervous system lesions and overactive bladder. PLoS One, 9：e105989, 2014.

29) 日本排尿機能学会, 日本泌尿器科学会 編：夜間頻尿診療ガイドライン 第2版, リッチヒルメディカル, 2020.

30) Edwards D, et al：Understanding how to facilitate continence for people with dementia in acute hospital settings：a mixed methods systematic review and thematic synthesis. Syst Rev, 10：199, 2021.

31) 日本排尿機能学会, 日本泌尿器科学会 編：女性下部尿路症状診療ガイドライン 第2版, リッチヒルメディカル, 2019.

32) Thompson S, et al：Efficacy and safety of antidepressants for treatment of depression in Alzheimer's disease：a metaanalysis. Can J Psychiatry, 52：248-255, 2007.

33) Sink KM, et al：Dual use of bladder anticholinergics and cholinesterase inhibitors：long-term functional and cognitive outcomes. J Am Geriatr Soc, 56：847-853, 2008.

34) Pesonen JS, et al：The impact of nocturia on falls and fractures：a systematic review and meta-analysis. J

15

Urol, 203：674-683, 2020.

35) Nakagawa H, et al：Impact of nocturia on bone fracture and mortality in older individuals：a Japanese longitudinal cohort study. J Urol, 184：1413-1418, 2010.

16 褥瘡

Q1 褥瘡と認知症は関係するか？

A ・褥瘡と認知症は併存しやすい．認知症に伴う身体症状に，褥瘡の発生・悪化のリスク要因が含まれることから，認知症は褥瘡発生・悪化リスクを増加させる．

Q2 認知症に褥瘡が併存する場合，褥瘡の治療で注意すべき点は何か？

A ・認知症があることを理由に褥瘡の治療を控える必要はない．本人の認識能力に応じて治療内容を理解できるよう説明し，治療目標および治療内容を家族，介護者，看護師など，認知症者のケアに関わる人と共有する．

Q3 認知症に褥瘡が併存する場合，認知症の治療（薬物療法・非薬物療法）で注意すべき点は何か？

A ・褥瘡非保有者の認知症の治療と同様でよい．ただし，行動・心理症状（BPSD）に対する薬物による過鎮静，無動は褥瘡を悪化させる可能性があることを認識し，適切な薬物の使用を心がける．
・運動療法を実施する際は褥瘡部へ過度な力が加わらないように注意する．

解説

▶ 認知症と褥瘡との関連

　褥瘡は「身体に加わった外力は骨と皮膚表層の間の軟部組織の血流を低下，あるいは停止させる．この状況が一定時間持続されると組織は不可逆的な阻血性障害に陥り褥瘡となる」と日本褥瘡学会により定義されている．すなわち，褥瘡の発生要因は外力であり，褥瘡の発生・悪化リスクを増加させる要因として，「知覚の認知の鈍麻」「湿潤状態」「低活動性」「低可動性」「低栄養状態」「摩擦とずれ」が挙げられている．

　認知症はこれらの褥瘡の発生・悪化のリスク要因を生じうるため，認知症者に褥瘡は併存しやすい．実際，入院患者データベースを用いた後ろ向き観察研究[1]では，入院時に褥瘡を保有している者のうち認知症を有する者の割合は 42.4％，入院時に褥瘡を保有していない者のうち認知症を有する者の割合は 13.8％であり，褥瘡保有者に認知症高齢者が有意に多かった（$p < 0.01$）．

　認知症が褥瘡のリスク要因を生じる具体例としては，BPSD として抑うつや意欲低下から低活動性・低可動性となることや，尿便失禁に伴う湿潤状態，味覚・知覚の低下や実行機能の低下などに

よる栄養状態の低下，認知症に伴い振戦や摩擦，痙縮を生じることなどがある．さらに，認知症による中枢神経系の抑制が原因となり，可動性や知覚認知の低下を伴うこともあり，褥瘡発生を加速させる．

一部の報告では，認知症と褥瘡の双方の発生・進行に影響を及ぼしうる共通の要因（酸化ストレスなど）が存在する可能性にも言及している[2]．ただし，これらの要因が，認知症および褥瘡の発生に同時に寄与することを直接示した報告はなく，エビデンスとしてはエキスパートオピニオンレベルである．また，褥瘡を保有することが認知症の進行に及ぼす影響については報告がない．

▶ 認知症者における褥瘡治療の注意点

認知症があるからといって必要な治療を控える必要はなく，治療を控えることによって褥瘡治癒が遷延する．ただし，侵襲性の高い治療（デブリードマン（壊死組織の除去）や陰圧閉鎖療法など）は，褥瘡保有者が治療内容を十分理解していない場合，治療中に有害事象が起こる可能性があるため，治療についての家族の理解，対象者の認知機能を踏まえながら治療の適応可能性を適切に判断すべきである．

体圧分散ケアなど非侵襲的なケアにおいても，環境の変化に戸惑い，拒否や抵抗を示す認知症者もいるが，必要性を患者本人，家族などケアを提供する者にも説明し，認知症のない患者と同様のケアを行うことが望ましい．

認知症のある患者に対する褥瘡治療のための体圧分散ケアに関する先行文献として，認知症スクリーニング（Mini Mental State Examination：MMSE）と褥瘡リスクアセスメント（OH スケール）を考慮して適切なマットレスを選択し，日中 2 時間おき，夜間 3 時間おきに定期的に患者の体位変換を試みたところ褥瘡改善を認めた研究[3]や，体位モニタリングに基づく予防ケアとして，認知症者の体位のリアルタイムモニタリング（ウェアラブルセンサー使用）が，個々に応じた褥瘡予防戦略を考慮する上で有用である可能性を示した報告[4]がある．

認知症の有無で褥瘡の治療やケアを制限することなく，症状に配慮した上で，家族などケアを提供する者と治療目標を共有することが重要である．

▶ 褥瘡を保有する患者の認知症治療の注意点

認知症者の褥瘡発生に関する報告として，認知症者に使用される薬物が褥瘡を誘発する報告がある[5,6]．これは，BPSD に対する催眠鎮静薬，抗不安薬，精神神経用薬などの不適切な投与による過鎮静や無動が外力を発生することに起因する．すなわち，これらの薬物の使用は褥瘡の発生のみならず悪化にもつながる可能性があることを認識すべきである．適切な薬物の使用を心がけるとともに，BPSD に対しこれらの薬物を使用する際は，対象者の体圧分散寝具の使用や体位変換・ポジショニングなどの悪化予防のための対策をとることが重要である．

脊髄損傷患者がリハビリテーション中に新たな褥瘡を発生するリスクは報告されているが[7]，認知症者における運動療法が褥瘡に与える影響は報告がない．しかし，認知症者の褥瘡においても運動療法により，褥瘡部に圧力や摩擦などの外力が加わることは褥瘡悪化につながるため，運動療法を実施する際は，褥瘡部への外力が加わらないよう留意して行う必要がある．

一般に褥瘡を有する認知症者は，加療のため入院した際に評価される看護必要度も高い．看護必

要度が高いことと褥瘡および身体拘束の関連が報告されており[8]，身体拘束は古くから近年まで報告されている褥瘡発生の要因の一つである[9-11]．身体拘束は，人権保護の観点のみならず，褥瘡予防の観点からも可能な限り控えるべきである．

モデル事例

88歳，女性．2年前にアルツハイマー型認知症と診断を受けた．85歳の夫と二人暮らし．2ヵ月前より不眠，大声を出しながら歩き回るなどの興奮状態が顕著となる．また，食思不振と意欲低下により食事量が減少し，BMI 18程度の痩せ状態となる．認知症の進行の抑制とBPSDの緩和のためにメマンチン5mg×1回/日，リスペリドン1mg×2回/日の内服を開始した．内服によりBPSDはおさまったものの日中も傾眠傾向となり，臥床時間が長くなった．自力での体動が少なくなり，筋力の低下，失禁が認められるようになった．内服開始2週間後に仙骨部にd2（真皮までの損傷）の褥瘡が発生した．

　BPSDに対する催眠鎮静薬，抗不安薬，精神神経用薬などの投与による活動性の低下が契機となった褥瘡発生である．これらの薬物を使用する場合は，対象者の活動性の変化に留意し，薬物の量や内容を適切に調整する必要がある．褥瘡予防の観点からは，自力での体位変換の可否の評価が重要である．対象者は，内服開始前は移動や体位変換が自立していたため，通常マットレスを使用していた．BPSDに対しこれらの薬物を開始する際は，活動性の低下に備えて，ADLを評価した上で，体圧分散寝具の使用やポジショニングの介助を検討することが望ましい．また，失禁，栄養状態低下や筋力低下は皮膚バリア機能の低下，病的骨突出につながり，骨突出部への体圧が高くなることで褥瘡発生・悪化に至る．栄養補助食品の使用などによる栄養状態の改善や，運動療法による筋力の維持・増強が，排泄行動の自立，病的骨突出の改善につながり褥瘡の予防・改善に貢献する．さらに，運動療法による筋力の維持・増強は対象者の自力での移動や体位変換も可能とする．対象者の認知機能や理解力，家族等介護者のサポート状況を踏まえながら，通所でのリハビリテーションや自宅での継続的な運動療法を行うことが望ましい．

文献

1) Nakagami G, et al：Association between pressure injury status and hospital discharge to home：a retrospective observational cohort study using a national inpatient database. Ann Clin Epidemiol, 2：38-50, 2020.

2) Jaul E, et al：Dementia and pressure ulcers：is there a close pathophysiological interrelation？ J Alzheimers Dis, 56：861-866, 2017.

3) 高木百合子ほか：体位変換と認知症スクリーニングテストを利用したマットレス選択による褥瘡ケアの試み. 日本褥瘡学会誌, 18：449-454, 2016.

4) Yap TL, et al：Real-time positioning among nursing home residents living with dementia：a case study. Wound Manag Prev, 66：16-22, 2020.

5) 溝神文博ほか：薬剤誘発性褥瘡の全国調査：薬物投与が褥瘡発生に与える影響に関する意識調査. 日本褥瘡学会誌, 22：385-390, 2020.

6) Mizokami F, et al：Pressure ulcers induced by drug administration：a new concept and report of four cases in elderly patients. J Dermatol, 43：436-438, 2016.

7) DeJong G, et al：Factors associated with pressure ulcer risk in spinal cord injury rehabilitation. Am J Phys Med Rehabil, 93：971-986, 2014.

8) Ibe T, et al：Predictors of pressure ulcer and physical restraint prevalence in Japanese acute care units.

16

Jpn J Nurs Sci, 5：91-98, 2008.

9) Lofgren RP, et al：Mechanical restraints on the medical wards：are protective devices safe？ Am J Public Health, 79：735-738, 1989.

10) 竹澤　歩ほか：精神科病棟における身体拘束と褥瘡発生の現状. 日本看護学会論文集：精神看護, 47：119-122, 2017.

11) Liu Y, et al：The prevalence, incidence, and associated factors of pressure injuries among immobile inpatients：a multicentre, cross-sectional, exploratory descriptive study in China. Int Wound J, 16：459-466, 2019.

17 感覚器障害（聴覚・視覚・嗅覚）

Q1 感覚器障害と認知症は関係するか？

A ・聴覚，視覚，嗅覚障害は，認知症と関連する．

Q2 認知症者に感覚器障害が併存する場合，感覚器障害の治療で注意すべき点は何か？

A ・感覚器障害の治療介入で認知機能が改善する可能性があり，感覚器障害の治療介入を考慮する．

Q3 認知症者に感覚器障害が併存する場合，認知症の治療（薬物療法・非薬物療法）で注意すべき点は何か？

A ・視力障害が併存する場合，薬の判別が困難となる．また，運動療法は安全面に注意が必要である．
・閉塞隅角緑内障には，抗精神病薬など抗コリン作用のある薬物の使用に注意が必要である．

解説

　聴覚，視覚，嗅覚障害は，認知症のリスク因子である[1]．聴覚障害には補聴器を，視覚障害の白内障には手術，嗅覚障害には嗅覚トレーニングなどで認知機能改善が期待されている．本項では，それぞれの感覚器障害に分けて解説する．

▶ 聴覚障害と認知症

　聴覚障害があると認知症の発症リスクが約2倍上昇し（相対リスク（RR）：1.94 [95％CI：1.38 to 2.73]）[2]，認知機能障害全体の発症リスクは約3倍上昇する（RR：2.82 [95％CI：1.47 to 5.42]）[3]．世界保健機関（WHO）『Risk reduction of cognitive decline and dementia：WHO guidelines, 2019』[4]にも難聴が認知症のリスクになるという記載がある．

　また，難聴があると行動・心理症状（BPSD）が起きやすい．認知症の精査目的で入院した99人の解析で，BPSDのある群43人のうち難聴がある者は21人で，BPSDと難聴との間に関連を認めた（$p<0.01$）．男女ともに同様の傾向を示した．年齢，性，認知症状の程度（Mini Mental State Examination：MMSE），視力障害を共変量としたロジスティック重回帰分析では，難聴は独立したBPSDの有意な規定因子（$p<0.01$）であった．特に物盗られ妄想と難聴との間に関連を認めた[5]．

聴覚障害には補聴器の使用と半年ごとに耳垢処理を勧める．全米規模の保険データから，補聴器の使用により，補聴器非使用群と比較してハザード比（HR）が，アルツハイマー型認知症や認知症は0.824，うつ病や不安は0.894，外傷を伴う転倒は0.871と有意（$p<0.01$）に低減できている[6]．補聴器と認知機能低下や認知症に関するシステマティックレビューでは，補聴器使用者は，非使用者に比べて年齢，性別，学歴，職歴，併存疾患を加味しても認知機能低下のリスクが19％低くなっていた．補聴器使用者は軽度認知障害（MCI）から認知症への進行リスクも27％低下し，認知症の発症リスクも17％低下した[7]．

わが国で行われたEscargot研究の結果が待たれているところであるが，先行研究[8]では，補聴器未装着で難聴があると認知機能低下を併存する割合が1.6倍（オッズ比（OR）：1.6 [95％CI：1.12 to 2.26]）であった．日本人の難聴者は人口の11％とほかの先進国と変わらないにもかかわらず，補聴器使用率が低いという報告もあり[9]，認知症を発症してからでは補聴器の電池交換など新しい操作の習得が困難になるため，適切な時期に補聴器を使い慣れておくことが望ましい．しばしば，認知症で高額な補聴器を紛失する，補聴器を作成したのに嫌がって装着してくれないなどの課題は残る．代替案として，集音器，拡声機，メガホンの使用もある．

▶ 視覚障害と認知症

視覚障害が認知症のリスクとなるという報告は多い．例えば，糖尿病による網膜症が認知症のリスクになる[4,10,11]．また，長期的な前向き研究において白内障手術が認知症のリスクを低下させるという報告もある一方，緑内障手術は認知症のリスクを低下させなかった[12]．一般に視力障害が直接認知症の原因になるわけではなく，視力障害があることでレジリエンス（回復力）が乏しくなり，日常生活活動度（ADL）が低下したり，廃用性に認知機能が低下すると考えられている．

認知症に視力障害が併存するとさまざまな問題が生じる．視力障害は，特に緑内障による視野障害，黄斑変性症によるゆがみなどの頻度が高いが，認知症があると本人が説明を忘れ，何度も受診したり，眼鏡を作り替えたりすることを経験する．眼疾患の自覚がないと視野狭窄がありながら車を運転して事故を起こしたり，段差に気づかず転倒する可能性があり，介護者にも注意を促す必要がある．

緑内障で治療薬を点眼していたが，認知症で既往症も点眼も忘れ，数ヵ月後に入所した施設で高度な視野狭窄で発見された事例もあるため，入院や施設入所するときにも，眼疾患の把握と治療の必要性について確認することが大事である．失明の約25％は緑内障が原因であり，適切な点眼で視野狭窄を遅らせることができる．

白内障手術においては，認知症が進行すると「手術中に安静が保てない場合は全身麻酔になる」「術後に患部を触ってしまう」「適切に術後管理ができない」「点眼を忘れる」などの問題が生じる．過少医療となりやすいが，白内障の手術を行い，見えることで，読書や外出のチャンスが増えるだけでなく，足元が見えて転倒予防にもなるため，手術の実施は考慮すべきと考える．白内障手術を局所麻酔で行うか，全身麻酔で行うかは個別の事例で医師と相談していることが一般であり，患者の状態と術者の技能レベルに適した麻酔法を選ぶ[13]．白内障手術で挿入するレンズの度数によって遠方がよく見えるようにすると，足元が見えにくくなり転倒しやすくなると予想される．そのため，裸眼で足元が見える程度のレンズを挿入することが望ましい．

　施設入居者にとって，内科管理は訪問診療も含め行われており，痛みがあれば整形外科や外科の診療を受ける機会はある．眼科については，眼の充血や腫れなど他覚的な症状があれば受診することになるが，本人の訴えがなければ視力低下や視野狭窄は気がつかれずに，高度に進行して手遅れになることもあるだろう．

嗅覚障害と認知症

　嗅覚障害は，レビー小体型認知症やパーキンソン病のプロドローマル期から症状が現れており，アルツハイマー型認知症やその前段階のMCIの段階から嗅覚が低下するという報告も多い．アルツハイマー型認知症の最初の病理学的な変化として嗅球にアミロイドが蓄積することがBraak分類でも知られている．レビー小体型認知症やパーキンソン病ではレビー小体（シヌクレイン）の蓄積が嗅球から始まるためプロドローマル期に嗅覚障害がみられる．1987年に米国ペンシルバニア大学のDotyらが，アルツハイマー型認知症で嗅覚同定能・識別能に低下がみられると報告している[14]．MCI 563人とアルツハイマー型認知症788人を対象としたシステマティックレビューでは，アルツハイマー型認知症においてより嗅覚障害を認めた[15]．アルツハイマー型認知症の初期には識別能の障害がみられ，病期が進むと検知も障害される[16]．認知症症状のない高齢者に嗅覚同定検査を実施し，5年間追跡調査をした結果，嗅覚障害を認める例ではMCIに移行する危険率が50％増加していた[17]．またMCIを追跡すると，嗅覚識別スコアが低く嗅覚低下を自覚しないMCI者は，検査スコアが正常範囲の対照群に比べて高率にアルツハイマー型認知症に移行した[18]．国内からの報告では，嗅覚同定検査のにおいスティック（OSIT-J）による12臭素のテストで，正解数は正常7.3，MCI 5.0，アルツハイマー型認知症3.6と有意に低下しており，認知機能低下と嗅覚低下が関連していた．臭素の種類（カレー，蒸れた靴下，炒めたニンニク）によっては，アルツハイマー型認知症になっても保たれる臭素があった[19]．

　認知機能低下を併存する嗅覚障害の治療について，MCI者の嗅覚障害に対する嗅覚トレーニングは，嗅覚識別能と認知機能の回復効果があるという報告がある[20]．嗅覚刺激介入群へは，バラ，ユーカリ，レモン，クローブの臭素を含んだ瓶の香りを朝と夕方に各約20秒間，4ヵ月間嗅いだ．日記をつけ，週1回嗅覚テストと自己評価した．プラセボ群へは臭素が含まれない瓶を渡し，同様の手順でトレーニングを行った．MCI者を対象としており，嗅覚刺激介入群で嗅覚識別力が有意に改善した．認知テストのWMS-R数唱テストにおいては有意に嗅覚刺激介入群において改善を認めた．介入前後で，嗅覚刺激介入群およびプラセボ群の両群で左右の平均海馬厚が増加していた．群間では，左嗅周皮質の厚さ，左海馬傍回の厚さに有意差があった．ただしpost-hocでは両群とも介入前後に有意な変化を認めず，介入効果について結論を出し難い結果であった．また，台湾で行われた研究（対象：軽度〜中等度認知症，平均年齢82歳）においては，15種類のエッセンシャルオイルの嗅覚刺激群（9人），ボードゲーム群（10人），プラセボ群（9人）に分け，嗅覚機能，認知機能だけでなく血漿タウ値，アミロイドβ1-42も検査している．嗅覚刺激群では，嗅覚検査のスコアの改善だけでなく，タウ値が介入後改善しており，老年期うつ病評価尺度（GDS15）の改善から気分も安定すると報告されている[21]．嗅覚刺激と認知機能の関係は，さらなる検討が期待される．

17

▶ 味覚障害と認知症

　加齢に伴い味覚閾値が上昇し，味質によってその変化が異なることは報告されているが，認知症と味覚障害についての報告は少なく，一定の見解が得られていない．わが国の報告によると，アルツハイマー型認知症者の年齢に伴う味覚機能は年齢を調整した健常者と比較して，電気味覚検査では有意差がなかったが，濾紙ディスク法では有意な低下を認めたとしている[22]．味覚障害は食事の楽しみや食欲，ひいては食事量に関係することが考えられ，今後の研究が期待される．

　味覚障害で食欲が低下すると，高齢者では痩せてフレイルになるため気をつける必要がある．亜鉛を測定し，不足している場合は補充する．味覚が低下していると，味が薄いときに塩分や砂糖などを足して塩分・砂糖の摂取が過剰となり，血圧上昇やカロリー過多で認知症のリスクでもある高血圧や糖尿病を悪化させる要因にもなるだろう．

　嗅覚障害・味覚障害がある認知症者では，誤飲や誤食も起こりうる．

▶ 複数の感覚器障害が及ぼす影響

　視覚と聴覚の二重喪失は，どちらか一方の喪失に比べ，認知症によりなりやすいか，BPSD が悪化しやすいかについては，肯定的な論文[23]と否定的な論文がある[24]．

　二重感覚障害（DSI）があるとベースラインにおいても感覚機能正常群と比較して認知症の有病率の増加と有意に関連していた（OR：2.17 [95%CI：1.17 to 4.02]）．また，感覚障害 1 つ（SSI）を有する者（OR：1.27 [95%CI：0.66 to 2.41]）よりも高い頻度であった．6 年間の追跡期間中，認知症の発症率は感覚機能正常群よりも DSI 群で有意に高く（HR：1.9 [95%CI：1.04 to 3.46]），神経心理学的スコアは有意に低下した（β：-0.87 [95%CI：-1.17 to -0.58]）[25]．一方，豪州のコホート研究では，感覚器障害があると約 3 倍幻覚や妄想などの神経症状が出やすいが，単一感覚障害と比べて視覚・聴覚の二重感覚障害の追加リスクはないと報告している[24]．

▶ 感覚器障害の検査方法

　比較的簡便に実施可能な聴覚障害，視覚障害，嗅覚障害，味覚障害の評価法について紹介する．

■1 聴覚障害

　自記式の Hearing Handicap Inventory for Elderly（HHIE：聞こえが悪い高齢患者へのアンケート）[26]，Nursing Home Hearing Handicap Index（NHHHI：介護者からみた施設入居中の聞こえが悪い患者のスコア）日本語版[27,28]で評価を行う．実際に聞こえているかどうかは，患者の耳元で指をこすり合わせて聞こえるかを確認する．音叉を用いてもよい．

■2 視覚障害

　障害の程度別に Minimum Data Set（MDS）の「機能が保たれている，障害，中等度障害，高度に障害」の 4 段階評価を用いている論文が複数ある[29]，iPad を用いて数字，文字の視力測定であれば認知症があっても視力の検査に有用であった[30]という報告もある．日常診療では，本や冊子の文字が読めるか確認したり，高度な弱視の場合は，片眼ずつ指数弁（検査しない眼を手で覆い，0

本，1本，2本の指の本数を数えてもらう）で検査を行う方法もある．

❸ 嗅覚障害

「日常のにおいアンケート」がある．ただし，嗅覚低下を自覚していない患者も多く，実際ににおいを嗅いで何か答える検査をすることが正確である．例えば，たばこを試験管に入れておき，目をつむってにおいを嗅いでもらい，何か答えてもらう，といった方法は簡単にできる．保険適用にはなっていない検査だが，においスティック（OSIT-J）やカードタイプの Open Essence といったにおいの同定検査法がある．

❹ 味覚検査

専門外来では，電気味覚検査法や濾紙ディスク法などがあるが，高額であり，手軽に障害の有無だけ把握するには，全口腔法で甘味，塩味，酸味であれば砂糖水，塩水，酢を少量スプーンで舌の上に乗せて味を答えてもらう方法がある．

▶ 感覚器障害がある患者での認知機能検査の工夫

視覚障害がある場合は，長谷川式簡易知能評価スケールの物品記銘や書字ができない．聴覚障害がある場合は，筆談も交えて心理検査をすることもある．聴覚と視覚の DSI の場合は，積み木の形を手で覚えてもらい，3分後にそれを再現してもらう，といった方法で記憶検査をすることはあるが，決まった検査方法があるわけではない．

▶ 認知症治療と感覚器障害

聴覚障害は診療や介護サービスにおいてコミュニケーションの障害となり，医療従事者や介護者だけでなく本人にとってもさまざまな困難を引き起こすことがある．治療薬の変更を口頭で伝えても聞こえたふりをすることもあり，書面で渡す方が確実である．

非薬物療法の運動療法・レクリエーションは，視覚障害では転倒事故のリスクがあり，個別対応が必要となる．全盲の場合，受け入れ可能なデイサービスや施設が限られてくる．

皮膚感覚障害がある認知症者では，貼付剤でかぶれてかいても気づかないため，皮膚感覚が低下している側には貼らないか留意するように指導が必要である．

モデル事例

95歳，女性．80代で白内障の手術を勧められたが怖いからと断り続け，93歳で視力は0.01（指数弁）となった．視覚障害者のケアの経験がないとデイサービスの受け入れが進まず，介護保険と障害福祉サービスを併用し，訪問看護で入浴，服薬のサポートをし，96歳の夫が介護をしていた．その後，認知症となり，95歳で有料老人ホームに入居した．ナースコールの存在を忘れ，一人で部屋を歩くため，ベッド柵や机や壁にぶつかり，皮下出血が絶えなかった．

白内障で高度に視力障害となった事例であるが，適切な時期に，また，理解力のある間に手術を受けることを勧めたい．認知症になると安静が保てない可能性があり，全身麻酔で行うケースも多

い．また，術後の頻回の点眼や目を触らないようにという指示が守れず，レンズ脱臼や感染のリスクもあるため，介護者に十分注意をするよう指導が必要である．介護者がいない場合は，白内障術後にショートステイを利用し見守りと点眼を依頼するケースもある．

認知機能検査前に耳垢処理を

　認知機能検査を行う際，聞き返し，聞き違い，聞こえたふりで正しく評価できないこともある．認知機能検査の前に耳垢処理を行い，認知機能検査の日には眼鏡と補聴器を持参するように促している．

　難聴になり電話に気がつかない場合は，フラッシュベルの使用や，受話器に音声増幅器を付けたり，メールで伝えるなどの手段を用いている．高齢者の診療では，拡声機のコミュニケーション支援機器を用いたり，通常会話では，文字起こしアプリも一案である．

文献

1) Meher L, et al：Sensory loss and risk of dementia. Neuroscientist, 10738584221126090, 2022.
2) Livingston G, et al：Dementia prevention, intervention, and care. Lancet, 390：2673-2734, 2017.
3) Zheng Y, et al：Hearing impairment and risk of Alzheimer's disease：a meta-analysis of prospective cohort studies. Neurol Sci, 38：233-239, 2017.
4) World Health Organization：Risk reduction of cognitive decline and dementia：WHO guidelines, 2019.
5) Umeda-Kameyama Y, et al：Association of hearing loss with behavioral and psychological symptoms in patients with dementia. Geriatr Gerontol Int, 14：727-278, 2014.
6) Mahmoudi E, et al：Can hearing aids delay time to diagnosis of dementia, depression, or falls in older adults？ J Am Geriatr Soc, 67：2362-2369, 2019.
7) Yeo BSY, et al：Association of hearing aids and cochlear implants with cognitive decline and dementia：a systematic review and meta-analysis. JAMA Neurol, 80：134-141, 2023.
8) Saji N, et al：Hearing impairment is associated with cognitive function in community-dwelling older adults：a cross-sectional study. Arch Gerontol Geriatr, 93：104302, 2021.
9) Saji N, et al：Sensory impairment：a preventable risk factor in older adults. Arch Gerontol Geriatr, 93：104300, 2020.
10) Bruce DG, et al：Mid-life predictors of cognitive impairment and dementia in type 2 diabetes mellitus：the Fremantle Diabetes Study. J Alzheimers Dis, 42 (Suppl 3)：S63-S70, 2014.
11) Exalto LG, et al：Severe diabetic retinal disease and dementia risk in type 2 diabetes. J Alzheimers Dis, 42 (Suppl 3)：S109-S117, 2014.
12) Lee CS, et al：Association between cataract extraction and development of dementia. JAMA Intern Med, 182：134-141, 2022.
13) 科学的根拠(evidence)に基づく白内障診療ガイドラインの策定に関する研究班：平成13年度総括分担研究報告書, 2002.
14) Doty RL, et al：Presence of both odor identification and detection deficits in Alzheimer's disease. Brain Res Bull, 18：597-600, 1987.
15) Jung HJ, et al：Olfactory function in mild cognitive impairment and Alzheimer's disease：a meta-analysis. Laryngoscope, 129：362-369, 2019.
16) Murphy C, et al：Olfactory thresholds are associated with degree of dementia in Alzheimer's disease. Neurobiol Aging, 11：465-469, 1990.
17) Wilson RS, et al：Olfactory identification and incidence of mild cognitive impairment in older age. Arch Gen Psychiatry, 64：802-808, 2007.
18) Devanand DP, et al：Olfactory deficits in patients with mild cognitive impairment predict Alzheimer's disease at follow-up. Am J Psychiatry, 157：1399-1405, 2000.
19) Umeda-Kameyama Y, et al：Heterogeneity of odorant identification impairment in patients with Alzheimer's disease. Sci Rep, 7：4798, 2017.
20) Haehner A, et al：Training with odors impacts hippocampal thickness in patients with mild cognitive impairment. J Alzheimers Dis, 88：743-755, 2022.

21) Lin LJ, et al：Comparing the effects of olfactory-based sensory stimulation and board game training on cognition, emotion, and blood biomarkers among individuals with dementia：a pilot randomized controlled trial. Front Psychol, 13：1003325, 2022.

22) Ogawa T, et al：Taste detection and recognition thresholds in Japanese patients with Alzheimer-type dementia. Auris Nasus Larynx, 44：168-173, 2017.

23) Ge S, et al：Longitudinal association between hearing loss, vision loss, dual sensory loss, and cognitive decline. J Am Geriatr Soc, 69：644-650, 2021.

24) Kiely KM, et al：Differential associations between sensory loss and neuropsychiatric symptoms in adults with and without a neurocognitive disorder. Int Psychogeriatr, 30：261-272, 2018.

25) Byeon G, et al：Dual sensory impairment and cognitive impairment in the Korean longitudinal elderly cohort. Neurology, 96：e2284-e2295, 2021.

26) 佐野 肇ほか：聴覚コミュニケーション障害に対する自覚的評価法の検討. Audiology Japan, 37：395-396, 1994.

27) Schow RL, et al：Assessment of hearing handicap by nursing home residents and staff. J Acad Rehabil Audiol, 10：2-12, 1977.

28) 伊藤恵里奈ほか：高齢難聴者のハンディキャップの自覚についての検討―認知機能低下の有無に着目して. Audiology Japan, 61：57-64, 2018.

29) Swanson MW, et al：The nursing home minimum data set for vision and its association with visual acuity and contrast sensitivity. J Am Geriatr Soc, 57：486-491, 2009.

30) Kergoat H, et al：Tool for screening visual acuity in older individuals with dementia. Am J Alzheimers Dis Other Demen, 32：96-100, 2017.

17

Q1 **認知症者に薬剤師はどのように関わるとよいか？**

A • 薬剤師単独で，もしくは認知症ケアサポートチームなどへ薬剤師が積極的に参画し，処方見直しや薬物関連問題に対する介入をすることで，再入院回数の減少や医療費の削減につながる．

Q2 **服薬アドヒアランスの低下した認知症者に薬剤師はどのように関わるとよいか？**

A • 定期的なフォローアップおよび介護者に対する教育を行うことで服薬アドヒアランスの向上が期待される．

解説

▶ 認知症者に対する薬剤師の介入効果

　van der Spek らによる認知症者の精神症状に対する向精神薬使用の年2回の処方見直し（medication review）の効果を示した報告がある[1]．オランダで行われた多施設共同研究で，認知症を有するナーシングホーム居住者（平均年齢84歳）380人を対象として，介入群222人，対照群158人に割り付けられた（追跡率92.6%）．介入方法は，処方見直しおよび向精神薬の有効性と安全性に関するトレーニングを受けた学術的チーム（医師，薬剤師，看護師）が18ヵ月の研究期間中に6ヵ月ごとに処方見直しを行い，認知症における適切な向精神薬使用指数（Appropriate Psychotropic drug use In Dementia：APID）を評価した．本指標は，7つのカテゴリーで構成され，0（適切），1（わずかに適切），2（不適切）の3段階で評価され，合計スコアは，個々の向精神薬に関して0（完全に適切）から102.8（完全に不適切）の範囲で示される．対照群は通常通りのケアを継続した．APIDの合計スコアが6ヵ月，12ヵ月，18ヵ月間の平均改善は介入群の方がすべてにおいて有意に大きかった（-5.28；$p=0.005$）．また，すべての向精神薬の処方で大幅に改善した．

　Sjölander らによる研究では，認知症または認知障害のある高齢者の薬物関連再入院数に対する臨床薬剤師の関与の影響および経済的評価を行っている[2]．スウェーデンで行われた多施設共同研究で，65歳以上の認知症または認知障害がある入院患者460人を対象とし，介入群212人，対照群217人に割り付けられた（追跡率93%）．介入群は3人の臨床薬剤師が病棟ラウンドにて投薬調整，処方見直しへの介入を行い，対照群では通常のケアを実施した．介入群で180日後の薬物関連再入院のリスクは有意に減少しなかったが（ハザード比（HR）：0.80 [95%CI：0.53 to 1.21]），心不全のない患者のサブグループ分析では，薬物関連再入院の数は有意に減少した（HR：0.49

［95％CI：0.27 to 0.90］）．このサブグループの1人あたり950ユーロの費用が削減され，30日以内の薬物関連の再入院は，サンプル全体で減少し，この介入グループのコスト削減は1人あたり460ユーロであった．

van der Spekらによる研究は多職種による介入であるが，Sjölanderらによる研究では，複数の薬剤師による介入である．介入方法が異なるが，薬剤師による介入の一定の効果が示されている．

McDerbyらは，認知症の高齢者介護施設居住者における薬剤師主導の処方見直し[3]について，1件のRCTと5件の観察研究を評価している．1件のRCTはvan der Spekらの論文であり，観察研究では，2件の研究で入居者1人あたりの投薬量の減少が報告され，1件の研究で多面的で共同的な介入の一環として処方見直し後に向精神薬の使用の適切性が改善されたと報告されている．また，3件の研究で，孤立した介入として，または医師との最小限の協力で訪問薬剤師によって実施された処方見直しは，治療変更の実施率が低いことが示されていた．そのため，薬剤師主導の処方見直しは，共同で実施された場合，認知症のナーシングホーム居住者における医薬品の使用を改善する可能性があるが，利用可能なエビデンスの質が低いため確固たる結論を引き出すことはできないと結論づけている．

Nguyenらの論文では，認知症および/または認知障害のある人の医薬品の質の高い使用，QOL，および健康転帰に対する薬剤師の介入の影響に関するシステマティックレビューを行っている[4]．5件の前後比較研究と4件のコホート研究が対象となっており，薬剤師主導の介入が医薬品の質の高い使用，QOL，および認知症者等へ有効性を示している．本レビューでは，日本の4つのコホート研究が対象となっていた．

以上のことから，薬剤師単独もしくは，認知症ケアサポートチームなどへ薬剤師が積極的に参画し，処方見直しや薬物関連問題に対する介入をすることで，向精神薬などの処方が適正化され，再入院回数の減少や医療費の削減につながることが期待される．

▶ 認知症者への処方の介入ポイント

1 処方見直しのアプローチ

処方見直しを行う場合，多くがポリファーマシー状態である．ポリファーマシーにアプローチする場合，患者の状態把握を含めた背景を高齢者総合機能評価（CGA）に従い総合的に評価することが求められる．とりわけ，CGA評価には関連する多職種からの情報共有と協議が必要であり，ポリファーマシーの処方見直しには多職種協働の考え方が重要である．処方を検討する際に詳細な薬歴など薬に関する情報を収集し，医師や薬剤師だけでなく，患者の生活状況や服用状況の把握，薬物有害事象が疑われるような症状，非薬物療法の介入の必要性，嚥下機能，患者・家族の治療に対する思いといった情報を収集し，多職種で処方を見直すとよい．

2 認知症者の薬物有害事象と処方カスケード

認知症者に対して新たな薬物療法を開始するときは，その必要性を十分に検討することが大切である．認知症者の多くが高齢者であるため，さまざまな疾患が併存し多剤併用となりやすい．中核症状の進行抑制を目的に認知症治療薬を使用する場合，アルツハイマー型認知症やレビー小体型認知症といった診断をもって開始されるが，服薬が10年以上に及ぶことも少なくない．また，認知

18

表 18-1　薬剤起因性老年症候群と主な原因薬剤

症　候	薬　剤
ふらつき・転倒	降圧薬（特に中枢性降圧薬，α遮断薬，β遮断薬），睡眠薬，抗不安薬，抗うつ薬，てんかん治療薬，抗精神病薬（フェノチアジン系），パーキンソン病治療薬（抗コリン薬），抗ヒスタミン薬（H$_2$受容体拮抗薬含む），メマンチン
記憶障害	降圧薬（中枢性降圧薬，α遮断薬，β遮断薬），睡眠薬，抗不安薬（ベンゾジアゼピン），抗うつ薬（三環系），てんかん治療薬，抗精神病薬（フェノチアジン系），パーキンソン病治療薬，抗ヒスタミン薬（H$_2$受容体拮抗薬含む）
せん妄	パーキンソン病治療薬，睡眠薬，抗不安薬，抗うつ薬（三環系），抗ヒスタミン薬（H$_2$受容体拮抗薬含む），降圧薬（中枢性降圧薬，β遮断薬），ジギタリス，抗不整脈薬（リドカイン，メキシレチン），気管支拡張薬（テオフィリン，アミノフィリン），副腎皮質ステロイド
抑うつ	中枢性降圧薬，β遮断薬，抗ヒスタミン薬（H$_2$受容体拮抗薬含む），抗精神病薬，抗甲状腺薬，副腎皮質ステロイド
食欲低下	非ステロイド性抗炎症薬（NSAID），アスピリン，緩下剤，抗不安薬，抗精神病薬，パーキンソン病治療薬（抗コリン薬），選択的セロトニン再取り込み阻害薬（SSRI），コリンエステラーゼ阻害薬，ビスホスホネート，ビグアナイド
便秘	睡眠薬・抗不安薬（ベンゾジアゼピン），抗うつ薬（三環系），過活動膀胱治療薬（ムスカリン受容体拮抗），腸管鎮痙薬（アトロピン，ブチルスコポラミン），抗ヒスタミン薬（H$_2$受容体拮抗薬含む），αグルコシダーゼ阻害薬，抗精神病薬（フェノチアジン系），パーキンソン病治療薬（抗コリン薬）
排尿障害・尿失禁	抗うつ薬（三環系），過活動膀胱治療薬（ムスカリン受容体拮抗薬），腸管鎮痙薬（アトロピン，ブチルスコポラミン），抗ヒスタミン薬（H$_2$受容体拮抗薬含む），睡眠薬・抗不安薬（ベンゾジアゼピン），抗精神病薬（フェノチアジン系），トリヘキシフェニジル，α遮断薬，利尿薬

（出典：秋下雅弘『高齢者のポリファーマシー：多剤併用を整理する「知恵」と「コツ」』2016；厚生労働省『高齢者の医薬品適正使用の指針（総論編）』2018）

症の進行速度は一定ではなく，個人差も大きい．長期にわたり使用されることで薬物有害事象の発現リスクも高くなるが，老年症候群として発現しても見逃されることが多い．薬物有害事象による不穏が原因で，介護負担が大きくなってしまうこともあり，**表 18-1**[5]にあるような薬剤には注意を要する．特に認知機能低下をきたす薬剤やせん妄や抑うつといった症状の悪化につながる薬剤もあり注意深く観察する必要がある．

　適切な評価に基づいて向精神薬が開始された場合でも，本来の意図とは逆に行動・心理症状（BPSD）の悪化要因となることも決して少なくはない．薬物有害事象を疑わずに BPSD の出現・悪化と誤認された場合，向精神薬のポリファーマシーに陥ってしまうこともある．薬剤により生活が障害されていないかという視点を常に持ち，必要に応じて薬剤の減量や中止，変更を行うことが重要である．患者状態に変化が生じた場合は，必ず薬剤の影響を想定するなど，薬物有害事象を見逃さず，処方カスケードの発生を防ぐことが重要である．さらに，処方内容の再評価を医師や薬剤師が単独で行うことは難しく，これには多職種による協力体制が必要である．例えば，嚥下機能が低下しているのであれば飲みやすい剤形に変更するだけでなく，言語聴覚士に嚥下訓練を実施してもらったり，訪問医療に従事している医療者などが確認できる時間帯（例えば，昼食後など）に用法を統一するなど，現在の患者の状態に合わせた再評価を行うことが望ましい．

❸ 抗コリン作用と認知機能低下

　薬剤による認知機能障害の悪化に関しては，ベースラインの認知機能，電解質異常や併存症，さ

表 18-2　高齢者において中止・減量を考慮することが望ましい抗コリン作用を有する薬剤

抗うつ薬	三環系抗うつ薬 （イミプラミン［イミドール，トフラニール］，クロミプラミン［アナフラニール］，アミトリプチリン［トリプタノール］など） パロキセチン［パキシル］
抗精神病薬	フェノチアジン系抗精神病薬 （クロルプロマジン［コントミン］，レボメプロマジン［ヒルナミン，レボトミン］など） 非定型抗精神病薬 （オランザピン［ジプレキサ］，クロザピン［クロザリル］）
パーキンソン病治療薬	トリヘキシフェニジル［アーテン］ ビペリデン［アキネトン］
抗不整脈薬	ジソピラミド［リスモダン］
骨格筋弛緩薬	チザニジン［テルネリン］
過活動膀胱治療薬 （ムスカリン受容体拮抗薬）	オキシブチニン［ポラキス］，プロピベリン［バップフォー］，ソリフェナシン［ベシケア］など
腸管鎮痙薬	アトロピン，ブチルスコポラミン［ブスコパン］など
制吐薬	プロクロルペラジン［ノバミン］ メトクロプラミド［プリンペラン］
H₂ 受容体拮抗薬	すべての H$_2$ 受容体拮抗薬 （シメチジン［タガメット］，ラニチジン［ザンタック※］など）
H₁ 受容体拮抗薬	すべての第一世代 H$_1$ 受容体拮抗薬 （クロルフェニラミン［アレルギン，ネオレスタミン，ビスミラー］，ジフェンヒドラミン［レスタミン］など）

※販売中止

（出典：厚生労働省『高齢者の医薬品適正使用の指針（総論編）』2018）

らには併用薬の影響など複数の要因が関係するが，特に抗コリン作用は単独の薬剤の作用ではなく服用薬剤の総抗コリン負荷が重要とされ，その曝露期間も重要である．抗コリン作用の指標には Anticholinergic risk scale（ARS）[6]，Anticholinergic burden scale[7] などが用いられることがある．また，抗コリン作用を有する薬剤（**表 18-2**）[5] の多くは急な中止により離脱症状が発現することがあるため，中止する際には慎重に行うことが大切である．

▶ 服薬アドヒアランスの低下した認知症者に対する薬剤師の介入効果

　Balli らによる前向き横断研究[8]では，認知症治療アドヒアランスと介護者の知識に対する薬剤師の介入効果を検証している．トルコで行われた研究で，大学病院の老年科において服薬アドヒアランスおよび Dementia Knowledge Assessment Tool Version Two（DKAT2）による介護者の認知症に関する知識の評価を薬剤師が研究開始時および 4 ヵ月後に行った．初回の評価後にアドヒアランスの重要性および DKAT2 で誤答した内容を薬剤師が口頭で情報提供した．94 人の患者と 91 人の介護者が研究に参加した．アドヒアランスは，研究開始時では 70.2％ であったが，4 ヵ月後では 95.7％ に向上した（$p < 0.001$）．DKAT2 の平均スコアは，研究開始時で 15.53 ± 2.44，4 ヵ月後では 19.11 ± 1.25 に上昇した（$p < 0.001$）．薬剤師の介入により，認知症治療へのアドヒアランスと介護者の認知症に関する知識が有意に増加した．

　Campbell らは，認知障害のある高齢者の服薬アドヒアランスに関するシステマティックレビューを行っている[9]．10 件の服薬アドヒアランスの障害に関する研究があり，新しい治療の方向

18

性を理解すること，一人暮らし，毎日の生活に投薬スケジュールを組み入れること，不適切な可能性のある投薬の使用，および非協力的な患者が服薬アドヒアランスの障害として検出された．介入研究では，服薬のリマインダーシステムを評価したが，効果がみられなかった．また，電話やテレビビデオのリマインダーを通じて服薬アドヒアランスが改善した．本研究では，リマインダーシステムによる頻繁なコミュニケーションが，服薬アドヒアランスを改善する可能性が高いことを示唆していた．

以上のことから限定的なエビデンスであるが，認知症者に対する定期的なフォローアップおよび介護者に対する教育は服薬アドヒアランスの向上につながる可能性がある．

▶ 認知症者の服薬に関する問題とその対応

■1 服薬アドヒアランスの低下の要因

服薬アドヒアランス低下の要因はさまざまである（**表18-3**）[5]．主な服薬アドヒアランスの低下の要因として服薬管理能力のうち認知機能の低下が最も影響を与えるが，環境要因などの影響も大きい．特に自身が病気だと思っていないなど主観的健康感が悪いことや，医療リテラシーが低いために拒否や自己中断することなどである．また，独居や生活環境の悪化といった，そもそも生活が成り立っていない場合も薬が管理できないことが多い．

このように服薬アドヒアランスは，生活環境に密接に関連するため，生活習慣や服薬介助を含めた介護力（介護保険の区分など）やサービスを利用できる経済力があるのかなど，「暮らしの評価」が，服薬管理能力の評価と並ぶもう一つのポイントとなる．

■2 認知症者の服薬に関する問題

認知症者の服薬に関する問題はさまざまであり，認知機能の状態にもよるが，日常生活に問題がなくても残薬が増加するなど，服薬アドヒアランスが低下することがしばしばみられる（**図18-1**）[10]．

表18-3　服薬アドヒアランス低下の要因

- 服用管理能力低下
  1. 認知機能の低下
  2. 難聴
  3. 視力低下
  4. 手指の機能障害
  5. 日常生活活動度（ADL）の低下
- 多剤服用
- 処方の複雑さ
- 嚥下機能障害
- うつ状態
- 主観的健康感が悪いこと
  （薬効を自覚できない等，患者自らが健康と感じない状況）
- 医療リテラシーが低いこと
- 自己判断による服薬の中止
  （服薬後の体調変化，有害事象の発現等）
- 独居
- 生活環境の悪化

（出典：厚生労働省『高齢者の医薬品適正使用の指針（総論編）』2018）

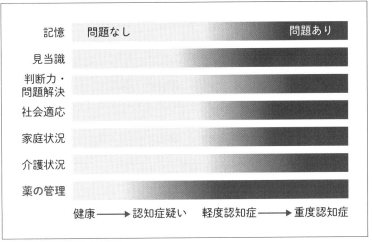

図18-1　認知症の重症度と服薬管理の関係

（国立長寿医療研究センター薬剤部作成）

表18-4　認知症者の服薬に関する問題点

①**服薬に関する忘却**：服薬したことを忘れ，「飲んでいない」と要求することや服薬していないが「飲んだ」と訴えることがある．
②**拒薬**：拒薬理由はさまざまであり，単に飲みたくないという場合もあるが，病気と薬への理解と必要性（症状の改善や緩和，予防投与など）が低下することで起こることが多い．
③**感情の起伏**：感情の起伏が激しいことで，指示動作が意識に入らないことで拒薬につながる．
④**介護者の負担**：認知症者に対する介護者の約4割が，経口薬の服薬に負担を感じている[10]．
⑤**独居や老老介護**：独居や老老介護により服薬支援の必要性が高い認知症者に対して適切に行われていない．

そのため，認知機能がどの程度かを把握することは非常に重要である．認知機能低下のある患者の服薬遵守率は10.7～38%との報告があり[11]，服薬アドヒアランスを保つことが併存疾患の治療を行う上で非常に重要となる．具体的には，**表18-4**[12]に示す事項を踏まえておくとよい．

3 服薬支援とその方法

服薬支援に関しては，厚生労働省『高齢者の医薬品適正使用の指針（総論編）』[5]に掲載されている「処方の工夫と服薬支援の主な例」（**表18-5**）にわかりやすくまとめられている．服用する薬剤が少量かつ単一用法であれば，服薬アドヒアランスは比較的良好であることが多いが，「複数疾患がある」「疾患が進行している」など，複数の薬剤を複数の用法で服用しているケースがほとんどである．そのため，例えば同一系統の薬剤を複数服用しているのであれば，力価の強い単剤へ変更することや，長時間作用型の薬剤を選択して服用を1日1回に統一するなども考慮する．

調剤の工夫として一包化を行ったり，服薬カレンダーを利用する手もあるが，これらは患者の身体能力を正確に見極めて検討する必要がある．一包化は複数の薬剤を管理する手間が省ける効果的な手段であるが，一包化を行っている患者でも42.9%は「服用を忘れたことがある」との報告もあ

18

表 18-5　処方の工夫と服薬支援の主な例

服用薬剤数を減らす	• 力価の弱い薬剤を複数使用している場合は，力価の強い薬剤にまとめる • 配合剤の使用 • 対症療法的に使用する薬剤は極力頓用で使用する • 特に慎重な投与を要する薬物リストの活用
剤形の選択	• 患者の日常生活活動度（ADL）の低下に適した剤形を選択する
用法の単純化	• 作用時間の短い薬剤よりも長時間作用型の薬物で服用回数を減らす • 不均等投与を極力避ける • 食前・食後・食間などの服用方法をできるだけまとめる
調剤の工夫	• 一包化 • 服薬セットケースや服薬カレンダーなどの使用 • 剤形選択の活用（貼付剤など） • 患者に適した調剤方法（分包紙にマークをつける，日付をつけるなど） • 嚥下障害患者に対する剤形変更や服用方法（簡易懸濁法，服薬補助ゼリー等）の提案
管理方法の工夫	• 本人管理が難しい場合は家族などの管理しやすい時間に服薬をあわせる
処方・調剤の一元管理	• 処方・調剤の一元管理を目指す（お薬手帳の活用を含む）

（出典：厚生労働省『高齢者の医薬品適正使用の指針（総論編）』2018）

る[13]．そのため，必ずしも服薬アドヒアランスを向上させる方法とは言えない．また，服薬カレンダーを使用しても，認知症者では，カレンダーへの薬剤のセッティングを間違えることもあり，一般的な服薬支援のみでは不十分な場合もあるため注意が必要である．

モデル事例

90歳，女性．アルツハイマー型認知症および左股関節の人工関節置換術後，寝たきりに近い状態となり，特別養護老人ホームにて療養をしていた．3ヵ月ほど前から昼夜逆転が起こり，ブロチゾラムとラメルテオンが開始となった．その頃から傾眠傾向となって日中もよく眠るようになり，食事量が徐々に減少し，食思不振および仙骨部褥瘡にて入院となった．薬剤師を含むポリファーマシー対策チームにて処方の見直しを行った．

　本症例は，アルツハイマー型認知症で入所中の患者の昼夜逆転に対して睡眠薬が処方になったことがきっかけで，傾眠，過鎮静，無動，褥瘡および食思不振が発生したと考えられた．90代と超高齢であることと寝たきりに近い状態であったことで多くの老年症候群の発生につながった．睡眠薬などを開始する際は少量から投与することと処方に対する効果と薬物有害事象を定期的に評価し処方を見直すことが大切である．

85歳，女性．独居で生活していた．吐血にて救急搬送され，ロキソプロフェン継続服用による胃潰瘍がみつかりプロトンポンプ阻害薬による内服治療が開始となった．入院後，記銘力障

害が発見され，アルツハイマー型認知症と診断．ドネペジルが開始となった．独居であったため本人の強い希望で自宅退院を目指し退院調整を行った．入院前も服薬管理ができておらず，お薬カレンダーを使用することとなった．自身ではセットを行うことができないため，居宅療養管理指導による薬剤師のお薬カレンダーのセットを行うこととし，カレンダー管理の練習を行ったところうまく管理できるようになった．

アルツハイマー型認知症であったが，独居にて生活していた．入院により発見され服薬管理が必要となった．以前より服薬管理を行うことができておらず，生活に服薬スケジュールを組み込むことが重要であると考えた．そのため，定期的なフォローアップとカレンダー管理の練習を行ったことで服薬を定期的に行うことが可能となった．

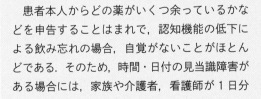

服薬指導のポイント

　服薬管理能力が低下し自身で管理できない場合，家族や介護者に服薬管理を依頼することが多い．しかし，家族や介護者が全面的に管理することが，必ずしも適切でない場合もある．軽度の身体障害や認知機能障害では，まだ「できる」ことの方が多い．本人・家族・介護者が話し合い，「できる」ことと「できない」ことを明確にした上で，お互いが可能な限り負担のないように折り合いをつけることも重要となる．支援の一部のみを第三者が負担し，残りは本人が管理することで，残されている身体機能・認知機能のリハビリテーションにつながる場合もある．

　服薬指導を行う際の最大の注意点は，「患者本人を疎かにしない」ことである．治療を受けている患者本人への説明や聞き取りを省略してはならない．患者自身も，「自分の言うことはどうせわかってもらえない」や「他人へ迷惑をかけては申し訳ない」と発言を控えてしまうことも多い．しかし，患者自身が何に困っているのか，どういう気持ちで生活しているのか，家族や医療従事者などの周囲が認識しなければ，適切な治療を行うことはできない．認知症者であっても一人の人間として尊重し，十分なコミュニケーションをもって対話し，信頼関係を築いていくことが大切である．

残薬問題

　患者本人からどの薬がいくつ余っているかなどを申告することはまれで，認知機能の低下による飲み忘れの場合，自覚がないことがほとんどである．そのため，時間・日付の見当識障害がある場合には，家族や介護者，看護師が1日分ずつ渡すなどの介助が必要である．やむを得ず自己管理を行う場合は，規則的な服薬ができているかどうかの確認が必須である．飲み忘れや飲み間違いを責めるのではなく，支持的態度で接し，正しい方法を誘導することも必要である．

18

文 献

1) van der Spek K, et al：The effect of biannual medication reviews on the appropriateness of psychotropic drug use for neuropsychiatric symptoms in patients with dementia：a randomised controlled trial. Age Ageing, 47：430-437, 2018.
2) Sjölander M, et al：Impact of clinical pharmacist engagement in ward teams on the number of drug-relat-

ed readmissions among older patients with dementia or cognitive impairment：an economic evaluation. Res Social Adm Pharm, 15：287-291, 2019.

3) McDerby N, et al：Pharmacist-led medication reviews in aged care residents with dementia：a systematic review. Australas J Ageing, 39：e478-e489, 2020.

4) Nguyen TA, et al：The impact of pharmacist interventions on quality use of medicines, quality of life, and health outcomes in people with dementia and/or cognitive impairment：a systematic review. J Alzheimers Dis, 71：83-96, 2019.

5) 厚生労働省：高齢者の医薬品適正使用の指針（総論編）について, 医政安発0529第1号, 薬生安発0529第1号, 平成30年5月29日.

6) Rudolph JL, et al：The anticholinergic risk scale and anticholinergic adverse effects in older persons. Arch Intern Med, 168：508-513, 2008.

7) Boustani M, et al：Impact of anticholinergics on the aging brain：a review and practical application. Aging Health, 4：311-320, 2008.

8) Balli FN, et al：Effect of clinical pharmacists' interventions on dementia treatment adherence and caregivers' knowledge. Geriatri Gerontol Int, 21：506-511, 2021.

9) Campbell NL, et al：Medication adherence in older adults with cognitive impairment：a systematic evidence-based review. Am J Geriatr Pharmacother, 10：165-177, 2012.

10) Mizokami F, et al：Adherence to medication regimens is an effective indicator of cognitive dysfunction in elderly individuals. Am J Alzheimers Dis Other Demen, 31：132-136, 2016.

11) Smith D, et al：A systematic review of medication non-adherence in persons with dementia or cognitive impairment. PLoS One, 12：e0170651, 2017.

12) 小野薬品工業株式会社：アルツハイマー型認知症の親を在宅で介護する家族介護者300人への介護に関する実態調査, 2011.

13) 長谷川浩平ほか：服薬コンプライアンスのさらなる向上と薬剤管理指導業務―患者の好む薬とは―. 医療薬学, 34：800-804, 2008.

19 介護施設

Q1 介護施設における認知症の頻度と併存疾患の頻度はどれぐらいか？

A
- 高齢者施設における認知症者の割合は 80〜95％と考えられる.
- 併存疾患では高血圧症, 脳梗塞, 糖尿病, 心房細動, 慢性心不全などが多い.

Q2 介護施設の認知症者にとって注意すべき併存疾患は何か？

A
- 入院につながる疾患に注意すべきである. それらは肺炎, 骨折, 慢性心不全の急性増悪, 尿路感染症の順に多い.

Q3 介護施設において認知症の併存疾患への対応に影響するものは何か？

A
- 介護施設の医療機能は, その施設の管理医師や, 併設医療機関の種類などに影響を受ける.
- 各介護施設は, 異なる制度で運用されており, 医師や看護師の配置も異なるため, 併存疾患の受け入れ状況は異なっている.
- 介護老人保健施設および介護医療院には常勤の管理医師がおり, 肺炎や尿路感染症に対応できる.

Q4 介護施設に入所することで起きうる疾患・病態にはどのようなものがあるか？

A
- 介護施設に入所後に起きる疾患や病態では, 肺炎, 転倒および骨折, 感染症, 誤嚥, 褥瘡が多い.
- 入所者で通所者より多くみられる疾患・病態は発熱, 褥瘡の出現, 誤嚥, 感染症である.

Q5 介護施設における認知症のリハビリテーションは有効か？

A
- 認知症のリハビリテーションにより, 認知機能の維持・改善のほか, 各種日常生活活動度 (ADL) や行動・心理症状 (BPSD) の改善の効果があるとする報告がある.

解 説

▶ 介護施設における認知症の頻度

　介護施設における認知症の頻度は 2016 年 9 月の厚生労働省の調査では，介護老人福祉施設（特別養護老人ホーム）96.7％，介護老人保健施設 95.6％と高い結果を示していた（**表 19-1**）[1]．このほかの調査では認知症自立度ランク I を含めており，それを除くとそれぞれ 92.8％，86.3％であった[1]．

　認知症の併存疾患の頻度は 2017 年の全国老人保健施設協会での調査が参考になる．この調査ではランク II 以上の合計が 89.7％であった（**表 19-2**）[2]．厚生労働省の調査と合わせると介護施設の利用者の約 9 割が認知症と考えられた[2]．

▶ 介護施設における併存疾患の頻度

　介護老人保健施設における認知症の併存疾患の頻度は同じ調査から推定された[2]．認知症の併存疾患を複数回答で調査したもののうち上位 10 疾患を**表 19-3** に示す．介護施設における診断名は，医療機関における保険診断名とは異なっており，主に介護が必要となった疾患や，それに関連する疾患，施設でも引き続き管理が必要な疾患が中心となる．このため，実際の罹患状況とは異なっていることに留意する必要がある．

表 19-1　介護保険施設の利用者の状況

	介護老人福祉施設	介護老人保健施設
認知症あり	96.7％	95.6％
ランク I	3.9％	9.2％
ランク II	19.4％	31.7％
ランク III	44.5％	38.9％
ランク IV	24.6％	13.6％
ランク M	4.3％	2.1％
認知症なし	1.3％	3.1％

（文献 1 より引用，一部改変）

表 19-2　介護老人保健施設における認知症の頻度

	頻度（％）
自立	3.0
ランク I	7.4
ランク II	32.6
ランク III	42.6
ランク IV	12.0
ランク M	2.5

（文献 2 より引用，一部改変）

表 19-3　介護老人保健施設入所中の認知症者における併存疾患トップ 10

順位	診断名	頻度（％）
1	高血圧症	14.1
2	アルツハイマー型認知症	9.2
3	脳梗塞	7.2
4	糖尿病	4.1
5	心房細動	3.1
6	慢性心不全	3.1
7	骨粗鬆症	2.9
8	大腿骨の骨折（手術を行った）	2.7
9	下肢の変形性関節症（股関節・膝関節）	2.6
10	緑内障・白内障などの眼およびその付属器の疾患	2.2

（文献 2 より作成）

表19-4　利用目的別の対象者の状態像

	在宅復帰・在宅生活維持 (n=771)	他施設への入所待機 (n=765)	看取り，ターミナル期への対応 (n=532)
平均年齢	84.4 歳	85.9 歳	90.0 歳
平均要介護度	2.64	3.33	3.74
主疾患の割合（順位）			
循環器系等の疾患	49.0%（1位）	52.2%（1位）	48.5%（1位）
筋骨格系および結合組織の疾患	41.0%（2位）	31.5%（3位）	20.9%（3位）
精神および行動の障害	27.9%（3位）	46.7%（2位）	35.5%（2位）
新生物	―	―	18.0%（4位）

（文献4より引用，一部改変）

　海外での調査においては，このほかに腰痛，不安障害，慢性閉塞性肺疾患（COPD），皮膚炎，甲状腺疾患，全身性動脈硬化症，前立腺癌，頸椎症性神経疼痛，褥瘡，下肢静脈瘤，肥満，行動障害，静脈血栓症などが上位40位に含まれているが，これらの違いは各疾患の診断およびカルテへの記載の仕方に影響していると考えられた[3]．

　また入所者の利用目的によっても基礎疾患は異なってくる．**表19-4**に介護老人保健施設の利用目的による基礎疾患の違いを示す[4]．これは，加齢に伴い医療的介入が必要な疾患が変わってくることを示唆している．

介護施設から入院に至る注意すべき疾患

　認知症高齢者が介護施設で安定して暮らすためには，その併存疾患が適切に管理されている必要がある．疾病が安定していないと入院につながり，認知症高齢者は入院中さまざまな活動が制限され，ADLや社会参加が妨げられるため諸機能が低下する．また，入院によりこれまでと異なる医療機関という新しい環境になじむことも困難であり，せん妄の原因にもなる．さらに認知症高齢者は，急性期医療機関に入院中，身体拘束が行われ，適切なリハビリテーションを受けられない可能性がある[5]．

　したがって，介護施設において注意すべき認知症の併存疾患は，各施設から入院する理由となった疾患である．介護老人保健施設での調査においては，肺炎，骨折，慢性心不全の急性増悪，尿路感染症の順に多かった．**表19-5**に主な入院理由を示す[2]．海外の調査では，これ以外に予防可能な疾患としては，**表19-5**のほかに敗血症，褥瘡，脱水，代謝異常（糖尿病の悪化），胃腸出血などが挙げられている[6]．

　このほかの考え方としては，前項の**表19-4**に示したように，利用者の状態や，利用目的が変わることによって，注意すべき併存疾患が変わることがある．

認知症を受け入れる介護施設

　認知症を受け入れる介護施設には大きく8つの種類がある（**表19-6**）．現在の介護保険の制度上，介護保険施設（介護老人保健施設や介護老人福祉施設，介護医療院）は要介護認定を受けている必要がある．さらに介護老人福祉施設は，要介護3以上が優先される．介護老人保健施設と介護医療

19

表 19-5　介護老人保健施設入所者における入院理由

順位	入院理由	頻度（%）
1	肺炎	28.8
2	骨折	9.8
3	慢性心不全の急性増悪	7.5
4	脳梗塞	6.5
5	尿路感染症	4.0
6	胆嚢炎	2.5
6	脳出血	2.5
6	ターミナル期	2.5
9	急性胃腸疾患	2.2
10	家族の希望	1.6
11	蜂窩織炎	1.1
12	尿路結石	0.7
13	帯状疱疹	0.3
13	静脈血栓症	0.3
	その他	29.8

（文献2より引用，一部改変）

表 19-6　認知症者が介護を受けられる施設の種類とその医療機能

種類		主なサービス	主な入居条件	医師（入所者100人あたり）
介護保険施設	介護老人保健施設	介護・リハビリの提供で在宅復帰を目指す	要介護と認定されている人	常勤1人
	介護医療院	長期療養を必要とする人に介護・医療を提供する生活施設	要介護と認定され，慢性疾患等により長期療養を必要とする人	常勤3人（類型I）または1人（類型II）
	介護療養型医療施設※	長期療養を必要とする人の入院施設（介護医療院へ転換予定）		3人
	介護老人福祉施設	介護を必要とする人の生活施設	原則要介護3以上と認定され，常に介護が必要で在宅では介護が困難な人	非常勤
施設サービス対象外	認知症対応型グループホーム	家庭的な雰囲気の中での共同生活	要支援2以上で認知症のために介護を必要とする人	規定なし併設医療機関や訪問診療を行う医療機関に医療内容は依存する
	住宅型有料老人ホーム	介護保険から「在宅サービス」として介護保険サービスが受けられる	特になし	
	サービス付き高齢者向け住宅			
	軽費老人ホーム		家族との同居が困難な60歳以上の自立した生活が送れない高齢者	

※介護療養型施設は2024年3月に制度終了

表 19-7　認知症の程度や併存疾患から利用を検討する介護施設

介護施設を利用する際に 考慮すべきこと	検討する介護施設
共同生活が可能	認知症対応型グループホーム
認知症リハビリテーションの適応や希望	介護老人保健施設
在宅復帰を検討	介護老人保健施設
併存疾患の管理が必要	介護老人保健施設，介護医療院
要介護 3 以上	介護老人福祉施設

院は医師が常駐しているため，施設内で一定の治療を行える．施設内で行える医療は，常勤医師の特性や設備，併設医療機関の種類によって異なっている．その他の施設，介護老人福祉施設およびその他の介護保険施設ではない介護施設は，医師が常駐していないことが多いため，訪問診療を行っている医師や配置医による診療を受けることになる．この場合，訪問診療を行っている医師の特性に依存することとなる．このほか，介護老人保健施設は認知症リハビリテーションを行っていることが特徴である．認知症高齢者が介護施設を利用する際に考慮すべきことと，その際に検討される施設を**表 19-7** に示す．実際には個別の施設で対応できる医療内容は異なっているため，これらを総合的に勘案して入居施設を選択するのが望ましい．

▶ 介護施設において提供できる医療

　介護施設の医療機能は，その施設の管理医師や，併設医療機関の種類などに影響を受ける．この中で介護老人保健施設において，対応できる医療内容を調査した結果がある．**図 19-1** は介護老人保健施設で実施している医療処置および対応困難な医療処置を示す[2]．入所の場合に着目すると，医療処置のうち「対応可能であり，過去に受け入れた実績がある」施設が多いのは「摘便・浣腸」(93％)，「失語」(92％)，「ペースメーカー装着者」(90％) だった．一方，「施設の方針として受け入れできない」施設が多いのは「レスピレーター（人工呼吸器）使用」(90％)，「IVH（中心静脈栄養）」(80％)，「透析（在宅自己腹膜灌流を含む）」(73％) だった．「状態が安定していても相当の検討を要する」医療処置として最も多いのは「HIV（エイズ）感染」(34％) で，「状態が安定していれば対応できる」医療処置として最も多いのは「経皮的冠動脈形成術（PTCA）等心臓手術の既往」(28％) だった．対応可能な医療処置は，その施設の管理医師の特性，施設の併設医療機関，あるいは施設内の設備などが複雑に関係して決まってくる．実際の対応状況については施設に問い合わせ確認するのが望ましい．また，この調査は 2016 年度のものであり，COVID-19 などの経験の後，在宅酸素療法を行う施設の割合実績が増えていることが予想される．

　なお介護老人保健施設における医療は，他の施設群と異なり介護保険の施設内療養費に含まれている．ただし，この中で，肺炎，尿路感染症，蜂窩織炎および帯状疱疹については，別に所定疾患施設療養費が算定できることとなっている．

　施設内療養費については 2024 年 2 月現在では，所定疾患施設療養費（I）および（II）がある．上記疾患において入所者に対し，投薬，検査，注射，処置等を行った場合（肺炎の者または尿路感染症の者に対しては診療にあたり検査を行った場合に限る）に 1 月に 1 回，規定された日数を限度と

19

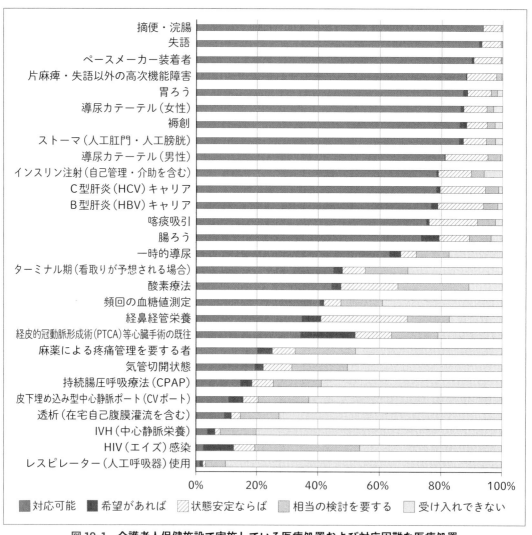

図19-1　介護老人保健施設で実施している医療処置および対応困難な医療処置

（文献2より作成）

して算定できる．このほかに次の条件がある；①診断，診断を行った日，実施した投薬，検査，注射，処置等（近隣の医療機関と連携し実施した検査等を含む）の内容等を診療録に記載していること，②所定疾患施設療養費の算定開始年度の翌年度以降において，当該施設の前年度における当該入所者に対する投薬，検査，注射，処置等の実施状況を公表していること，さらに所定疾患施設療養費（Ⅱ）は③当該介護保険施設サービスを行う介護老人保健施設の医師が感染症対策に関する研修を受講していることが条件となっている．他の施設群，例えば介護老人福祉施設の場合は配置医が施設内で治療可能と判断した場合に対応できる．

▶ 介護施設入所に伴って起きうる疾患・病態

　介護施設に入所することは，在宅とは異なる環境に移動することであり，環境の変化が新たな疾患や病態を引き起こすことがある．これを明らかにするためには，同様の調査方法で，在宅高齢者

表19-8 入所者と通所者における望まれない事象とその発生頻度

	入所者 ($n=1,579$)	通所者 ($n=1,812$)
発熱	41.1%	28.4%
転倒	30.3%	36.1%
褥瘡の出現	9.6%	4.6%
誤嚥	7.1%	4.8%
骨折	5.8%	4.9%
脱水	5.4%	4.4%
麻痺の進行	3.7%	2.8%
感染症	3.3%	1.2%
脳の発作	2.5%	3.1%
心臓発作	1.7%	1.4%
その他の変化	18.7%	13.1%

(文献7より引用, 一部改変)

と施設高齢者を比較するのが望ましいが, このような調査研究は多くない. その中でも, 入所者と通所者における望まれない事象を1年間追跡したものが参考になる[7].

対象者は入所者では男性19.9%, 通所では42.7%であり, 平均年齢は入所者85.7歳, 通所者80.5歳と通所者が若かった. 入所後に起きる疾患や病態では発熱(肺炎など), 転倒, 褥瘡の出現が多かった(**表19-8**). また, 入所者で通所者より多くみられる疾患・病態としては発熱, 褥瘡の出現, 誤嚥, 感染症が多いと考えられた(**表19-8**). 入所者は通所者と性別や年齢の分布も異なっているため単純な比較はできない. この調査には含まれていないが, せん妄やBPSDも入所をきっかけに悪化すると考えられた.

一方, これらの悪化要因の介護老人保健施設における予防効果については明確な結果が出ていないのが現状である. 例えば, ハイリスク高齢者に対して多職種介入を行った場合に, 明らかな減少を認めた事象はなかった[8]. しかしこれは介入の意味がないということを意味するのではなく, 施設ではすでに十分な介入が行われており, さらなる介入を行ったとしてもさらなる効果はあまり出ないのが原因と考えられた.

▶ 介護施設内の転倒に関するステートメント

また転倒については, 日本老年医学会と全国老人保健施設協会から, 『介護施設内の転倒に関するステートメント』が発表されている[9]. これは, 施設内で十分な対策を行ったとしても老年症候群として起こる転倒は予防が困難であり, その状況について, 施設利用者および家族等との情報の共有が望ましいと述べている. このステートメントの項目は以下の通りである.

〈ステートメント1〉[転倒すべてが過失による事故ではない]
転倒リスクが高い入所者については, 転倒予防策を実施していても, 一定の確率で転倒が発生する. 転倒の結果として骨折や外傷が生じたとしても, 必ずしも医療・介護現場の過失による事故と位置付けられない.

19

147

〈ステートメント2〉[ケアやリハビリテーションは原則として継続する]

　入所者の生活機能を維持・改善するためのケアやリハビリテーションは，それに伴って活動性が高まることで転倒リスクを高める可能性もある．しかし，多くの場合は生活機能維持・改善によって生活の質の維持・向上が期待されることから原則として継続する必要がある．

〈ステートメント3〉[転倒についてあらかじめ入所者・家族の理解を得る]

　転倒は老年症候群の一つであるということを，あらかじめ施設の職員と入所者やその家族などの関係者の間で共有することが望ましい．

〈ステートメント4〉[転倒予防策と発生時対策を講じ，その定期的な見直しを図る]

　施設は，転倒予防策に加えて転倒発生時の適切な対応手順を整備し職員に周知するとともに，入所者やその家族などの関係者にあらかじめ説明するべきである．また，現段階で介護施設において推奨される対策として標準的なものはないが，科学的エビデンスや技術は進歩を続けており，施設における対策や手順を定期的に見直し，転倒防止に努める必要がある．

　なお，このほかの施設内で起きうるさまざまなリスク事象も完全に予防できないため，リスクが高い高齢者についてはあらかじめ本人や家族に対して十分に説明する必要がある．

▶ 介護施設における認知症リハビリテーション

　認知症のリハビリテーションは，認知機能の維持・改善のほか，各種 ADL や BPSD の改善の効果があると報告されている[10]．

　このうち介護老人保健施設で提供される認知症短期集中リハビリテーションは，施設利用者の個別性を重視し，各個人に最適なリハビリテーションを実施するものである．薬物による認知症治療とは異なり，利用者の生活歴や趣味なども考慮して個別に提供されるのが特徴である．介護保険制度における「認知症短期集中リハビリテーション実施加算」の効果としては，認知機能の向上や BPSD の改善効果，入所期間の短縮などが報告されている．

■1 認知症リハビリテーションの算定

　認知症短期集中リハビリテーション実施加算が算定できるのは，通所リハビリテーションと介護老人保健施設である．算定できるのは，①医師が対象者を認知症と診断している，②医師が対象者を生活機能の改善が見込まれると判断している，③医師は精神科医師，もしくは精神内科医師，または認知症に対するリハビリテーションに関する専門的な研修を修了した医師である，④医師の指示を受けた理学療法士等が集中的なリハビリテーションを行える，⑤対象者は認知症のテスト（MMSE と HDS-R）において，おおむね5〜25点に相当する者などの条件がある．

■2 認知症リハビリテーションのプログラムと効果

　認知症リハビリテーションのプログラムは個人の生活の向上を目的としており，認知機能，身体機能，生活行為，BPSD，うつ・意欲などの心理面，QOL，介護者の介護負担感などを客観的・包括的に評価し，その評価に基づいて本人の生活上のゴールを向上させるプログラムが実施される．プログラムは，期間中に同じ内容を繰り返すのではなく，設定したゴールに向けて，段階づけしな

がら進行させていく．そのプログラムは，国際生活機能分類（International Classification of Functioning：ICF）の心身機能・構造（身体面・認知面）・活動（生活行為の面）・参加に対して，複合的なアプローチをすることが求められている[11]．

認知症リハビリテーションの効果としては，認知機能の改善のほか，BPSD の緩和，入所期間の短縮などが挙げられている[12]．

モデル事例

80 歳ごろから火の不始末，物忘れなどで発症した認知症の女性．10 年以上の認知症の既往あり．HDS-R は約 8 年前は 20 点前後だったが，現在は 6 点程度．発症当時は徘徊があり，施設の外に出て行方不明になったこともあったが，現在は歩行能力が低下したため施設から出ることはない．また活発な BPSD は減った．入所後に下肢のむくみの増強があり，トリクロルメチアジドが使用されている．心電図上は心房細動を認めた．

認知症の過活動のため施設入所となったが，認知症が進行するとともに，心不全の悪化が目立つようになり，心房細動と心不全の治療が中心となってきた事例である．このように長期入所に伴い入所者の利用目的が，当初の認知症の管理から，慢性疾患の管理に移ってくることがある．本人は治療方針について判断ができないため，家族と相談して治療方針を決めていくことが多い．心房細動がある場合，ワルファリンの適応となるが，転倒リスクがある場合やエンドオブライフ期と考えられる場合はこれらを中止することもある．したがって，認知症の進行の程度，併存疾患の程度を総合的に勘案して，本人や家族の意向に沿って治療方針を決めていくこととなる．

文献

1）厚生労働省：平成 28 年介護サービス施設・事業所調査の概況, 2018.
2）全国老人保健施設協会：介護老人保健施設における医療提供実態等に関する調査研究事業報告書, 2017.
3）Poblador-Plou B, et al：Comorbidity of dementia：a cross-sectional study of primary care older patients. BMC Psychiatry, 14：84, 2014.
4）全国老人保健施設協会：介護老人保健施設における多職種連携を通じた在宅復帰・在宅支援等に関する調査研究事業報告書, 2022.
5）中西三春：一般急性期病院における認知症ケア：日本全国の横断調査. 老年看護学, 23：44-48, 2019.
6）Ouslander JG, et al：Potentially avoidable hospitalizations of nursing home residents：frequency, causes, and costs. J Am Geriatr Soc, 58：627-635, 2010.
7）全国老人保健施設協会：老健利用者の状態像の変化と, 医療提供のあり方に関する調査研究事業報告書, 2011.
8）Ikeda-Sonoda S, et al：The effectiveness of care manager training in a multidisciplinary plan-do-check-adjust cycle on prevention of undesirable events among residents of geriatric care facilities. Geriatr Gerontol Int, 21：842-848, 2021.
9）Rakugi H, et al：Statement on falls in long-term care facilities by the Japan Geriatrics Society and the Japan Association of Geriatric Health Services Facilities. Geriatr Gerontol Int, 22：193-205, 2022.
10）Kim SY, et al：A systematic review of the effects of occupational therapy for persons with dementia：a meta-analysis of randomized controlled trials. NeuroRehabilitation, 31：107-115, 2012.
11）Maki Y, et al：Rehabilitation to live better with dementia. Geriatr Gerontol Int, 18：1529-1536, 2018.
12）東 憲太郎：介護老人保健施設における認知症短期集中リハビリテーション. Monthly Book Medical Rehabilitation, 164：66-71, 2013.

19

20 在宅医療

Q1 認知症が在宅医療に与える影響は何か？

A
- 認知症が進行したときに自宅での療養を希望する人は多くない．
- 行動・心理症状（BPSD）は家族の介護負担を増大させることにより，しばしば在宅医療が継続できなくなる．
- 訪問頻度と臨床検査に制約がある在宅医療において，認知症は病態変化や新たな疾患，苦痛に気づくのが遅れる原因となる．

Q2 在宅医療で認知症を悪化させないための管理は何か？

A
- 訪問による非薬物療法（リハビリテーション，運動療法）は，日常生活活動度（ADL）改善，QOL 向上に有効である可能性がある．
- ケースマネジメントを用いた包括的ケアは，在宅療養する認知症者の BPSD を改善する．
- 通所系サービス（デイケア・デイサービス）の利用は，認知症者の BPSD の改善効果を有する．
- 介護者による適切な支援や対応は，BPSD を減少させ，在宅生活継続につながる．

解説

▶ 認知症が高齢者とその家族に及ぼす影響

　高齢者人口の増加に伴い在宅医療を受ける人の数は増加している[1]．在宅医療を受ける高齢者の中で，認知症や認知機能低下を認める者は多い．高齢者の在宅医療において，認知症は重要な課題である．

■1 在宅医療の選択

　内閣府の調査によると，約半数の人が自宅で最期を迎えたいと考えている[2]．ところが，「認知症が進行し，身の回りの手助けが必要で，かなり衰弱が進んできた場合」に自宅で医療・療養を受けたいと希望する人は 14.8％であり，介護施設 51.0％，医療機関 28.2％と比べて少ない[3]．「末期がんで，食事や呼吸が不自由であるが，痛みはなく，意識や判断力は健康なときと同様の場合」「重度の心臓病で，身の回りの手助けが必要であるが，意識や判断力は健康なときと同様の場合」は，自宅で医療・療養を受けたいと希望する人はそれぞれ 47.4％，29.3％であるのと比べ，認知症が進行した場合にその割合は低くなっている[3]．国際比較においても，家庭で家族や専門家から介護を

受けながら暮らしたいと考える日本人は，日系アメリカ人，非アジア系アメリカ人と比べて少ない[4]．日本人は，介護する家族の負担に配慮していると考えられる．

2 家族の介護負担

　認知症の進行に伴い認知機能は低下する．手段的日常生活活動度（Instrumental Activities of Daily Living：IADL）は早期に低下し，基本的日常生活活動度（Basic Activities of Daily Living：BADL）は遅れて低下する．BPSD はさまざまな時期のピークを迎える[5]．また，在宅医療を受ける高齢者の多くは慢性疾患の進行期，あるいは加齢性変化が進行した状況にあり，複数の併存疾患を抱えている．慢性疾患の治癒を目指した治療は困難であるため，生活を維持できるように在宅医療を提供する．高齢者総合機能評価（CGA）を行い，認知症が生活機能および疾患管理能力に及ぼす影響を評価して，多職種が協働して支援する．

　このように，認知症が進行すると自己判断能力や自己管理能力が低下するため，自分自身で日常生活を営み，医療管理を行うのは難しくなる．そのため，在宅療養する高齢者は，生活と医療の両面から支援が必要になる．このような認知症者を自宅で介護するのは主に家族である．認知症者では，疾患の状態よりも介護の状況により在宅医療を継続できるかどうか決まる場合が多い[6]．介護施設に入所しない認知症者の介護者の健康関連 QOL は高いとの研究結果がある[7]．家族介護者の健康状態が在宅介護継続に影響すると言える．家族介護者と認知症者との関係が近いほど負担は大きくなる[8]．認知症者に対する在宅ケアの継続に影響する要因分析の研究では，アルツハイマー型認知症者の認知機能，身体機能，抑うつよりも，認知症者と配偶者との関係が良好で，介護者による関与が多く，介護者の健康状態が良好であり，介護期間が短いことが在宅ケアの継続に影響する[9]．しかし，認知症者を介護する者の 32％がうつ病と診断され，うつ病の予測因子は，若年，教育歴，ADL 依存，行動障害，特に怒り，攻撃的振る舞いであったとされる[10]．BPSD は介護負担を増大させ，在宅医療の継続が困難となる．さらに，介護者自身の時間が制約され，介護者の希望や期待がかなわないと負担感が増大する．そのため，レスパイトケアやデイケアの活用，ならびにカウンセリングや継続的なインフォーマルサポートの提供が望まれる[11]．在宅医療では医療職と介護職が協働して訪問，通所サービスを提供し，さらに地域の社会資源を活用して，高齢者と家族を支援する．

　人生の最終段階では，その人が最期まで自分らしく満足して死を迎えることができるように，死に向かう過程における経験の質（quality of death：QOD）に配慮する必要がある．がん患者における QOD に及ぼす認知症の影響を検討した研究[12]では，QOD が良好であることは，認知症を認めないことと有意に関連していた．また認知症の有無に関わらず，在宅死は良好な QOD と有意に関連した．しかし，認知症を認める患者においてのみ，主介護者である家族の存在は良好な QOD と有意に関連した．自宅で生活する認知症者にとって家族介護者の存在は大切である．

3 身体併存症の重症化リスク

　認知症者 23％を含む精神疾患を有する患者を対象とした調査において，身体併存症は重症化の危険性が高いことが示された．救急受診した理由は発熱が最も多く，続いて呼吸不全，意識障害，血圧低下などであった．最終診断は誤嚥性肺炎が最も多く（16％），細菌性肺炎，脳梗塞，尿路感染症の順に続いた．平均入院期間は 21.9 日，14％が死亡退院した．死亡例の多くは呼吸器疾患で

20

151

あった[13]. 認知症者は，自らの身体や精神の状況を的確に伝えることが困難である．そのため，在宅療養を行う認知症者の病態悪化や新たな疾患を早期に診断することはしばしば困難であり，生命予後が不良となりやすい．

4 エンドオブライフ期の苦痛

　エンドオブライフの時期を迎えている在宅医療の対象者では，積極的な治療を行う適応は限られている．苦痛の軽減を中心にケアすべき時期と考えられる．エンドオブライフ期の認知症者の肺炎急性期と肺炎による看取り期は不快感や呼吸困難などの苦痛が強いため，積極的な緩和ケアが必要となる[14]．在宅医療では症状に加えて，日常生活の変化を捉えやすい．それでも，進行した認知症者の苦痛は意識して確認しないと，気づきづらい．在宅療養する認知症者に対して，適切な症状マネジメント，ケアの継続性，心理社会的支援にフォーカスした緩和ケアは，エンドオブライフ期のアウトカム，行動障害の改善に有効である[15]．そのため，訪問診療の際に苦痛の有無について確認するように努める必要がある．認知症を有する在宅ホスピス患者は，生存退院または長期滞在を経験する者が多いという海外での調査がある[16]．認知症者は，平均余命がはっきりせず，患者の意思決定能力が低いため，エンドオブライフと判断する時期，緩和ケアと延命ケアのどちらを選択するかという倫理的ジレンマをもたらす[17]．認知症が進行すると明確な意思表示が難しくなるため，できるだけ早期からアドバンス・ケア・プランニングに努める．

▶ 認知症者に対する在宅サービスの意義

　在宅医療を受ける高齢者のうち，認知症，あるいは認知機能低下を認める者は多い．しかし，地域に在住する高齢者の中には，認知機能の低下，抑うつの進行があっても，市区町村から送付されるチェックリストに回答しない，要介護認定を申請しない者がいる．このような地域の中に隠れている認知症を有する，あるいは認知機能が低下した高齢者を見いだして，アウトリーチなど必要な支援につなげることは，認知症を悪化させず，地域での生活を継続するために大切である[18]．

　このように，認知症や認知機能が低下した高齢者の支援は大切であるが，認知症が進行した時期には，認知機能のさらなる低下を防止するのは困難となる．しかし，認知症が進行しても，生活機能が維持，あるいは生活に支援が得られれば，在宅生活を継続することができる．併存疾患の治療，生活環境の調整，BPSD のコントロール，および苦痛の緩和に努め，できるだけ QOL を保ち，その人らしく生活できるように，在宅医療，ケアチームが協働して支援する．

1 訪問による非薬物療法

　『高齢者在宅医療・介護サービスガイドライン 2019』において，認知症者に対する在宅サービスの意義として以下の事項が示されている[19]．

> 認知症者に対する訪問による非薬物療法（認知リハビリテーション・運動療法など）は，認知症者の日常生活活動改善，介護者の介護負担軽減，認知症者および介護者の QOL 向上の効果が期待でき，行うことを提案する．
> GRADE 2B（推奨の強さ：弱，エビデンスの確信性：中）[19]

認知症者に対して短時間の個人回想法を実施すると，自尊感情の改善，過去の感情が想起され，肯定的な感情の表出が活性化される．それらの結果，自分らしさを取り戻す瞬間が増え，より安定した状態になる可能性がある[20]．在宅運動プログラムはアルツハイマー型認知症者のバランス，移動能力の改善と転倒リスクの軽減に役立つ可能性がある[21]．ただし，アルツハイマー型認知症の非薬物療法の治療効果は，患者の嗜好や実施者の力量に大きく左右されるため，治療法の優劣を決めることに意味は乏しい．患者が進んで参加できることが大切であり，必要に応じて複合的に行われることが望ましい[19]．

2 ケースマネジメントを用いた包括的ケア

> 認知症者および介護者に対するケースマネジメントを用いた包括的ケアは，認知症者の行動障害の改善，介護者の介護負担軽減の効果を有し，行うことを提案する．
> GRADE 2C（推奨の強さ：弱，エビデンスの確信性：低）[19]

　老年医学の教育を受けた，統合された学際的な在宅緩和ケアチームは，進行した時期にある認知症者の QOL を向上し，自宅で介護する家族を支援する[22]．在宅療養する認知症者を支援する際に，CGA に基づく多職種による支援を行う．

3 通所系サービスの利用

> 認知症者に対する通所系サービス（デイケア・デイサービス）の利用は，認知症者の行動・心理症状の改善，介護者の介護負担軽減の効果を有し，行うことを提案する．
> GRADE 2C（推奨の強さ：弱，エビデンスの確信性：低）[19]

　認知症者のうち，依存度が軽度の者は地域支援サービスの利用を好み，依存度が中等度から重度の者は居宅介護サービスを利用する傾向がある[23]．認知症を有する独居高齢者において，訪問リハビリテーションにより生活の再建が図られた事例が報告されている[24]．訪問リハビリテーションは，単に運動機能を維持，向上させるだけでなく，生活を整えて，認知症者が自宅で生活し続けることができるように支援する役割が期待される．

4 家族介護者に対する支援

　自宅で生活する要介護高齢者の多くは，配偶者，子どもと同居している．家族介護者はしばしば介護負担感が大きく，抑うつ状態になる者もいる．介護者による支援と対応，接し方は，BPSD や在宅生活継続に影響する．認知症者に対するケアでは，パーソン・センタード・ケアと介護者の支援が大切である[25]．

　介護負担を軽減するために，初期から社会的支援を積極的に活用する．利用可能な制度や社会的支援について，知識を得ておくことが望ましい[26]．介護者にフォーカスをあてた支援によって，介護者の QOL の維持や心理的負担を軽減することができる．多職種チームによって医療と介護が継続的に受けられるよう援助することが推奨される[26]．

20

認知症者は，非認知症者よりも転倒のリスクは約8倍，骨折のリスクは約3倍高い[26]．転倒により骨折を受傷したり，臥床状態になったりすると，廃用性変化が進行して，認知機能が急速に低下する場合がある．認知症者が安全に過ごせるように支援することは身体の安全を確保することに加え，認知症の進行を加速させないためにも大切である[27]．基礎疾患の治療，薬物の調整，運動，歩行とバランス訓練，補助具を装着しての訓練，環境整備，家庭環境への適応訓練を行い，多面的な介入で転倒予防に取り組み，骨粗鬆症治療を考慮する[26]．

モデル事例

87歳，男性．アルツハイマー型認知症，糖尿病，高血圧症，脂質異常症を診断されている．要介護1．83歳の妻と二人暮らし．認知機能の低下が進行し，薬を飲み忘れる，食事したことを忘れる，財布が盗まれたと繰り返し訴える，日中うとうとして夜間眠れない．今までかかりつけの診療所に通院していたが，診察の順番を待つことができなくなったため，訪問診療と訪問看護が開始された．食事したことを忘れて頻繁に間食する，糖尿病治療薬を内服し忘れるため，血糖コントロールが悪化していた．妻が服薬を促しても従わなかった．夜間眠れず，妻を起こすため，妻は寝不足であった．物盗られ妄想もみられ，妻のイライラ感が強くなり，きつい言葉と態度で夫に接するようになった．妻より，家で面倒をみるのは大変なため，特別養護老人ホームに入所させたいと相談された．

本事例のように，認知症が進行すると日常生活や医療の管理を自分自身で行うのは困難になる．そのため，家族が医療，介護専門職の支援を受けて，生活と医療の管理を行う．物盗られ妄想などのBPSDがみられるようになると，しばしば，介護者のイライラ感は強くなり，きつい言葉で対応するようになる．認知症者はきつい言葉をかけられている意図が理解できず，BPSDは悪化する．在宅療養を継続できるか否かは介護の状況により決まる場合が多い．家族介護者の負担を軽減するため，適切に薬物治療を行い，訪問介護やデイサービス，ショートステイなどのサービスの利用を調整する．

医療面では，処方を見直して，必要最低限の薬物のみに減薬する，服薬回数を減らすように努める．家族による服薬管理が難しい場合は，デイサービスに通所したときに服薬するのも有用である．

認知症が進行すると，高齢者自身で症状を伝えるのは難しくなる．そのため，肺炎などの診断が遅れやすい．認知症者の行動の変化，BPSDの悪化などに注意するように努める．また，明確な意思表示が難しくなるため，できるだけ早期からアドバンス・ケア・プランニングに努める必要がある．

85歳，女性．アルツハイマー型認知症，高血圧症，脂質異常症，変形性膝関節症を診断されている．88歳の夫と二人暮らし．膝の痛みが強く，診療所への通院が困難になったため，訪問診療を開始した．ほとんど外出しなくなってから，認知症の進行と，歩行機能低下が目立つようになった．

　腰痛や膝関節痛などにより外出の機会が減少した結果，廃用性変化，認知機能低下が進行する高齢者のケースを経験する．認知症者に対して訪問による認知リハビリテーションや運動療法は，認知症者の ADL 改善，介護者の介護負担軽減，認知症者と介護者の QOL 向上に有効である可能性があり，行うことが望ましい．CGA に基づく多職種協働による支援は，認知症者の行動障害の改善，介護者の介護負担軽減の効果を有する．介護者による支援や対応の仕方は，認知症者の BPSD や在宅生活継続に大きく影響する．そのため，デイサービスやショートステイを利用して，介護者を支援するように努める．

文 献

1) 厚生労働省：在宅医療の現状，第1回全国在宅医療会議，参考資料2, 2016. Available at：〈https://www.mhlw.go.jp/file/05-Shingikai-10801000-Iseikyoku-Soumuka/0000129546.pdf〉

2) 内閣府：令和元年版高齢社会白書（全体版），2019. Available at：〈https://www8.cao.go.jp/kourei/whitepaper/w-2019/html/zenbun/s1_3_1_4.html〉

3) 人生の最終段階における医療の普及・啓発の在り方に関する検討会：人生の最終段階における医療に関する意識調査報告書，2018. Available at：〈https://www.mhlw.go.jp/toukei/list/dl/saisyuiryo_a_h29.pdf〉

4) Nakanishi M, et al：Care preferences of healthy, middle-aged adults in Japan and the USA if they acquired dementia：a cross-sectional observational study. Geriatr Gerontol Int, 19：829-833, 2019.

5) Haley WE, et al：Relationship of severity of dementia to caregiving stressors. Psychol Aging, 4：389-392, 1989.

6) Lynch-Sauer J：When a family member has Alzheimer's disease：a phenomenological description of caregiving. J Gerontol Nurs, 16：8-11, 1990.

7) Argimon JM, et al：Health-related quality-of-life of care-givers as a predictor of nursing-home placement of patients with dementia. Alzheimer Dis Assoc Disord, 19：41-44, 2005.

8) Annerstedt L, et al：Family caregiving in dementia--an analysis of the caregiver's burden and the "breaking-point" when home care becomes inadequate. Scand J Public Health, 28：23-31, 2000.

9) Wright LK：Alzheimer's disease afflicted spouses who remain at home：can human dialectics explain the findings？ Soc Sci Med, 38：1037-1046, 1994.

10) Covinsky KE, et al：Patient and caregiver characteristics associated with depression in caregivers of patients with dementia. J Gen Intern Med, 18：1006-1014, 2003.

11) Luchetti L, et al：The subjective feeling of burden in caregivers of elderly with dementia：how to intervene？ Arch Gerontol Geriatr, 49 (Suppl 1)：153-161, 2009.

12) Hirooka K, et al：Impact of dementia on quality of death among cancer patients：an observational study of home palliative care users. Geriatr Gerontol Int, 20：354-359, 2020.

13) 加藤千紘ほか：精神疾患を有する患者の身体合併症は重症化の危険性が高い 当院での平成18年度の79例のまとめ. 沖縄医学会雑誌, 46：46-48, 2007.

14) 平原佐斗司ほか：末期認知症高齢者の肺炎の苦痛に関する系統的レビュー. 日老医誌, 58：610-616, 2021.

15) Miranda R, et al：Palliative care for people with dementia living at home：a systematic review of interventions. Palliat Med, 33：726-742, 2019.

16) Luth EA, et al：Survival in hospice patients with dementia：the effect of home hospice and nurse visits. J Am Geriatr Soc, 69：1529-1538, 2021.

17) Hochwald IH, et al：Ethical challenges in end-stage dementia：perspectives of professionals and family care-givers. Nurs Ethics, 28：1228-1243, 2021.

18) Takada J, et al：Life concerns of elderly people living at home determined as by Community General Support Center staff：implications for organizing a more effective integrated community care system. The Kurihara Project. Psychogeriatrics, 14：188-195, 2014.

19) 日本老年医学会，日本在宅医学会，国立長寿医療研究センター 編：重要課題1：慢性期医療に対する在宅医療・介護サービス. 認知機能障害. 高齢者在宅医療・介護サービスガイドライン2019, pp.19-22, 日本老年医学会, 日本在宅医学会, 国立長寿医療研究センター, 2019.

20) 春田陽子ほか：認知症高齢者に対する短時間の個人回想法の試み：訪問看護への活用の検討. 日本在宅ケア学会誌, 25：77-85, 2021.

21) Suttanon P, et al：Feasibility, safety and preliminary evidence of the effectiveness of a home-based exercise programme for older people with Alzheimer's disease：a pilot randomized controlled trial. Clin Rehabil, 27：427-438, 2013.

20

22) Hum A, et al：Advanced dementia：an integrated homecare programme. BMJ Support Palliat Care, 10：e40, 2020.

23) Wang WF, et al：Patterns of home- and community-based services in older adults with dementia：an analysis of the long-term care system in Taiwan. BMC Geriatr, 21：290, 2021.

24) 金谷親好ほか：単身世帯の認知症高齢者1症例の地域生活の再建を可能にした訪問リハビリテーションの実践. 訪問リハビリテーション, 10：243-249, 2020.

25) Morton-Chang F, et al：Towards a community-based dementia care strategy：how do we get there from here？ World Health Popul, 18：6-29, 2019.

26) 日本神経学会 監：認知症疾患診療ガイドライン2017, 医学書院, 2017.

27) Choi MH, et al：Extraction and analysis of risk elements for Korean homecare patients with senile dementia. J Behav Health Serv Res, 43：116-126, 2016.

索 引

認知症の併存疾患管理ガイドブック

2024 年 3 月 20 日　1 版 1 刷　　　　　　　　Ⓒ 2024

編　者
厚生労働科学研究費補助金（認知症政策研究事業）
「併存疾患に注目した認知症重症化予防のための研究」研究班

発行者
株式会社　南山堂　　代表者　鈴木幹太
〒113-0034　東京都文京区湯島 4-1-11
TEL 代表 03-5689-7850　　www.nanzando.com

ISBN 978-4-525-21381-7